어떤 병이든 한방이 답이다

대한민국 한의학 명의가 알려주는 22가지 질병과 그 해답

어떤 병이든
한방이
답이다

매일경제TV 〈건강 한의사〉 지음

매일경제신문사

책 을 편 집 하 면 서

의료는 사람이 사람과 도움을 주고받는 행위 중 하나입니다. 이러한 의료 행위를 통해 건강해지려면 환자 스스로가 육체적 물질로서의 몸과 기능으로서의 몸 두 가지를 잘 이해하려는 노력이 선행되어야 합니다. 몸을 안다는 것은 구체적으로 구조를 형성하는 성분적인 몸과 기능으로서의 능력을 발휘하는 흐름의 몸을 모두 이해하는 것입니다. 이러한 형태적인 몸과 기능적인 몸을 온전히 설명하고 치료하는 한의학적인 관점을 공부하는 일이 올바른 치유의 시작이 됩니다.

병에 대해 제대로 알기 위해서는 무엇보다 '내 몸이 약해졌다'라는 관점이 필요합니다. 약해졌다는 표현은 겸손의 표현입니다. 나로부터 문제의 조절을 유추해보는 자기중심적이며 자기반성적인 관점입니다. 공생 관계에 있는 내 몸과 증상 중에 증상을 죽임으로써 몸이 사는 관계가 아닌, 증상으로 내 몸이 도움을 받고 건강하게 사는 이치를 터득해야 합니다. 몸이 노력하는 증상을 적폐敵幣로 지목하고 척결하는 태도가 아닌, 이해와 배려로 감화시키는 방법을 알아야 합니다. '병이 들었다, 병에 걸렸다'라는 생각에만 머물러 당장의 증상에서 벗어나야만 한다는 강박을 가지게 되면, 즉각적인 쾌차와 편리를 얻을 수도 있지만 때로는 자생적인 몸의 능력이 감퇴되는 결과를 가져옵니다. 그에 반해 '약해졌다'라는 관점은 스스로 강해져야 한다는 의욕을 가지게 하고, 단발적인 쾌감에 집착하지 않고 건강한 능력을 습관화시키려는 노력을 하게 만듭니다.

증상이 생기고 병이 진행되면, 내 몸이 약해졌다는 자기반성적인 태도를 기본으로 상태를 해결할 수 있는 한의학적 건강관리 방법이 먼저 학습되고, 이를 바탕으로 치료를 해야 합니다. 다행히 여기 그 노력을 외롭지 않게 이어갈 수 있도록 한의학이라는 올곧은 관점과 방법을 통해 건강의 길로 안내하는 한의사 22인의 제안이 있습니다. 이 책에는 그동안 '건강 한의사'라는 깃발 아래 한의학의 진수와 참된 의료의 길을 밝히며 각자의 분야에서 고군분투해온 한의사들의 노력이 담겨져 있습니다. 이 책을 통해 올바르고 참된 의료인 한의학의 다양한 접근 방법들을 접해보시기 바랍니다. 그리고 이러한 한의학적인 관점과 이해를 바탕으로 자신에게 맞는 한방 치료 기술을 선택하고 부단히 노력하셔서 진정으로 건강한 삶을 누리시길 바랍니다.

끝으로 전작인 《내가 지금 한의원에 가야 하는 이유》 이후 이번 책 발간으로 미흡한 부분을 알차게 채워주신 〈건강 한의사〉 패널 원장님들과 편집 과정에 실질적인 노고를 다해주신 박채윤 작가님, 한의학 알리기에 훌륭한 터전이 되어주고 있는 매일경제TV와 매일경제 출판사 관계자 여러분께 고개 숙여 감사드립니다.

㈜건강한의연합 한의내과분과장, 편집위원장
소생한의원 원장
한의학 박사
황상준

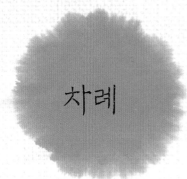

차례

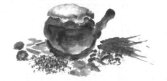

제1부 내경편 內景篇
: 내과 질환 · 순환기 질환

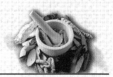

제2부 외형편 外形篇

: 정형 및 성형 질환 · 피부, 안이비인후 질환

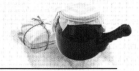

제3부 잡병편 雜病篇

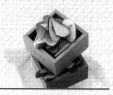

: 신경정신 질환 · 여성질환

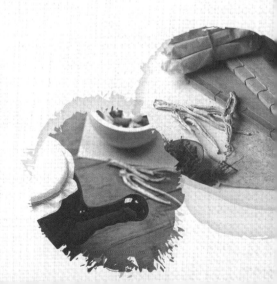

어떤 병이 든 한방이 답이다

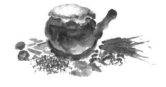

심혈관계 질환

− 어혈삼릉침, 정혈요법

황상준 원장

- 대전대학교 한의과대학원 한방재활의학 박사
- 대전대학교 한방병원 한방재활과 전문의과정 이수
- 前 어혈삼릉의학회 부회장
- 現 어혈삼릉침연구소 운영
- ㈜건강한의연합 한의내과분과장
- 한의통증제형학회 정회원

소생한의원

주소 서울시 광진구 능동로290(삼일빌딩) 4층
전화 02-446-3382~3
홈페이지 www.e-haniwon.com

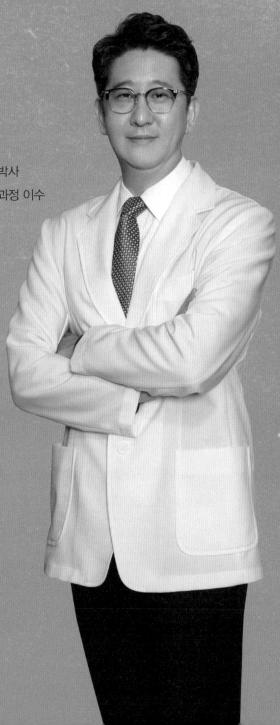

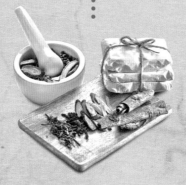

막힌 혈액순환은 모든 병의 시작이다

심혈관계 질환,
어혈삼릉침 정혈요법

심혈관계 질환은 오늘날 암을 제치고 전 세계 사망 원인 1위에 올라 있다. 인체의 각 장기가 그 기능을 정상적으로 수행하기 위해서는 온몸 구석구석 산소가 원활히 공급되어야 한다. 이를 위한 첫 번째 조건이 바로 건강한 혈액과 혈관을 유지하는 것이다. 그러나 고령 인구의 증가, 생활 습관과 식습관의 변화 등으로 심장과 주요 동맥에 발생하는 심혈관계 질환의 발병률이 높아지면서 지난 10년 동안 이로 인해 사망자 수가 40%가량 증가한 추세이다.

예로부터 유수불부流水不腐라는 말이 있다. 흐르는 물은 썩지 않는다는 뜻이다. 인체 스스로 탁해진 혈액을 정화할 수 있도록 자연 치료의 문을 열어주는 어혈삼릉침 정혈요법에 대해 알아보자.

심혈관계 질환에 대한 일문일답

Q. 심혈관계 질환이란 어떤 증상을 말하는 것인가요?

심혈관계 질환은 심장과 주요 동맥에 발생하는 질환을 말합니다. 고혈압, 허혈성 심장질환, 관상동맥질환, 협심증, 심근경색증, 죽상경화증(동맥경화증), 뇌혈관 질환, 뇌졸중, 부정맥 등이 여기에 속합니다.

2009년 통계청에서 발표한 사망 원인을 살펴보면, 심혈관계 질환은 우리나라 사망 원인의 2위에 해당하며 남성은 55세 이상, 여성은 65세 이상에서 심혈관계 질환에 의한 사망률이 크게 증가하는 경향이 있습니다. 심혈관계 질환이 한번 발병하면 사망률이 높고, 의학적 치료가 끝난 이후에도 심각한 후유증을 남기기 때문에 환자와 가족에게 심각한 사회·경제적 부담을 초래하게 됩니다.

Q. 심혈관계 질환의 위험 인자와 구체적인 병증은?

심혈관계 질환과 관련된 위험 인자는 중년 이상의 연령, 여성보다는 남성, 고혈압, 고지혈증, 당뇨, 흡연, 운동 부족과 비만입니다. 구체적인 병증은 다음과 같습니다.

1. 고혈압

혈액이 혈관 벽에 가하는 힘을 혈압이라고 합니다. 혈관에 작용하는 혈압의 세기도 중요하지만 실제로는 혈관의 탄력성과 기타 혈액이 순환되는 데 필요한 여러 가지 조건들, 예를 들어 근육의 긴장도, 혈액의 성분, 호르몬의 조화 등이 모두 적당해야 고혈압도 예방되고 설령 혈압이 높아지더라도 심혈관계 질환으로 발전하는 경우가 적어집니다.

2. 허혈성 심장질환

심장 근육에 필요한 산소가 제대로 공급되지 않아 심근이 제 기능을 하지 못하는 상태에서 나타나는 질환입니다. 혈액 자체가 부족한 빈혈이나 혈액 성분의 혼탁 여부보다는 심장에 혈액을 공급하는 관상동맥이 좁아져서 발생하는 경우가 많습니다.

3. 관상동맥질환

① 협심증

동맥경화에 의해 관상동맥의 지름이 좁아져 심장 근육에 필요한 만큼의 혈액이 공급되지 않는 질환입니다. 대개 운동을 할 때처럼 많은 양의 혈액이 필요할 때 심장 기능 이상이 발생하는데, 안정을 취하고 있을 때 오히려 심장 근육의 경련 · 발작이 일어나는 경우도 있습니다.

안정형 협심증	– 운동, 식사, 감정적 스트레스 등으로 심장이 일을 많이 할 때만 흉통이 생기고, 휴식을 취하면 사라짐
불안정형 협심증	– 최근 흉통이 생겼거나 빈번할 때 – 안정형 협심증 환자에게 흉통이 더 심해질 때, 또는 빈번해 지거나 통증 기간이 길어질 때 – 전보다 더 적은 운동에도 흉통이 생길 때 – 안정 시에도 흉통이 생길 때
이형 협심증	– 운동이나 스트레스에 연관되지 않고 안정 시(주로 새벽) 증 상이 생김 – 관상동맥의 국소적 경련에 의해 발생

② 심근경색증

심장에 혈액을 공급하는 관상동맥이 막혀 심근이 괴사하는 질환입니다. 후속 조치보다는 예방이 절실합니다.

4. 죽상경화증(동맥경화증)

혈관에 기름이 끼고 혈관 벽이 딱딱해지는 질환입니다. 혈관의 내막에 콜레스테롤이 침착되고 물컹한 죽종粥腫이 형성되어 혈관의 벽이 두꺼워지면서 혈액이 흐르는 내부의 지름이 좁아져 혈액순환에 장애가 생깁니다.

5. 뇌혈관 질환(뇌졸중)

뇌혈관이 동맥경화나 혈전으로 막혀 혈류에 장애가 생기는 '허혈성 뇌졸중'과 뇌혈관에 출혈이 생기고 혈액 공급이 차단되는 '출혈성 뇌졸중'이 있습니다. 최근에는 이런 급성 뇌질환보다는 서서히 혈류량이 줄어들거나 혈액의 혼탁으로 뇌 자체의 영양 상태가 불량해져서 생기는 파킨슨병, 알츠하이머병, 허혈성 치매와 같은 퇴행성 뇌질환이 증가하는 추세입니다.

6. 부정맥

심장이 자발적으로 전기 신호를 발생시켜 심장 전체로 전달하는 '심장 전도계'에 이상이 생기는 질환입니다. 리듬이 불규칙하거나, 속도가 너무 빠르거나 혹은 느린 양상이 맥박으로 나타나는 상태입니다. 심한 경우에는 환자가 느낄 수 있을 정도의 심계항진, 현기증, 호흡곤란 내지는 실신의 상태로 발전하기도 합니다.

Q. 심혈관계 질환에 따른 양방 치료의 한계점은?

양방 치료에서는 심혈관계 질환의 위험 요인 중 흡연, 운동 부족, 비만, 식습관, 음주, 당뇨병, 고지혈증, 고혈압 등을 생활 습관 개선이나 약물 치료로 개선할 수 있다고 설명하고 있습니다. 특히 당뇨병, 고지혈증, 고혈압을 심혈관계 질환의 분명한 위험 요인으로 간주하며 이에 따른 약물 치료를 장기적 · 지속적으로 받을 것을 권하고 있습니다.

그러나 실제 임상에서는 위와 같은 증상에 처방되는 약물들의 지속적 · 장기적인 복용이 오히려 불행히 발생하는 '부不, error작용'이 아닌, 필연적으로 나타나는 '부副, side effect작용'으로 작동하여 예상치 못한 다른 증상을 유발하고 심혈관계 질환을 악화시키는 악순환의 결과를 가져오기도 합니다.

대표적으로 혈전 용해제인 아스피린의 부副, side effect작용을 예로 들어보겠습니다. 혈소판의 작용을 방해하여 피를 덩어리지지 않게 하는 혈전 용해 효과를 목적으로 아스피린을 장기간 복용하는 경우가 많습니다. 하지만 상처가 나면 혈액이 빠르게 응고되어야 상처가 아무는데, 아스피린을 먹으면 피가 덩어리지지 않아 출혈이 멈추지 않게 됩니다. 영국 세인트 조지 런던대학 의료진의 연구 결과 아스피린을 6년간 복용했을 때 심장병 위험도는 10% 감소했지만, 위를 보호하는 대표적인 성분인 '프로스타글라딘'이란 물질을 억제하여 위나 대장의 출혈 위험도는 30%나 높아지는 것으로 나타났습니다.

특히 아스피린은 항혈소판제를 먹었던 뇌출혈 환자의 지혈을 방해합니다. 또한 미국 캘리포니아 의과대학에서 2005년 7월부터 2011년 3월 동안 FDA에 보고된 14만 7,789건의 고지혈증 약물 관련 근육 부작용을 조사한 결과, 고지혈증 약물과 콜레스테롤 저하제를 복용하면 근육이 약화되는 부副, side effect작용이 나타난다고 발표했습니다. 심혈관계 질환에 있어서 양방에서는 혈액의 이상 성분이나 혈전 제거에 관심을 두고 치료를 하지만, 상대적으로 한방에서는 보혈補血이나 정혈淨血의 개념을 중심으로 '혈관 자체의 혈액 공급 상황'과 '혈관 벽의 탄력성'을 회복해 혈액의 순환을 개선시키는 치료를 우선으로 합니다.

Q. 심혈관계 질환의 한의학적 관점은?

한의학에서 심혈관계 질환이라 할 수 있는 병변은 중풍이나 두통 및 현훈眩暈(어지러움), 흉통, 심계정충心悸怔忡(가슴 떨림), 부종, 담음痰飮(체내 수분이 한곳에 오래 정체되거나 열을 받아서 탁해진 것), 호흡곤란, 궐증厥證(쇼크), 경치痙瘈(근육 경련), 진전振轉(신체 떨림) 등의 증상입니다. 심장으로부터 분출되는 혈액이 뇌혈관을 포함한 사지말단까지 도달되는 과정에서 장애가 생기는 양상을 치료 대상으로 합니다.

혈액순환의 의미를 대표하는 심장에 대한 한의학적 관점을 살펴보면, 심장은 오장육부의 군주로서 정신을 머물게 하고 혈액의 순환을 관장하며, 생명 활동의 근본이자 정신의 변화를 조절한다고 하여 정신 의식, 사유 작용과 혈관 및 혈액을 주관하는 생명 활동에 중요한 장기로 인식하고 있습니다. 다시 말해 한의학에서 심장은 혈액순환 작용을 하는 구조적인 장기를 의미함과 동시에, 뇌신경의 작용에 해당하는 정신 활동까지 관장하는 광범위한 기능을 가진 장기인 것입니다. 심장은 군주의 기관으로 신명神明이 나타난다고 하는데 한의학에서는 '혈육血肉의 심장'과 '신명의 심장'으로 구분하면서, 심장은 정신이 머무는 곳이라 하여 머리 및 뇌를 연관시키고 있습니다.

또한 심장은 오행五行의 원리 중 화火에 속하는 모든 기능을 총괄하는 장기입니다. 이때의 화는 '마음 혹은 정신의 화'라는 관념적 인식보다는 '몸이 애쓰는 사정', 즉 '혈액순환을 유지시키려는 생리적인 애씀의 양상 및 결과'라는 순환의 관점으로 이해해야 합니다. 따라서 이러한 의미로 볼 때 한의학에서 보는 심혈관계 질환은 심장 자체의 증상과 함께 고혈압, 혈관 질환 및 중풍 질환을 포함하며, 더 넓게는 신경인성 질환 및 다른 기관의 협조가 불리하여 생기는 증상까지도 다루게 됩니다.

Q. 심혈관계 질환의 한방 치료 분류는?

심혈관계 질환의 한방 치료는 음양, 표리, 한열, 허실의 여덟 가지 기준으로 병을 분류하고 진단하는 방법인 팔강변증八綱辨證에 기인한 치료법을 따르고 있습니다.

1. 심허증心虛症
심혈관계 혈액순환의 장애로 발생하는 전신 혈액순환의 기능 저하가 주가 되는 증후군입니다.

심기허心氣虛(양허陽虛)	
- 호흡이 짧고 가슴이 먹먹하면서 불편함 - 수족이 냉하면서 안색이 창백하거나 손톱이 푸른색을 띰 - 심부전과 만성부전으로 인한 순환부전에서 많이 보임	양심탕養心湯 부자이중탕附子理中湯 자감초탕炙甘草湯
심음허心陰虛(혈허血虛)	

- 가슴이 정서적 자극이나 과로로 인하여 간헐적으로 세차게
  뛰면서 답답하거나 하루 종일 가슴이 이유 없이 두근거리고
  불안하며 피로함
- 불면의 증상이 있으면서 꿈이 많아지고 항상 머리가 맑지
  못하면서 때로는 기억력 감퇴로 이어짐
- 야간에 식은땀을 많이 흘리거나 물은 많이 마시지 못하면서
  도 갈증을 지속적으로 느낌
	귀비탕歸脾湯
	사물안신탕四物安神湯
	보혈안신탕補血安神湯

2. 심실증心實症

심허증이 일정 부분 진행되거나 급박하게 심혈관계의 기능 이상이 생기는 등
보다 엄중한 양상을 보이는 증후군입니다.

심화항성心火抗盛	

- 오랫동안 지속적인 가슴 떨림이 있으며 가슴이 타들어가는
  듯한 불안을 느낌
- 불면 증상이 있으면서 악몽에 시달림
- 눈이 항시 충혈되어 있으면서 입이 쓸 정도로 마르다가
  화농성 구내염이 잘 생김
- 소변의 색깔이 노랗거나 붉은 빛을 띰
	청심연자탕清心蓮子湯
	양격산凉膈散

담미심규痰迷心竅	
– 혈액순환을 방해하는 여러 노폐물이 심장의 기능을 막아버림 – 정신사유 활동이 원활치 못하게 됨 – 사리분별의 불안정, 갑자기 소리 높여 이야기하거나 대화가 횡설수설함, 별일 없이 슬피 우는 등 일시적 우울증, 과도한 흥분, 정신 잃음 등 – 뇌혈관 질환 및 정신분열증이 이에 속함	도적탕導赤湯 곤담환滾痰丸 가미척담탕加味滌痰湯

심혈어조心血瘀阻	
– 가슴이 느닷없이 두근거리면서 통증이 생김 – 옆구리 부근의 통증이 자주 반복되면서 등까지 퍼짐 – 안색이 창백함 – 입술과 손톱 밑 혈색이 푸르고 검붉은 색으로 변해 있음 – 관상동맥경화성 심장병이나 심부전으로 진단받는 경우가 많음	혈부축어탕血府逐瘀湯 소합향원蘇合香元

열전심포熱傳心包	
– 고열이 나면서 가슴이 타는 듯한 조급증이 생겨 의미 없는 말을 내지름 – 사람을 또렷이 보면서 광란스러운 행동을 함 – 얼굴이 벌겋게 달아오르면서 피부에 발진이 돋을 수 있음 – 갈증이 생겨 물을 벌컥벌컥 마시는 경향 – 심장의 열이 전신에 퍼지는 급한 증상으로 급성 발열병을 동반한 화농성 질환이나 심혈관계 질환으로 기인한 패혈증의 병태로 봄	우황청심환牛黃淸心丸 황연온담탕黃蓮溫膽湯

3. 심장겸증心臟兼症

오장육부가 서로 견제하고 협조하는 생극生剋 관계를 고려하여 다른 기관의 기세를 같이 조율하여야 한다는 전신 조율의 관점을 두고 심혈관계 질환을 분류하고 있습니다.

심담허겁心膽虛怯	
– 마음이 혼란스러워 어떤 일을 하면서 잘 놀라거나 우울하기 쉬움 – 잠을 이루기 힘들며 꿈을 많이 꾸거나 두통이 빈번함 – 정신신경계 질환을 동반한 심혈관질환으로 진단	산조인탕酸棗仁湯 가미온담탕加味溫膽湯

심비양허心脾兩虛	
– 얼굴색이 누렇게 보임 – 마음이 황망하고 숨이 차서 얕은 호흡을 함 – 눈이 흐려지고 잠을 잘 이루지 못해 피로하고 권태감을 느낌 – 식사량이 줄고 대변을 놓치는 양상을 보임 – 여성은 생리가 불규칙함	귀비탕歸脾湯 천왕보심단天王補心丹

심신불교心腎不交	
– 가슴이 울렁거리고 불안하며 기억력이 떨어짐 – 속이 헛헛하고 답답하며 때로 잔기침을 함 – 불면이 이어지면서 그나마 수면 중에 꿈이 많아짐 – 어지러우면서 눈이 침침하고 잘 놀람 – 허리와 허벅지가 자주 아픔 – 입이 쉽게 마르고 혀가 붉어짐 – 자율신경실조증을 동반한 심혈관계 이상으로 진단	천왕보심단天王補心丹 황련아교탕黃連阿膠湯

신수능심腎水凌心	
– 심장과 대비되는 신장 기능의 이상으로 심장의 활동이 억제됨 – 전신에 부종. 특히 하지의 부종이 심하거나 복부의 팽창을 보임 – 소변의 색이 투명할 정도로 양이 많음 – 때로는 심한 기침과 숨이 차는 증세가 이어지다가 거품이 섞인 가래가 많아짐 – 가슴이 울렁거리고 어지럽고 수족이 냉해짐 – 만성신염이나 울혈성심부전증에서 많이 보이는 소견	영계출감탕苓桂朮甘湯 이진탕二陳湯 진무탕眞武湯

Q. 심혈관계 질환에 대한 한방 치료의 특징은?

우리 몸의 세포가 활동하기 위해서는 반드시 산소가 필요합니다. 산소를 폐로부터 여러 조직과 기관으로 수송하는 것이 혈액의 역할입니다. 호흡을 하면 산소는 폐의 폐포 벽을 투과하여 혈액에 흡수되고 새로 산소를 얻은 혈액은 폐순환을 따라 심장에 도달하며 체순환을 통해 전신으로 전달됩니다. 혈액이 다른 조직에 도달하면 혈액 속의 산소가 빠져나와 이산화탄소와 교환되고, 산소를 잃은 혈액은 심장으로 돌아온 후 폐로 보내져 이산화탄소는 배출, 산소는 흡수함으로써 완전히 순환하게 됩니다.

만약 이러한 산소 운반이 원활하지 않게 되면 우리 몸은 제 기능을 할 수 없어 여러 가지 증상을 낳게 되는데, 그 대표 질환이 심혈관계 질환입니다. 결국 심혈관계 질환의 치료와 예방에 무엇보다 우선시되는 것은 혈액 속에 산소 포화도가 정상적으로 회복되고, 이런 건강한 혈액이 막힘없이 모든 조직에 잘 전달되어야 한다는 것입니다. 따라서 앞서 언급한 한방 변증 방법에 따른 전신의 증상을 참고로 해서 혈액이 순환될 수 있는 조건을 개선시키기 위한 한약 치료를 기본으로 활용하고, 기와 혈의 순환 능력을 동시에 개선시킬 수 있는 '어혈삼릉침 정혈요법'을 사용하기를 적극 권장합니다.

Q. 어혈삼릉침 정혈요법이란?

호毫(가는 털)침이라고 불리는 일반적으로 사용하는 침은 원뿔 형태의 단면을 가지고 있어서, 침을 찌르고 뺄 때 경혈經穴에 최소한의 자극을 가해 기의 순환을 도모합니다. 반면 삼릉침은 침 끝이 삼각뿔 형태의 세 면으로 이루어져 삼릉三稜, 즉 세모가 져 있는 침을 말합니다.

삼릉침은 경혈 자극을 통해 기의 소통에 관여하면서도 동시에 침의 자극에 반응하는 몸의 자연스런 출혈에 의해 혈의 정화가 이루어지는 침입니다. 기존 호침의 기 조절 작용과 더불어 어혈瘀血을 제거함으로써 얻어지는 혈 조절 작용이 가능하게 된 것입니다. 즉, 침 자극을 정확한 경혈에 시술하여 어혈을 배설하는 '정곡견혈치병正鵠見血治病'의 정통적 침 치료법입니다.

어혈삼릉침은 이러한 삼릉침을 현대인의 사정에 맞추어 개량한 것입니다. 기존 삼릉침보다 더욱 예리하고 침 끝을 길게 제작하여 호침의 기 순환 효과를 높이면서 삼릉침의 정혈 효과도 낼 수 있게 하였습니다. 어혈삼릉침 시술에 사용하고 있는 혈은 일반적인 경혈 및 경외기혈經外奇穴을 대상으로 하며 그중 많이 사용하는 혈은 다음과 같습니다.

- 상지 : 팔사, 외관, 수삼리, 곡지, 합곡
- 하지 : 팔풍, 음독, 태충, 족삼리, 위중, 태계, 곤륜, 경하, 삼음교, 현종, 음릉천, 양릉천, 독비, 슬안
- 두면 : 태양, 솔곡, 지창, 협거, 승읍, 권료, 내영향, 백회

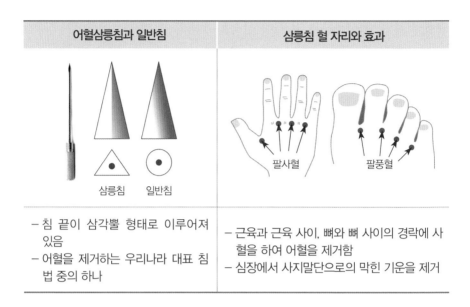

어혈삼릉침과 일반침	삼릉침 혈 자리와 효과
삼릉침 일반침	팔사혈 팔풍혈
– 침 끝이 삼각뿔 형태로 이루어져 있음 – 어혈을 제거하는 우리나라 대표 침법 중의 하나	– 근육과 근육 사이, 뼈와 뼈 사이의 경락에 사혈을 하여 어혈을 제거함 – 심장에서 사지말단으로의 막힌 기운을 제거

Q. 어혈의 올바른 의미는?

정상적인 혈액의 생성·소멸 과정에서, 적혈구는 120여 일 동안 50만 번 정도 간을 통해 정화되어 반복 사용됩니다. 그 후 신장을 거쳐 유용한 혈액 성분은 재활용되고 나머지 혼탁한 성분은 분해되어 대소변으로 배설됩니다.

하지만 소위 '피 말릴' 정도의 무리한 사용으로 인해 발생한 혈액의 노폐물은 대소변의 배설 활동만으로 감당이 안 되는 경우가 있습니다. 그래서 이러한 무리한 사정을 겪는 인체의 혈액 중에는 정상 기능을 가진 혈액과 이미 기능이 상실되었음에도 배설되지 못한 어혈이 함께 존재하고 순환하게 됩니다. 이 어혈 때문에 정상적인 혈액이 전신 조직으로 공급되지 못하고, 정상적인 생체 활동에 막대한 지장을 초래하게 되는 것입니다.

주의할 점은 이러한 어혈을 일회적이고 강제적인 사혈瀉血로 제거할 수 없다는 것입니다. 어혈은 독을 없애듯이 강제적으로 골라 뺄 수 있는 물질이 아닙니다. 어혈은 생체의 활동 중 지속적으로 생기는 '완전히 사용된 피'로서, 건강한 인체만이 스스로 청탁淸濁을 분리하는 대사 능력으로 배설 및 정화할 수 있습니다.

Q. 정혈과 사혈의 다른 점은?

어혈은 강제로 제거한다기보다는 어혈이 자연스럽게 제거될 수 있는 인체의 능력을 연습시켜서 정혈이 되어야 합니다. 강제적인 사혈과는 구별지어 삼릉침을 이용한 '따주기 식'의 자극과 그에 따른 출혈을 통한 자정 과정을 정혈이라는 이름으로 구별합니다.

어혈을 습부항 등의 방법으로 강제로 빼는 사혈과 삼릉침으로 자연스런 배설을 유도하는 정혈의 차이는, 정상 혈액으로서의 기능이 상실된 어혈만을 정상 혈액과 구별해 얼마나 효과적으로 배출할 수 있는지에 달려 있습니다.

예를 들어 강제로 잡아 빼서 나온 혈액을 모두 어혈이라 부르는 것은, 마치 강제적인 관장 행위를 통해 나온 모든 물질이 청탁을 구별해서 배설시킬 수 있는 자연스런 장의 연동운동으로 나온 변이라고 하는 것과 같습니다. 외압에 의해 강제로 체내 물질을 빼내는 것은, 일시적인 쾌감은 있으나 생리적인 청탁을 선별할 줄 아는 인체의 능력을 무시하는 일이므로 정상적인 생체 물질의 손실도 불가피합니다. 반면에 대소변의 자연스런 배설이나 피부의 땀 배출 작용, 또는 호흡 시의 산소와 이산화탄소의 흡수, 배출은 정상 생리적인 배설 행위에 속합니다.

따라서 이처럼 체내에 존재하는 물질 중 역할을 다한 탁함만 인체 스스로가 선택적으로 배설케 하도록 돕는 치료 방법은, 인체 자정 능력을 향상시켜 질병 상태에 빠진 인체 조직을 정화시키는 데 탁월한 기회를 제공합니다. 어혈삼릉침 정혈요법은 인체에 올바른 어혈 배설 과정을 연습시켜, 혈액의 혼탁과 조직의 퇴화로 인한 순환의 장애를 일으키는 심혈관계 질환을 치료 및 예방하는 데 중요한 역할을 합니다.

Q. 어혈삼릉침 정혈요법의 보조 치료인 심적환이란?

심적환心滴丸은 심혈관계 질환의 예방 · 개선을 목적으로 중국 천사력제약에서 개발한 은단 형태의 한약제제입니다. 단삼丹蔘, 삼칠근三七根, 용뇌龍腦 등의 한약재 복합 추출물로 이뤄진 제제로 혀 밑에 넣어 녹여 먹는 설하舌下 복용 제품입니다. 관상동맥을 확장해 관상동맥 질환으로 인한 심혈관계 질환을 완화시키는 기능을 합니다. 또한 혈전 형성을 막아주고 특히 혈관 탄성을 높입니다.

여러 연구자들이 단삼丹蔘 제제 복용에 의한 심혈관계 질환의 치료 효과에 대해 보고했는데, 그중 중국 난징의과대학 신경과 의사인 쉬거린徐格林이 단삼 제제의 복용이 허혈성 뇌졸중의 재발률을 낮춰주고 혈액 내의 C-반응성 단백질인 CRP 발현의 감소에 효과가 있음을 발표한 바 있습니다. 또한 2005년 중국에서 심적환의 관상동맥 협심증 치료 효능 및 혈액 구성 성분의 영향에 대해 연구한 바, 심적환의 혈액 성분 개선 효과가 일반적으로 많이 쓰이는 질산염제제에 뒤처지지 않을 만큼 우수하다고 보고하고 있습니다.

단삼은 한약재를 다룬 한방 고서인《신농본초경神農本草經》에 어혈을 풀고 혈액의 순환을 돕는 약재로 수록되어 있습니다. 심혈관계 질환의 예방 및 치료 약재로 널리 사용되어 왔으며, 현재까지도 여러 연구자들이 단삼 제제의 심혈관질환 치료 효능에 대해서 지속적인 연구를 진행하고 있습니다.

심적환은 서로 용해되지 않는 한약 응고액을 기술적으로 수축·냉각 응고시킨 제제로서, 체내에서 용해가 빠르고 생체 이용률이 높은 미세 과립형 약물입니다. 심적환은 아스피린과 같은 혈전 용해 치료제보다 부작용 없이 심혈관계 질환 환자의 발병 빈도를 낮춰주고 혈관의 탄성도를 회복시켜줌으로써, 현재 임상에서 심혈관계 질환의 치료에 팔강변증八綱變症을 통한 한약 복용과 함께 어혈삼릉침 정혈요법을 보조하는 훌륭한 치료 방법이 되고 있습니다.

Q. 심혈관계 질환 환자에게 당부하고 싶은 말은?

어떠한 질환보다 예방 치료가 우선시되는 심혈관계 질환에 있어서는 이러한 어혈삼릉침을 이용한 정혈 치료나 혈관의 탄력성을 회복하는 데 도움이 되도록 보혈하는 한약 치료가 필요합니다. 자율성이 무너진 인체의 능력을 올바르게 변화시키는 것이 핵심입니다. 혈관이 노화되거나 각종 호르몬을 자율적으로 조절하는 능력이 감퇴되는 현상을 개선시켜, 건강한 혈관과 순환을 도모할 수 있도록 인체의 능력을 향상시키는 것이 치유의 계기가 될 수 있겠습니다.

다시 한 번 심혈관계 질환에는 '어혈삼릉침을 통한 정혈요법'과 '심적환을 활용한 혈관 탄력성 회복' 그리고 '혈액의 활용도를 높이는 한약'의 활용을 적극적으로 권장합니다.

- 협심증을 앓고 있는 58세 남성
- 2년 전 협심증 진단받음, 새벽에 은근한 가슴 통증 있음
- 10년간 고혈압 약을 먹어도 혈압이 안 내려감
- 평소 소화가 잘 안되고 불면증과 만성 두통이 있음

환　자 : 안녕하세요? 저는 10여 년 전부터 고혈압 약을 먹고 있던 중 2년 전에 자다가 새벽에 갑자기 가슴 통증이 생겨 병원에 가서 협심증 진단을 받았습니다. 그 이후로 고혈압 약과 혈전 용해제를 계속 복용하고 있는데 혈압도 왔다 갔다 하고 항상 불안해요. 양약을 언제까지 먹어야 하는지도 걱정이고요. 한방 치료로도 협심증이 나아질 수 있을까요?

사 회 자 : 황상준 원장님, 협심증과 같은 심혈관계 질환으로 한의원에 내원하시는 분들께 원장님께서는 어떤 방법으로 치료해주시나요?

황 원장 : 심혈관계 질환은 심장과 주요 동맥에 발생하는 질환을 말합니다. 고혈압, 허혈성 심장질환, 관상동맥질환, 협심증, 심근경색증, 동맥경화증, 뇌혈관 질환, 뇌졸중, 부정맥 등이 여기에 속합니다. 그중 협심증은 동맥경화에 의해 관상동맥의 지름이 좁아져 심장 근육에 필요한 만큼의 혈액이 공급되지 않는 질환입니다. 대개 운동을 할 때처럼 많은 양의 혈액이 필요할 때 심장 기능 이상이 발생하는데, 안정을 취하고 있을 때 오히려 심장 근육의 경련 및 발작이 일어나는 경우도 있습니다.

환자분의 주요 증상을 참고해볼 때 협심증 중에서도 약해진 관상동맥의 경련

에 의해 발생하는 이형협심증으로 추정됩니다. 이러한 이형협심증은 과도한 운동이나 스트레스에 연관되지 않고 새벽과 같은 안정 시에 증상이 발생합니다. 이렇게 협심증 중에는 과로나 스트레스 등 몸의 무리한 사용이 없이도 가슴 통증이나 호흡 곤란이 발생하면서 환자분이 안정을 취한다고 해결되지 않는 경우도 있습니다. 전반적인 체력의 약화로 유발되는 협심증입니다.

심혈관계 질환에 있어서 양방에서는 혈액의 이상 성분이나 혈전 제거에 관심을 두고 치료를 하지만, 상대적으로 한방에서는 보혈이나 정혈의 개념을 중심으로 '혈관 자체의 혈액 공급 상황'과 '혈관 벽의 탄력성'을 회복해 혈액의 순환을 개선시키는 치료를 우선으로 합니다. 타 장부의 기세를 같이 조율하여야 한다는 전신 조율의 관점을 두고 심혈관계 질환을 분류해서 치료하고 있습니다.

상담 주신 분처럼 마음이 혼란스러워 어떤 일을 하면서 잘 놀라거나 우울하기 쉽고, 잠을 이루기 힘들며 꿈을 많이 꾸거나 두통이 빈번한 경우 정신신경계 질환을 동반한 심혈관질환으로 진단할 수 있습니다. 이런 경우엔 심담허겁心膽虛怯이란 변증으로 혈액의 활동성을 높이는 한약인 산조인탕이나 가미온담탕류의 탕약을 써주면서, 어혈삼릉침을 통한 정기적인 정혈요법과 심적환 등 혈관 탄력성 회복을 통한 적극적인 한방 치료를 권장합니다.

환　　자 : 아! 그러면 혈전 용해제나 고혈압 약을 평생 먹지 않아도 될까요?

황 원장 : 네. 고혈압에 혈압 강하제가 일시적인 안정이 될 수는 있지만, 더 중요한 것은 혈압이 높아지는 상황을 만드는 쇠약해진 혈관이 튼튼해지고 혈액이 건강해져야 합니다. 고혈압과 싸우지 마시고 산모가 산후조리를 하듯이 몸을 돌본다는 심정으로 꾸준히 관리하는 것이 좋습니다.

자꾸 혼탁해지는 어혈을 풀고 음식에서 맑은 혈액을 잘 만들 수 있는 한약과 함께, 혈관을 얇게 만들 수 있는 혈전 용해제보단 혈관 탄성 회복에 도움이 되는 심적환을 잘 활용하시면 혈액의 운동 효과를 통해 자생력을 가진 건강한 몸으로 회복될 수 있습니다. 적극적인 한방 치료를 권합니다.

어떤 병이든 한방이 답이다

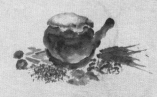

안면마비

– 안면미소탕, 안면활력약침

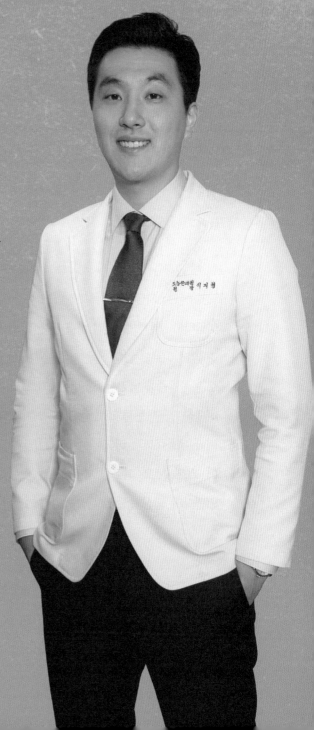

이지형 원장

- 대전대학교 한의과대학 졸업
- 척추신경추나의학회 정회원
- 한방피부과학회 정회원
- 2016 네이버 지식iN 부인과 상담한의사
- 아산시 보건소 Herb 사업 담당과장

도농한의원

주소 경기도 남양주시 도농로15 2층
전화 031-565-8575
홈페이지 donoghani.wix.com/home,
　　　　　blog.naver.com/donoghan21

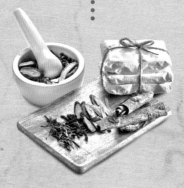

얼굴에 오는 감기, 안면마비

한의학이 당신의 아름다운 미소를
되돌려드립니다

"찬 곳에서 자면 입이 돌아간다"라는 말을 한번쯤 들어봤을 것이다. 입이 돌아간다고 표현하는 것이 바로 안면마비 증상이며 이러한 환자가 국내 약 7만여 명에 이르고 있다. 안면마비는 경우에 따라 완전히 회복할 수도 있지만 때로는 후유증을 남기는 무서운 병이 되기도 한다. 실제로 4명 중 1명꼴로 안면비대칭, 경련, 눈물 과다 등의 심각한 후유증을 안고 있으며, 이는 곧 대인 기피나 우울증까지 이어질 수 있기 때문에 반드시 집중 치료가 이루어져야 한다. 스트레스와 피로에 시달리는 20~30대 젊은 층으로 점차 확대되고 있는 안면마비, 당신의 얼굴에 드리워진 그늘을 한의학으로 해결해보자.

안면마비에 대한 일문일답

Q. 안면마비의 주요 증상은 무엇인가요?

우리가 눈을 감거나 웃거나 찡그렸을 때 나타나는 다양한 얼굴 표정은 얼굴에 있는 근육의 수축과 이완에 의해 생기는 것입니다. 그런데 얼굴 근육이 손상되거나 어떠한 질환이 생겨 얼굴 근육의 기능이 떨어지면 안면마비 증상이 발생합니다. 얼굴 근육은 12개의 뇌신경 중 7번째 뇌신경인 얼굴 신경의 지배를 받습니다. 얼굴 신경에 손상이나 영향을 주는 질환이 있을 경우에는 얼굴의 한쪽에만 원하는 표정을 짓거나 눈을 깜빡이는 등의 행동을 하지 못하게 됩니다. 대부분의 경우 한쪽으로만 마비가 발생하게 되기 때문에 입이 돌아갔다고 느끼며 증상을 호소하게 되는 것입니다. 안면마비의 증상은 다음과 같이 다양합니다.

- 눈을 깜박일 때 불편하다.
- 이마에 주름 잡기가 어렵다.
- 물을 마실 때 입이 잘 닫히지 않아 물을 흘린다.
- 혓바닥이 평소와 다르게 얼얼한 느낌이 난다.
- 침이 입 밖으로 흐르거나, 너무 적게 나와 불편하다.
- 청각이 과민해지고 소리가 울린다.
- 눈이 잘 닫히지 않고 눈물이 난다.

- 자고 나면 눈곱이 많이 낀다.
- 어지러운 증상이 있다.

Q. 안면마비의 전조 증상은 무엇인가요?

안면마비는 갑자기 발생하는 경우가 많으나, 전조 증상을 빨리 발견하여 치료를 서두른다면 예후가 좋은 편입니다.

1. 귀 뒤의 통증
한쪽 귀가 가렵거나 귀 뒤 부위가 뻐근하며 욱신거리는 통증이 지속적으로 나타납니다.

2. 눈과 입 주위 떨림
눈 밑이나 입 주위의 경련 증상일 경우 피로로 인해 단기간 나타날 수 있으나, 장기간 반복적으로 지속된다면 안면마비의 전조 증상일 수 있습니다.

3. 어깨와 등이 뻐근함
뒷목이 당기거나 무거운 통증이 나타나고, 편두통이 있을 수 있습니다. 이러한 증상은 일상생활에서 흔하게 나타날 수 있지만, 혀가 얼얼하거나 한쪽 얼굴이 시린 증상이 동시에 나타난다면 안면마비 증상을 의심해볼 수 있습니다.

Q. 안면마비는 왜 발생하나요?

안면마비는 크게 중추성과 말초성으로 나뉩니다. 인체의 모든 근육은 반대쪽 뇌의 지배를 받으며 얼굴 근육도 마찬가지입니다. 뇌 속에서 얼굴 근육으로 연결되는 신경이 지나가는 통로에 이상이 발생하여 얼굴 신경에 마비가 오는 것을 중추성 안면마비라고 하고, 얼굴 신경이 뇌에서 빠져 나온 이후의 경로에 이상이 발생하여 마비가 오는 것을 말초성 안면마비라고 합니다.

1. 중추성 안면마비

중추성 안면마비의 원인으로는 뇌경색, 뇌출혈, 뇌종양, 뇌염 등이 있으며, 얼굴 신경뿐 아니라 한쪽 팔다리에 마비나 감각 저하, 언어장애, 행동장애, 시야장애, 운동실조 등의 다른 증상들을 동반하는 경우가 많습니다. 이러한 경우에는 말초성 안면마비와 다르게 눈을 감을 수 있고 이마에 주름도 잡을 수 있는 경우가 대부분입니다. 위와 같은 증상이 나타날 경우 MRI 검사를 통한 정확한 확인이 필요합니다.

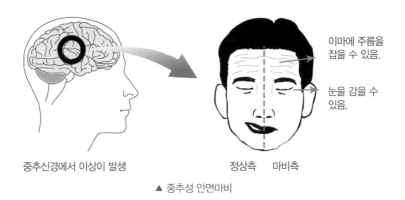

중추신경에서 이상이 발생 　　　　　정상측　　마비측

이마에 주름을 잡을 수 있음.

눈을 감을 수 있음.

▲ 중추성 안면마비

2. 말초성 안면마비

말초성 안면마비의 대부분은 얼굴 신경 자체의 염증성 변화로 발생합니다. 피로, 스트레스, 과음 등으로 인해 인체의 면역 기능이 약해진 상황에서 발생하는 빈도가 높습니다. 입은 삐뚤어졌으나 말을 하는 데는 큰 문제가 없고, 중추성 안면마비와 반대로 눈을 감거나 이마 주름을 만들 수 없습니다.

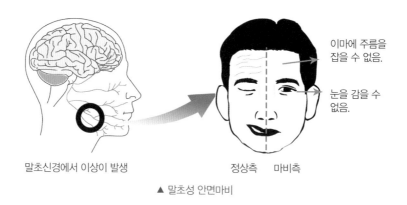

말초신경에서 이상이 발생

이마에 주름을 잡을 수 없음.

눈을 감을 수 없음.

정상측   마비측

▲ 말초성 안면마비

이러한 원인 외에도 안면마비는 임산부가 일반인보다 3배가량, 당뇨 환자는 4배가량 발병률이 높으며, 노화에 의해서도 발병률이 증가하는 것으로 알려져 있습니다.

Q. 안면마비의 후유증은 어떻게 나타나나요?

안면마비 증상이 나타났을 때 곧바로 치료를 받지 않고 일정 기간 방치하거나, 완치되지 않은 상태에서 치료를 중단하게 되면 후유증이 생겨 오랫동안 고생할 수 있습니다. 후유증은 대부분 안면마비 증상이 그대로 남아 있거나, 다음과 같은 증상들이 있을 수 있습니다.

1. 연합운동

연합운동은 얼굴 근육을 움직일 때 의도하지 않은 다른 얼굴 근육의 움직임이 같이 나타나는 증상입니다. 얼굴 근육의 운동을 담당하는 얼굴 신경의 섬유들이 안면마비로 손상되었다가 다시 회복하는 과정에서 잘못된 연결을 만드는 것입니다. 연합운동은 눈 깜빡이기, 웃기 등의 표정을 지을 때 문제가 되어 사회생활에 지장을 받는 경우가 많습니다.

2. 안면경련

얼굴 근육에 자기도 모르게 긴장성, 불규칙성 수축이 나타나는 증상입니다. 안면마비의 후유증으로 나타나는 안면경련은 손상된 운동신경의 섬유들이 회복하는 과정에서 잘못된 연결을 생성함과 더불어 얼굴 신경이 과하게 흥분하는 증상이 일어납니다. 주로 눈과 입 주위가 떨리는 증상이 나타납니다.

3. 반사적으로 나오는 눈물

음식을 먹을 때 비정상적으로 눈물이 나오는 증상입니다. 얼굴 신경의 섬유들이 회복하는 과정에서 침샘을 담당하던 섬유들이 눈물샘으로 잘못 연결되어 발생합니다. 미각적인 자극에 의해 침이 아니라 눈물이 분비되는 것입니다. 만약 운동을 담당하는 얼굴 신경의 섬유들이 눈물샘으로 잘못 연결되면 얼굴 근육의 움직임에 의해 눈물이 나오기도 합니다.

4. 기타

이외에도 얼굴 신경의 섬유들이 다 회복되지 않아 미각장애, 청각장애, 눈물 감소, 청각 과민 등의 증상이 나타날 수 있습니다.

Q. 안면마비와 관련된 질환은 무엇인가요?

1. 벨 마비

안면마비의 절반 이상은 원인을 확실하게 밝힐 수 없는, 일명 '벨 마비Bells palsy'라고 합니다. 영국의 얼굴 신경 해부학자 찰스 벨Charles Bell의 이름에서 따온 것으로, 벨 마비 증상은 뇌신경 증상이나 중이염 등의 원인이 없으며 귓바퀴나 외이도에 수포가 없는 상황에서 돌연 나타나는 편측 마비 증상을 의미합니다.

2. 람세이헌트 증후군

람세이헌트 증후군Ramsay-hunt syndrome은 수두-대상포진 바이러스가 얼굴 신경을 침범하는 신경염의 종류 중 하나입니다. 초기에는 한쪽 귀의 통증, 두통을 수반하고 이어 귓바퀴, 외이도, 구강에 포진이 나타나거나 같은 쪽의 안면마비가 나타납니다. 통증이 심해 대상포진 치료와 병행하는 것이 효과적이며 치료 기간이 길어질 수 있습니다.

3. 반 안면 왜소증

선천성 기형으로 주로 한쪽 얼굴에만 나타나기 때문에 '반 안면 왜소증'이라고 하지만 환자의 10~15% 정도가 얼굴 양쪽으로 기형이 나타납니다. 가벼운 증상으로는 얼굴만 약간 비대칭을 보이며, 심한 경우에는 한쪽 귀가 없고 같은 쪽 얼굴이 작으며 입이 바깥쪽으로 갈라진 경우도 있습니다. 대부분 한쪽 골격의 성장 부족과 비대칭 때문에 나타나며 유전에 의한 것보다는 돌연변이로 보고 있습니다. 얼굴의 비대칭, 부정교합 등에 따라 수술을 시행하기도 합니다.

4. 뫼비우스 증후군

발달장애 질환으로 출생 시부터 증상이 나타나고 얼굴의 마비가 특징적으로 나타납니다. 이 뫼비우스 증후군 환자들은 여섯 번째와 일곱 번째 뇌신경이 없거나 발달하지 못해 다양한 증상을 보입니다.

Q. 한의학에서는 안면마비를 어떻게 보고 있나요?

한의학에서는 안면마비를 '구안와사'라는 병명으로 말합니다. 입 구口, 눈 안眼, 비뚤어질 와喎, 비스듬할 사斜로 이루어진 단어로써 눈과 입이 비뚤어져 있다는 뜻을 담고 있습니다. 구안와사의 한의학적 원인은 다음과 같습니다.

1. 풍한風寒

선풍기나 에어컨 등의 찬 바람을 쐬거나 찬 바닥, 야외에서 자는 경우

2. 기허氣虛, 혈허

과로, 출산 전후에 기혈이 부족해서 생기는 경우

3. 칠정상七情傷과 사려과다思慮過多

스트레스를 받거나 과하게 신경을 많이 쓸 경우, 갑자기 놀랄 경우

4. 과음 · 과식

과다한 음주나 식사로 위장에 무리를 줄 경우

5. 신경성

뇌출혈, 뇌경색에 의한 경우

6. 감염성

중이염, 외이도염, 대상포진 등에 의한 경우

Q. 한의학에서는 안면마비를 어떻게 치료하나요?

1. 안면활력약침

한약의 효과와 침의 효과를 결합한 시술법입니다. 한약 제제를 추출하여 경락의 혈 자리와 마비된 얼굴 근육에 직접 주입하는 방법으로, 약화된 근육의 근력 강화와 통증 완화에 효과적입니다.

2. 체질과 병증에 맞춘 안면미소탕약

개인의 체질에 맞춘 한약 치료는 얼굴 신경의 재생을 유도하고, 얼굴과 뒷목 및 어깨의 기혈 순환을 원활히 해줍니다. 또한 약화된 체내 면역력을 향상시

켜 후유증이 남지 않도록 도와 얼굴 미소가 자연스러워질 수 있도록 합니다.

3. 침 치료 및 전기 침 치료

침 치료는 혈액순환을 개선하고 마비된 근육을 풀어주는 효과가 있습니다. 또한 시술된 침에 전기 자극을 가해 얼굴 근육의 수축과 이완을 유발시켜 근력을 향상시키고 통증을 완화시킵니다.

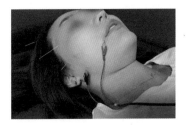

▲ 전기 침 치료

4. 부항 치료

얼굴 근육과 연결된 뒷목과 어깨에 부항 치료를 하여 어혈을 제거하고 기혈 순환을 원활하게 합니다.

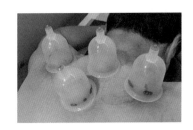

▲ 부항 치료

Q. 안면마비 환자가 스스로 실천해야 할 사항은 무엇인가요?

• 안대를 사용하여 감기지 않는 눈을 보호하세요.
• 비누 세안 시 비눗물이 눈에 들어가지 않도록 주의하고 식염수나 인공눈물을 자주 넣으세요.
• 과음, 과식, 과로와 스트레스는 피해야 합니다.
• 충분한 휴식을 통해 체력을 회복합니다.

- 양치할 때 따뜻한 물을 사용하고, 외출 시 마스크를 착용하는 등 되도록 찬 자극을 피하세요.
- 마비된 부위에 의식적으로 더 힘을 주어 표정 연습을 많이 하세요.
- 마비된 부위에 온찜질을 하거나 따뜻한 손으로 마사지를 자주 해줍니다. 마사지는 눈 주위와 입 주위를 아래에서 위로 올려주듯이 하는 것이 좋습니다.

Q. 안면마비에 좋은 운동은 무엇인가요?

다음 순서대로 한 번에 3~5회씩, 하루 2~3회씩 시행합니다.

① 3초 이상 눈을 꼭 감아본다.
② 마비된 쪽에 더욱 힘을 주어 입꼬리가 올라갈 수 있게 미소를 지어본다.
③ 입을 꼭 다물어본다.
④ 빨대나 풍선 또는 휘파람을 불어본다.
⑤ 윗입술을 코에 닿도록 올려본다.
⑥ 눈을 최대한 크게 뜨고 이마에 주름이 생기도록 해본다.
⑦ 콧구멍을 최대한 확장시켜본다.
⑧ 콧등에 주름이 지도록 찡그려본다.
⑨ 최대한 입의 움직임을 크게 하여 "아~", "이~", "우~", "에~", "오~"를 발음해본다.

Q. 안면마비 환자에게 좋은 음식과 나쁜 음식이 있나요?

1. 안면마비에 좋은 음식

• 소화가 잘 되는 따뜻한 음식 : 찹쌀, 수수, 마늘, 밤, 대추, 호두, 호박. 쑥 등

2. 안면마비에 나쁜 음식

• 성질이 찬 음식 : 돼지고기, 보리, 메밀, 율무, 냉면, 아이스크림 등

• 카페인이 함유된 음식 : 커피, 홍차, 초콜릿 등

• 술, 기름진 음식

안면부종

─ 서경침, 청면탕

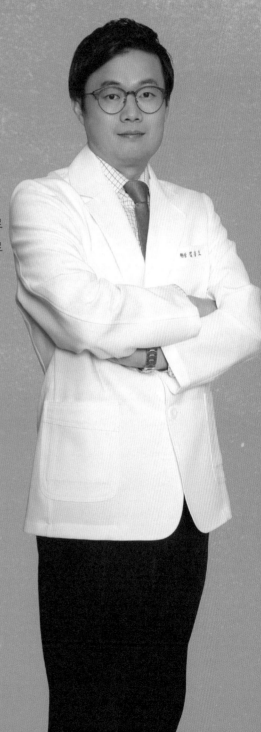

김 승 로 원장

- 대전대학교 한의과대학 졸업
- 고려대학교 졸업
- 중국 텐진중의대학교 부속병원 침구중약과정 수료
- 미국 듀크대학교 Healthcare Innovation 과정 수료
- 대한약침학회 정회원
- 2013~2015 경희대학교 의학전문대학원
  실습지도 교수

더나음한의원

주소 경기도 성남시 분당구 판교역로 240
삼환하이펙스 A동 214호.
전화 031-706-7582
홈페이지 www.dietro.net

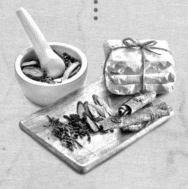

잃어버린 V라인을 찾아서

몸이 보내는 이상 신호
안면부종 다스리기

"자고 일어나면 얼굴이 달덩이가 돼 있어요", "입술만 퉁퉁 부어서 잘 다물어지지가 않아요"처럼 아침마다 부은 얼굴 때문에 거울을 보는 것조차 스트레스로 다가온다면 하루빨리 그 악연을 끊어야 하지 않을까? 온종일 부은 얼굴이 신경 쓰이고 야식은 그림의 떡이 될 수밖에 없는데도, 부종을 특별히 질환으로 여기기 유난스러워 방치하는 경우가 많다. 하지만 장기간 반복되는 부종은 우리 몸이 보내는 경고일 수도 있다는 사실을 명심해야 한다. 평소에 먹는 음식, 체질, 그리고 수술 후유증에 이르기까지 다양한 원인으로 생기는 만성 안면부종이 건강에 미치는 영향은 무엇일까? 막힌 경락을 소통시키고 순환을 도와 안면부종을 개선시키는 '서경침'과 '청면탕'에 대해 알아보자.

안면부종에 대한 일문일답

Q. 안면부종은 왜 생기나요?

임상을 하면서 암과 같은 심각한 질병이나 희귀병을 보는 경우도 많지만, 의외로 안면부종의 고민을 안고 내원하는 환자들도 많습니다. 안면부종은 주로 여성에 게서 많이 나타나고 연령대 또한 광범위합니다. 특히 20대 이상의 여성이라면 부 기에 대해 민감하게 신경 쓰는 경우가 많습니다.

부종은 림프액이나 조직에서 흘러나온 액체가 과잉으로 존재하는 경우를 말합니 다. 대개의 경우는 심각한 원인 질환 없이 발생하지만, 목 부위까지 붓거나 부기 가 오후까지 지속되며 장기적인 경우에는 신체 장기의 다른 질환(부신 이상인 '쿠싱증

후군Cushing's syndrome'의 경우 문페이스Moon Face라 하여 얼굴 전체의 전반적인 부종이 나타남)이 원인이 되는 경우 도 있으니 꼭 정밀 검사를 받아보는 것이 좋습 니다.

여기에서는 심각한 질환 없이 습관적으로 자주 나타나는 안면부종과 이러한 부종이 생기는 원 인, 치료법 등을 살펴보겠습니다.

일주일에 한두 번씩 간헐적으로 부기가 생기거

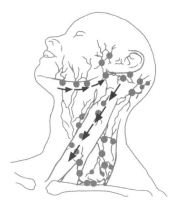

▲ 목 주변 얼굴 쪽의 림프와 림프 순환

나 상습적으로 오전에만 생겼다가 사라지는 안면부종은 혈관에서 빠져나온 체액이 순환되지 않고 그대로 고여 있을 때 주로 나타나는데, 그 이유에는 여러 가지가 작용합니다.

1. 달콤한 유혹, 야식

직장인들은 저녁 식사 자체가 늦거나 저녁 식사 후에 야식을 접하는 경우가 많습니다. 저녁 7시 정도가 넘어서 먹는 야식은 소화기에 많은 무리를 줍니다. 야식을 먹을 때는 낮에 먹을 때보다 소화기 자체의 반응이 느려 소화가 잘 되지 않습니다. 그런 상태에서 바로 잠자리에 들면 담음이 잘 생기게 됩니다. 담음은 끈적끈적해서 잘 뭉쳐지는 물질로 수분 정체를 일으켜서 몸 여기저기를 푸석푸석하고 붓게 만듭니다.

2. 맛있지만 맵고 짠 음식

맛있는 음식은 혀의 미뢰에 있는 미각 세포를 자극합니다. 미각 세포에 자극이 일어나면 '맛있다'라고 느끼는 것이죠. 그런데 이런 음식들은 대부분 나트륨이 지나치게 많이 들어있거나 무척 맵습니다. 염분의 과량 섭취는 일시적이든 만성적이든 신장 기능에 무리를 주게 되어 부종을 일으킵니다.

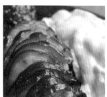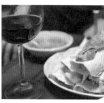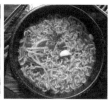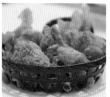

▲ 안면부종의 원인이 되는 자극적인 음식

3. 무리한 자세

우리는 컴퓨터나 스마트폰을 사용할 때 목을 앞으로 길게 빼고 어깨를 움츠린 '거북목'의 자세를 취하게 되는 경우가 많습니다. 머리나 얼굴 쪽으로 가는 림 프관은 가슴 앞쪽과 겨드랑이로 올라와 귀 뒤 목과 턱 사이를 지나게 되는데, 이때 목과 어깨가 바짝 긴장되는 자세를 장시간 취하게 되면 이러한 흐름이 방해를 받게 되어 안면부 쪽에 부종을 유발합니다. 또 엎드려 자는 자세에서 도 혈액이나 체액이 안면부 쪽으로 쏠리게 되어 부종이 생길 수 있습니다. 한 의학적으로는 응당 순행이 잘 되어야 할 기혈의 순환이 막히어 생기는 증상으 로 봅니다.

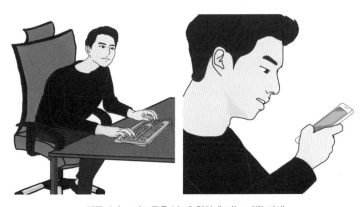

▲ 컴퓨터나 스마트폰을 볼 때 취하게 되는 나쁜 자세

4. 몸에 냉적이 많은 경우

일반적으로 여성에게서 부종이 많은 이유 중의 하나가 여성의 신체적 특성상 냉적冷積이 많기 때문입니다. 몸 안의 차가운 기운을 일컫는 냉적은 생리를 해 야만 하는 여성에게 있어 생리혈 순환이 잘 안 되거나 어혈이 많아지면서 쌓 이게 됩니다. 냉적이 많이 쌓이면 실제로 심부 체온이 떨어지고 혈액순환 전체가 나빠지면서 국소부종이 잘 생깁니다. 안면부종 역시 냉적이 많으면 쉽게 발생하고 부기가 오래가는 특징이 있습니다. 남성의 경우도 안면부종이 자주 있다면 심부 체온이 너무 낮은 것이 아닌지, 몸 안에 냉적이 많은 것은 아닌지 한번쯤 체크해볼 필요가 있습니다.

5. 수술 후 부종

요즘 여성들 사이에서는 쌍꺼풀 수술은 수술로 여기지 않는다고 할 정도로 성형수술에 대한 인식이 바뀌었다고 합니다. 수술 후 부종은 성형수술 후 생겨난 어혈이 체내에 남아 있는 시간 동안의 부종을 말합니다. 수술 시 조직을 억지로 절개 · 압착하거나 과도한 압력 등을 주기 때문에 당연히 부기가 오래갈 수밖에 없을뿐더러, 수술 기간이 상당히 지났음에도 불구하고 상습적으로 나타나는 경우가 있으니 주의가 필요합니다. 수술 후 부종은 관리하기에 따라 가라앉는 기간과 수술이 안착되는 기간 등에 있어 큰 차이를 보일 수 있습니다.

Q. 안면부종은 얼굴의 어느 부위가 주로 붓는 건가요?

안면부종은 붓는 부위에 따라 크게는 얼굴 전체의 부종부터 한쪽만 붓는 일측성, 눈꺼풀 위가 붓는 타입, 코 주변이나 눈 아래쪽이 붓는 타입, 입술이 붓는 타입 등으로 나눌 수 있습니다. 구체적인 특징은 다음과 같습니다.

1. 얼굴 전체의 부종

얼굴이 빵빵해져서 달덩이 같다고 표현하는 경우로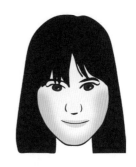
써 얼굴 표면적 전체가 늘어나고 부피감도 크게 증
가하여 붓는 경우를 말합니다. 얼굴 전체가 붓는 것
은 대개 신장 기능이 떨어져 있고 비위脾胃 계통도
약해져 있는 경우가 대부분으로, 기허가 동반되어
혈액의 흐름이 전체적으로 좋지 못하고 체내 어혈도 많다고 볼 수 있습니다.

2. 얼굴 한쪽의 부종

잘못된 자세나 근육의 긴장 증가로 인해 얼굴의 한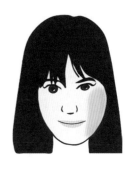
쪽만 붓는 경우입니다. 기혈 순환 혹은 림프 순환이
잘 이루어지지 않거나, 목과 쇄골, 귀의 뒤쪽 부분을
이어주는 '흉쇄유돌근'이라는 근육의 문제로 림프관
이 막히는 경우도 있습니다.

3. 눈두덩이의 부종

부종 중 유달리 눈두덩이만 붓는 경우가 있습니다.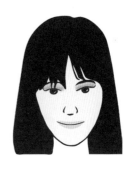
이것은 우리 몸의 방광 경락 또는 담 경락과 관련이
깊은데, 방광 경락 중 찬죽攢竹, 정명睛明이, 담 경락
중 양백陽白 등의 혈이 위치하는 눈꺼풀 윗부분에 실
증이 생긴 것입니다. 즉, 사기邪氣가 소화기에 들어
왔는데 방광이나 담낭 경락의 끝부분에 다다른 것으로, 대개는 '방광과 담의
기운이 허한 경우가 많다'라고 봅니다.

4. 코 주변이나 눈 아래쪽의 부종

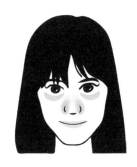

한의학에서는 코와 눈 아래쪽을 각각 대장 경락, 비위 경락과 연결되어 있다고 보기 때문에 이와 연관지어 생각해 볼 수도 있습니다. 특히 어혈이 많은 경우 눈 아래쪽의 정맥 혈류가 좋지 못하여 자고 일어나면 심하게 붓거나 다크서클이 생기기도 합니다.

5. 입술의 부종

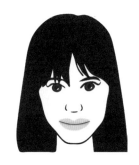

입술만 잘 붓는 사람들도 있습니다. 입술 부종은 특히 두드러기와 연관되어 있을 때가 많습니다. 이것을 '맥관부종'이라고도 하며, 점막의 알레르기 반응이 나타나는 것으로써 매우 가렵고 부풀어 오르는 정도가 심합니다. 두드러기는 대부분이 면역력의 균형이 깨져 있거나 우리 몸의 저항성이 떨어져 있을 때 생기므로, 맥관부종 역시 근원적으로는 면역력 이상이라 할 수 있습니다. 또 한의학적으로 윗입술은 위 경락과 관련이 깊고 아랫입술은 대장 경락과 연결되어 있다고 보기 때문에, 맥관부종을 포함한 가벼운 입술 부종도 어느 쪽이 더 붓느냐에 따라 위와 대장의 허실을 가늠해볼 수 있습니다.

Q. 안면부종에 탁월한 한방 치료는 무엇인가요?

안면부종에 대한 기본적인 치료법은 부종 부위에 따른 경락을 풀어주는 서경침

舒經鍼과 어혈 독소를 배출하고 신장과 비위 기능을 좋게 하는 청면탕清面湯이 쓰입니다. 평소 안면부종으로 직장 생활에 어려움을 느끼던 20~30대 여성들의 호응이 좋으며, 50% 이상의 호전도를 보이는 것으로 나타나고 있습니다.

1. 약 치료 : 청면탕

안면부종은 대부분 체질적으로 신장 기능과 비위 기능이 떨어져 있는 경우가 많으므로 비위의 기능을 보충해주고 어혈·담음을 제거하며 기혈 순환을 좋게 해주는 한약을 기본으로 치료하게 됩니다.

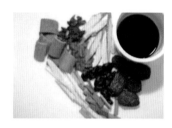

▲ 청면탕 한약재

한의학에서는 어혈이 주로 비위에서 만들어진다고 봅니다. 즉 비위의 기능이 떨어지면 어혈이 많이 만들어지고, 어혈의 제거 및 배출을 담당하는 간과 신장 같은 기관의 기능까지 좋지 않으면 어혈이 체내에 계속 머물게 됩니다. 따라서 어혈을 우선적으로 제거해야 혈액 순환이 좋아지면서 기혈의 순환도 좋아진다고 할 수 있겠습니다.

안면부종의 표증과 원인을 치료하기 위해 사용하는 청면탕은 죽여竹茹, 택란澤蘭, 노근蘆根, 자소엽紫蘇葉, 황기黃芪, 인삼人蔘, 창출蒼朮, 도인桃仁, 황금黃芩 등의 약재를 사용합니다. 열을 내리고 비위 기능 및 신장 기능을 개선시켜 안면의 기혈 순환을 좋게 하는 효과가 탁월하여 수술 후 부종에도 많이 쓰이며, 실제로 부종의 기간을 30~40% 이상 단축시키는 효과가 있습니다.

2. 침 치료 : 서경침

침 치료는 안면 경락의 소통과 순환을 좋게 하고 어깨나 목의 근육들을 풀어주어 안면부종을 해소하는 데 효과적입니다. 주로 동자료瞳子髎, 지창地倉, 협거頰車, 청회廳會, 두유頭維, 풍지風池, 예풍翳風 등의 혈을 취혈取穴하게 됩니다.

특히 서경침을 시술하면 안면 비대칭이 개선되고, 경락 소통이 원활해지면서 피부에 윤기와 탄력이 생기니 일석삼조라 할 수 있습니다.
서경침은 안면부와 머리의 앞, 뒤

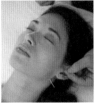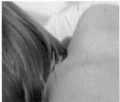

▲ 서경침 시술

쪽에 주로 놓게 되는데, 특히 머리 뒤쪽의 풍지혈, 예풍혈 등을 자주 이용합니다. 또 어깨나 목 쪽의 근육을 풀어주는 혈을 취혈하여 긴장된 근육을 이완시킴으로써 안면부종의 원인을 제거할 수 있습니다.

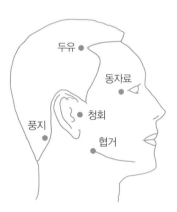

▲ 안면부종을 풀어주는 혈 자리

앞에서도 강조했지만 안면부종은 몸이 보내는 신호이자 경고입니다. 안면부종으로 고민 중이라면 한번쯤은 한의원을 방문해보시길 권해드립니다.

Q. 마스크팩을 하면 부기를 가라앉히는 데 효과가 있나요?

천연 한약재를 이용한 마스크팩을 꾸준히 하면 안면부종을 완화하는 데 도움이 됩니다. 백지白芷나 연교連翹, 택란, 죽여, 황금 등의 약재를 이용하여 팩을 하게 되면 부기를 내리고 노폐물과 독소를 배출하는 데 탁월한 효과가 있습니다.

집에서 간단하게 만들 수 있는 안면부종 완화 한방팩

재료

우유, 알로에(호박으로 대체 가능), 꿀

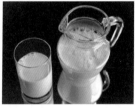 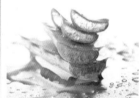 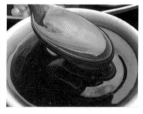

한방팩 만들기

1. 알로에(또는 호박) 껍질을 깎은 후, 속살만 믹서로 간 후 냉장 보관한다.
2. 차가운 우유와 꿀을 알로에(또는 호박)와 잘 섞어 걸쭉한 상태로 만든다.
3. 저자극성 폼클렌징으로 세안 후, 위 재료를 얼굴에 고루 바른다.
4. 15~20분 후 미지근한 물로 씻는다.
5. 일주일에 2번 정도 실시한다.

- 보통 체격(160cm, 59kg)의 50세 여성
- 자고 일어나면 얼굴의 눈 아래쪽 부분과 손발이 심하게 붓는 증상이 나타남
- 평소 손발이 찬 편
- 최근 건강검진에서 특별한 이상은 없음
- 소화가 잘 안됨

환　자 : 평소에 자고 일어나면 얼굴이 심하게 붓고 푸석푸석한데요, 대학병원에서 검사를 해도 특별한 이상은 없다고 해요. 눈 아래쪽이 심하게 붓고 손발도 같이 부어요. 생리는 규칙적인 편이며 붓기 시작한 건 최근 1~2년 사이에 나타났고 소화가 잘 안되는 증상도 같이 나타난 것 같습니다.

사 회 자 : 네, 손발과 얼굴이 붓는 증상 때문에 고민이시군요. 김승로 원장님, 부종을 치료할 때 어떻게 접근해야 할까요?

김 원장 : 문의 주신 분은 지금 안면부와 손발의 부종 증상으로 힘들어하고 계시는데요, 진단 검사에서 특별한 이상은 없으며 평소 수족냉증 소화기 불편의 증상도 함께 가지고 계십니다. 부종은 붓는 부위나 정도, 기간, 그리고 다른 합병증의 유무에 따라 구분을 하게 되는데요. 평소 소화가 잘 안되며 수족냉증이 있다고 하는 부분에서 치료의 포인트를 잡아야 할 것 같습니다.
인체는 소화가 잘 되지 않으면 일종의 찌꺼기인 담음이라는 것을 만들어내고, 축적된 담음은 기혈의 순환을 방해하게 됩니다. 기혈의 순환이 원활하지 않으면 당연히 수분의 저류가 생기게 되고 이것이 눈 부위 쪽, 특히 정맥혈관이 많

이 분포하는 눈 아래쪽에서 나타나는 거죠.

근본적인 치료를 위해서는 소화기를 튼튼하게 해주면서 하초를 따듯하게 해주고 담음과 냉적, 어혈을 제거해야만 합니다. 즉 중하초의 기운을 북돋아주면서 몸 안의 노폐물 같은 담적痰積을 없애주는 처방이 같이 고려되어야 하구요. 평소에는 침 치료, 약침 치료 등을 꾸준하게 받아서 소화기와 담적 치료를 조금씩 해주는 편이 좋습니다. 청면탕은 개인별 허실에 따른 맞춤 처방으로 부종을 근본적으로 치료해주는 탕약입니다. 처방을 꼭 써보시길 권유합니다.

경락상으로도 눈 부위, 그중에서도 눈의 아래 부위가 주로 붓는 부종은 비위 경락 또는 대장 경락과 관계가 깊습니다. 서경침은 경맥의 소통을 되살리고 뭉쳐 있는 경근을 풀어줌으로써, 직접적으로는 안면부의 순환 상태를 개선해주고 비위와 대장의 경락 소통도 좋게 만들어줍니다. 침과 한약으로 꾸준한 치료를 받으신다면 안면부와 손발의 부종은 물론 냉증도 사라질 것으로 보입니다.

치매

- 청뇌단, 청뇌침

곽기혁 원장

- 상지대학교 한의학과 졸업
- 고려대학교 졸업
- 현 서울사암한의원 대표원장
- 대한약침학회 정회원
- 대한한방신경정신과학회 정회원
- 대한한의통증제형학회 정회원

서울사암한의원

주소 서울시 동작구 상도로83 대방빌딩 1층
      (7호선 신대방삼거리역 6번 출구)
전화 02-3280-8880

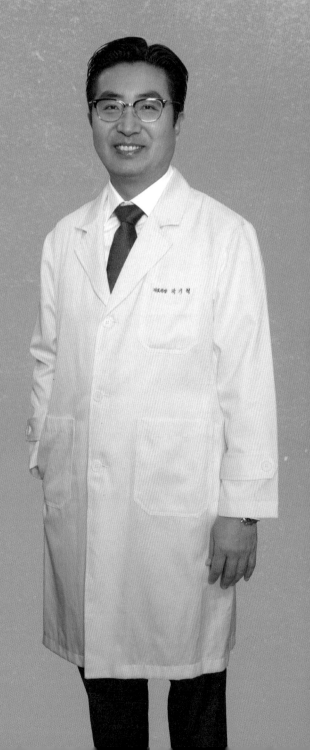

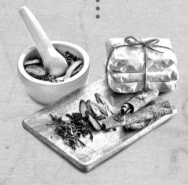

100세 시대, 당신도 예외일 수 없다

뇌에 찾아오는 노화,
치매

나이가 들어감에 따라 몸이 아픈 것도 걱정이지만, 그보다 치매를 더 걱정하는 어르신들이 많다. 현재 우리나라 치매 환자 수는 약 61만 명으로, 이와 같은 추세가 이어진다면 10년 내 치매 인구 100만 시대에 돌입할 것으로 예측하고 있다. 어떠한 질환보다 치매가 두려운 이유는 당사자는 물론 그 가족 구성원 모두 정신적·경제적으로 감당하기 힘든 고통을 감내해야 하기 때문일 것이다. 그렇다면 치매는 과연 '어쩔 수 없이' 받아들여야만 하는 숙명적인 질환일까? 치매의 종류와 단계에 따라 증상의 악화를 지연시키고 더 나아가 호전까지 기대해볼 수 있는 한방 치료법을 소개한다.

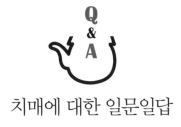

치매에 대한 일문일답

Q. 치매란 어떤 상태를 말하나요?

우리가 무언가를 깜박 잊어버렸을 때 우스갯소리로 흔히 "나 치매인가 봐"라고 이야기하곤 합니다. 건망증을 치매로 이야기하는 이유는 치매 증상이 대개 기억력 장애로부터 시작되기 때문입니다.

치매는 기억의 소실과 더불어 언어장애, 시공간 인지 능력 저하, 계산 능력의 저하, 성격 변화 등의 기능적 손상이 일상생활에 영향을 미칠 정도의 수준인 경우를 말합니다. 또한 보호자에게 가장 큰 고통을 주는 원인이 되는 이상 행동 현상도 동반하게 됩니다.

그러나 인지 기능이 떨어졌다고 해서 모두 치매로 진단하는 것은 아닙니다. 인지 기능의 저하가 정상 범위를 벗어나지만, 아직 치매로 진단할 정도로 심하지 않은 경우를 경도인지장애라고 합니다. 또한 기타 의식장애, 정신분열증, 우울증, 정신지체 등으로 인한 인지장애 또한 치매와 구별해야 합니다. 정리하자면, 치매란 정상적인 노화 과정에서 나타나는 정도를 벗어나는 기억력, 시공간 인지 능력, 언어 능력, 계산 능력의 저하와 이에 따른 일상생활의 장애 또는 이상 행동 현상을 보이는 질환이라고 할 수 있습니다.

Q. 치매의 단계에 따른 증상은?

치매의 정도 또는 중증도를 평가하는 기준으로는 '임상치매평가척도CDR'라는 것이 전 세계적으로 가장 많이 사용됩니다. 이 기준은 치매 중증도를 5단계로 나누어 기술하며, 5단계를 실제 증상 그룹으로 묶어서 보통 3단계로 나누기도 합니다.

1. 치매 초기 단계의 증상(CDR 0.5~1)

치매 초기 단계에서는 기초적인 일상생활이 가능합니다. 예를 들어 세수나 목욕을 하고 약을 먹고, 밥을 먹는 등의 일상에는 전혀 문제가 없습니다. 그러나 업무적인 부분에서는 두드러지는 증상이 나타날 수 있습니다. 운전 중 실수를 하는 등 어려움이 생기거나 돈 관리를 잘하지 못하게 된다든지, 요리를 하는 데 문제가 생기는 등의 현상이 나타납니다. 또한 놀이나 여가 활동에 흥미가 줄어들게 됩니다.

아울러 기억력에 있어서는 비교적 예전 일은 잘 기억하지만 최근의 일을 잘 기억하지 못하는 현상이 일어납니다. 혹은 새로운 것을 학습하는 데 어려움이 생깁니다. 본인의 기억력 저하를 인식해 심리적으로 위축되고 움츠러드는 현상을 보이고, 사회 활동에 의욕을 잃어 대인관계에 어려움을 겪게 됩니다.

2. 치매 중기 단계의 증상(CDR 2~3)

일상생활을 혼자 수행하기 어렵습니다. 약을 미리 챙겨주어야 하거나, 치약·칫솔을 미리 준비해주어야 하는 단계가 됩니다. 다만 준비만 해주면 행동은 스스로 할 수 있습니다. 초기 치매와 달리 의사소통에 장애가 생기기 시작합니다. 말하는 도중 관련 없는 말을 하거나, 했던 말을 반복하거나, 얼버무리는 일이 잦습니다. 또한 책이나 TV의 내용을 이해하고 의미를 파악하는 데 어려움을 보입니다. 시공간 인지 능력이 떨어져서 거리를 배회하기 시작하고, 길을 찾는 데 어려움이 생겨 집으로 돌아가지 못하는 경우가 발생합니다.

업무적인 능력은 더욱 저하되어 원래 하던 요리의 과정을 잊어버려서 무엇을 넣어야 될지 모르고, 재료를 다른 순서로 넣고, 간을 맞추지 못하거나 냄비를 태우게 됩니다. 쇼핑을 가서 쇼핑 온 목적을 잃어버리기도 합니다.

또한 먼 친척이나 주변 사람들을 잘 알아보지 못하고 집 주소, 전화번호 등을 기억하는 데 어려움이 있으며, 몇 시간 전에 밥을 먹었던 경험이나 또는 기타 사건 자체를 잊어버리는 현상도 발생하게 됩니다. 심리적, 사회적인 면으로도 문제가 생겨 주변 환경에 적응하지 못하고 우울, 분노, 절망감이 심화되어 갑자기 신경질을 부리거나 화를 냅니다. 증세가 더 진행되면 매사에 무관심해져서 자극에 반응하지 않게 되고 환각 또는 환청 증상을 보이기도 합니다.

3. 치매 말기 단계의 증상(CDR 4~5)

거의 대부분의 일상생활을 혼자서 수행하지 못하여 모든 활동을 의존해야 하는 상황이 됩니다. 옷 입고, 씻고, 눕고, 배변하고, 음식을 입에 넣는 것조차 스스로 행하지 못합니다. 심지어는 음식물을 입에 넣고 삼키는 것조차 못하는 삼킴 장애 현상까지 나타나기도 합니다.

대화가 전혀 불가능한 상태가 되며 짧은 의사소통도 어렵습니다. 의미 없는 말을 중얼거리거나 같은 단어를 반복해서 말합니다. 인지 손상으로 인하여 망상장애, 공격성 행동, 환각, 환청, 환시 등의 정신 이상 증세가 나타나기도 합니다. 근육과 관절에도 장애가 생겨서 밥 먹기, 칫솔질 등도 의존해야 하며 몸의 움직임이 현격히 줄어들고 관절이 오그라져서 욕창이 발생하기도 합니다.

〈임상치매평가척도〉

	기억력	지남력	판단 및 문제 해결	사회 활동	가정생활 및 취미	개인 일상생활 동작
정상(0)	기억력 감퇴가 없거나 혹은 경미한 비지속적인 건망증	완전함	재정 및 사업과 같은 일상적인 문제를 해결함. 과거 수행 능력에 비추어 볼 때 판단력은 좋음	직장생활, 장보기, 자원봉사, 사회적 모임 등에서 평상시 수준의 독립적 기능 수행	가정생활, 취미, 지적 관심 등이 잘 유지됨	스스로 완전하게 수행함
불확실(0.5)	경미하고 지속적인 건망증. 사건의 일부만 회상, 양성 건망증	시간 · 지남력의 경미한 장애가 있으나, 그 외의 지남력은 완전함	문제점, 유사점, 차이점 등을 다루는 데 경미한 어려움	상기 활동에 경미한 장애	상기 활동에 경미한 장애	스스로 완전하게 수행함
경도(1)	중등도 기억력 감퇴. 최근 사건에 대한 기억장애가 더 심함. 이로 인해 일상 활동에 지장이 있음	시간 지남력에 중등도 장애. 검사 시 장소 지남력은 유지되고 있음. 다른 곳에서는 장소 지남력의 장애가 있을 수 있음	문제점, 유사점, 차이점 등을 다루는 데 중등도 장애. 대개 사회적 판단력은 보이 있음	비록 상기 활동에 대해 한 재 부분적으로 관여하고 있으나 독립적으로 수행할 수는 없음. 자세히 보지 않으면 정상처럼 보임	가정에서의 기능 수행에 경도의 장애가 뚜렷함. 어려운 집안일은 못함. 복잡한 취미에 관심이 없어짐	독려가 필요함
중등도(2)	중증 기억력 감퇴. 고도로 숙련된 기억만 유지됨. 새로운 것은 곧 소멸됨	시간 지남력의 중증 장애. 대개 시간에 대한 지남력의 장애가 있고, 장소 지남력의 장애에도 종종 있음	문제점, 유사점, 차이점을 다루는 데 중증 장애. 대개 사회적 판단력의 손상이 있음	집 밖에서는 독립적인 활동하라 하지 않음. 그러나 집 밖 사회적 활동을 할 수 있을 것 같이 괜찮아 보임	단순한 집안일만 수행. 매우 제한된 관심만 겨우 유지됨	착의, 위생 및 외모 유지에 도움이 필요
중증(3)	중증 기억력 감퇴. 단편적인 기억만 보유	사람에 대한 지남력만 보유	문제를 해결하거나 판단할 수 없음	집 밖에서는 독립적으로 활동하려 하지 않음. 집 밖에서의 활동을 할 수 있을 정도로 멀쩡해 보임	가정에서의 의미 있는 기능 없음	개인 관리에 많은 도움이 필요. 반번한 실금
심각함(4)	단편적 기억마저 대체로 소실. 이해할 수 없거나 엉뚱한 대답을 하기 때문에 기억 검사를 할 수 없을 때가 종종 있음	자신의 이름에만 가끔 반응함	간단한 지시사항이나 명령도 따르지 못함	집 밖에서는 독립적으로 활동하지 하지 않음. 집 밖에서의 활동을 할 수 없음	어떤 취미 활동이나 가정 내에 있게 참여할 수 없게 만 여할 수 없음	스스로 착의나 식사를 시 도할 수도 있음. 도움 없이는 보행 불가능
말기(5)	의미 있는 기억력은 없음. 종종 이해할 수 없거나 두화됨	자신을 인지하지 못함	문제에 대한 지각이나 주변 상황에 대한 이해 못함	어떤 활동에도 관여할 수 없음	어떤 활동에도 관여할 수 없음	먹여주어야 함. 와상 상태
항목 점수						

Q. 치매의 원인에 따른 종류는?

치매의 원인 중 가장 많은 비중을 차지하는 것은 '알츠하이머병'으로 전체의 50~60%를 차지합니다. 그 다음으로 많은 비중을 차지하는 것이 '혈관성 치매'입니다. 미국의 경우 혈관성 치매의 비중이 전체 치매의 약 10~20% 정도 차지하는 것으로 알려져 있습니다. 기타 치매 종류로는 파킨슨병 치매, 루이소체 치매, 헌팅턴병, 크로이츠펠트 – 제이야콥병, 픽크병, 에이즈·치매 복합, 정상 뇌압 수두증, 대사성 치매, 뇌종양, 외상 등이 있습니다. 가장 흔하게 발생하는 알츠하이머병과 혈관성 치매에 대해 자세히 알아보겠습니다.

1. 알츠하이머병

알츠하이머병은 대뇌피질 세포가 점차적으로 소실되고, 그로 인하여 기억력 장애 등 광범위한 인지 기능의 장애, 행동 장애 등이 나타나 나중에는 환자가 독립적으로 생활을 할 수 없게 되는 질환입니다. 알츠하이머병 환자는 다양한 영역에서 인지 기능 장애를 보이게 되는데, 그 이유는 대뇌 피질 부분에서 퇴행성 변화가 일어나기 때문입니다.

2. 혈관성 치매

혈관성 치매란 뇌경색·뇌출혈, 심혈관 질환 등으로 인해 기억력과 인지 기능에 영향을 미치는 뇌 부분이 손상되어 나타나는 치매입니다. 혈관성 치매의 증상은 손상된 뇌의 부위에 따라서 임상 증상이 다르게 나타날 수 있습니다. 뇌 전두엽 이상은 의지 상실, 좌측 두정엽 이상은 실어증, 실행증, 우측 두정엽 이상은 시공간 인지 능력의 이상 등을 야기하게 됩니다.

Q. 알츠하이머병의 진단 기준은?

앞서 언급한대로 알츠하이머병은 전체 치매 중 절반을 넘는 비중을 차지합니다. 알츠하이머병 진단 기준에는 미국 정신의학협회의 정신질환 진단 및 통계편람 4판인 DSM-Ⅳ와 세계보건기구에서 발표한 국제질병 분류체계 10판인 ICD-10이 있는데, 그중 가장 널리 사용하고 있는 DSM-Ⅳ에 의하면 다음과 같습니다.

DSM-Ⅳ 진단 기준

A. 복합적인 인지 결손이 다음의 두 가지 양상으로 나타나야 한다.

1. 기억장애(새로운 정보에 대한 학습장애 또는 발병 전 학습한 정보의 회상 능력 장애)
2. 다음 인지장애 중 한 가지 이상이 있어야 한다.

   ① 실어증(언어장애)
   ② 실행증(운동 기능은 정상이지만, 예전에 잘 쓰던 도구의 사용이나 행동의 장애)
   ③ 실인증(감각 기능은 정상이지만, 물체를 인지하거나 감별하지 못함)
   ④ 실행 기능의 장애(즉, 계획 조정, 유지, 추상적 사고 능력)

B. 진단 기준 A1과 A2의 인지장애가 사회적 또는 직업적 기능에 있어서 심각한 장애를 일으켜야 하고, 발병 전의 기능 수준보다 상당히 감퇴되어 있음을 나타낸다.

C. 경과는 서서히 발병하고 지속적인 인지 감퇴를 보이는 특징이 있다.

D. 진단 기준 A1과 A2의 인지장애가 다음 가운데 어떤 경우로 인한 것도 아니어야 한다.

1. 점진적인 기억장애와 인지장애를 일으키는 다른 중추신경계 상태(예: 뇌혈관 질환, 파킨슨병, 헌팅턴병, 경막하혈종, 정상압 수두증, 뇌종양)
2. 치매를 일으키는 전신적 상태(예: 갑상선 기능 저하증, 비타민 B12 또는 엽산 결핍, 나이아신 결핍, 과칼슘혈증, 신경매독, 에이즈)
3. 약물 등의 물질로 유발된 상태

E. 인지기능 장애가 망상 중에만 나타나지 않는다.

F. 인지장애가 다른 정신과적 질환에 의해 잘 설명되지 않는다.(예:우울증, 정신분열증)

Q. 치매의 한의학적 치료법은?

한의원에 내원하는 대부분의 알츠하이머병 환자들은 치매 중기 단계의 증상인 CDR 2~3에 해당하는 경우가 많습니다. 한방 치료의 특징이라고 하면, 다른 치료에 비하여 부작용이 매우 적으며 유형별 분류에 따른 접근 이외에 개인의 개별적 특성을 고려한 접근법이라고 할 수 있습니다.

1. 사암침 치료

사암침은 인체 어느 부위에 이상이 있든지 간에 팔과 다리에 있는 경혈 자리만을 사용하여 질환을 치료하는 우리나라 고유의 침법입니다.

사암침은 인체의 뇌와 장기 그리고 여러 근육과 관절을 지나고 있는 '경락'의 흐름을 팔과 다리에 분포하고 있는 '경혈'이라는 스위치를 통해 조절하여, 신체의 특정 신경계를 활성화하거나 과도하게 항진된 신경계를 안정화시킵니다. 그 결과로 특정한 대사가 활발해지거나 완화됨으로써 통증을 제어하고, 특정 기능을 활성화하는 효과를 볼 수 있습니다.

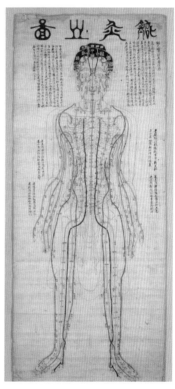

▲ 〈경락 경혈도〉(국립중앙박물관 소장)

사암침 처방 중에는 언어장애, 지남력 장애 등의 개선을 위하여 뇌의 기능을 활성화시키는 방광정격, 건망 등의 기억력 장애 또는 정서적 불안을 다스리는 심정격, 자주 넘어지거나 관절의 구축을 다스리는 간정격 등의 처방을 사용할 수 있습니다.

또한 알츠하이머병에 가장 널리 사용되는 아세틸콜린 분해 효소 억제제의 부작용으로 유발되는 오심, 설사, 식욕 감퇴, 근육 경련, 수면장애 등의 완화에도 사암침 치료가 매우 효과적입니다. 많은 침 치료의 뇌과학적 연구가 활발히 이어져 왔으며, 미국 국립보건원NIH은 이미 1997년 뇌졸중, 두통, 불면, 불안, 공포 등에 대한 침의 효과를 공식적으로 인정하였고, 이후 계속해서 침의 효과에 대해 연구 중에 있습니다.

2. 한약 치료

치매 환자나 가족들이 초기 치매 시 가장 당황하는 부분이 기억력 장애, 즉 건망증입니다. 건망증은 그 자체에 대해 놀라고 불안해하는 등의 정서적 불안정이 더해질수록 더욱 가중되는 악순환을 낳게 됩니다. 우선 뇌의 혈류를 원활하게 하여 뇌 기능을 개선시키고 기억력 증진에 도움을 주는 청뇌환을 처방받아 하루 1환씩 복용할 것을 권합니다. 또한 동반되는 정서적 우울감, 불안 등을 다스리기 위한 안심탕 등도 정서적 안정과 함께 기억력 증진에 도움이 됩니다. 치매의 유형에 따른 한약 처방으로 치매의 악화를 지연시키거나 또는 호전시키기 위한 치료를 시행하고 있습니다. 유형별 분류를 보면 '심화형心火型, 신허형腎虛型, 간화형肝火型, 비허형脾虛型'등으로 나누어 볼 수 있습니다.

① 심화형

심화형 환자분의 경우 평소 잘 놀라거나, 불면이 있거나, 가슴 두근거림이 있었거나, 혀가 화끈거리고 떫은 등의 증상이 있었던 경우가 많습니다.

명치가 답답하거나 숨쉬기가 힘들고, 여성분의 경우 집에 들어가면 브래지어 끈을 풀어야 되는 분들, 나와 관계없는 일임에도 불구하고 주변에서 큰 소리가 나면 괜히 불안하고 때론 두근거림까지도 있는 분들, 또는 잠이 바로 들지 못하고 자주 깨거나 생각나지도 않는 꿈을 많이 꾸게 되는 유형을 심화형이라고 부릅니다. 이런 심화형의 경향을 가졌던 분들은 건망증이 나이에 비해 일찍 찾아오기가 쉽습니다. 이런 유형을 가진 분들은 신경의 안정, 불안을 해소하고 안신安神시키는 치료가 치매 증상 완화에서 가장 중점이 됩니다.

② 신허형

평소 비뇨기, 생식기 기능의 이상이 좀 더 일찍 또는 좀 더 분명하게 오는 경향이 있는 분들입니다.

돌이켜보면 소변을 자주 보거나, 시원하지 않거나, 조루 증상이 있었거나, 피곤하면 방광염이 잘 오거나 무릎이 잘 시리고 무릎 관절의 이상이 일찍 또는 심하게 왔다거나 이명이 있었던 경우가 많습니다. 남성분들의 경우 전립선 문제가 일찍 혹은 좀 더 심하게 오기도 합니다. 이런 경우는 원기를 돕고 신장의 기운을 보충하는 치료가 뇌의 컨디션과 기억력 증진에 중요한 치료 요소가 됩니다.

③ 간화형

간화형의 경우 평소 욱하고 화를 잘 내는 경우가 많습니다. 금방 사르르 풀어지기도 하지만 일단 욱하게 됩니다. 이런 분들은 남성의 경우 조루 증상이 있거나, 조루는 있지만 성욕이 과도하게 심해졌거나, 여성분들의 경우 자궁이나 난소에 문제가 있었거나, 여성 생식기가 빠질 듯한 통증이나 가려움이 잘 생기거나 하는 등 생식기 증상이 잘 생기기도 합니다. 다리에 쥐가 잘 나거나 저림 증상이 잘 생기고, 다리에 힘이 없어지거나 안구 건조, 녹내장, 망막의 질환, 조기 노안, 안구 충혈 등 눈과 관련된 문제가 잘 생기기도 합니다.

이런 분들은 간 경락을 보충시키고 간 경락에 맺힌 과도한 열을 가라앉히는 치료가 치매 증상 완화에 상당히 중요하다고 할 수 있습니다.

④ 비허형

비허형의 경우 소화기가 안 좋은 것이 중요한 치매의 원인이자 치료의 핵심 요소가 됩니다. 그러나 비허형의 경우 소화기가 안 좋은 분임에도 불구하고 실제로 소화가 안 되거나 하는 증상은 없고, 기타 관절증, 피부 증상 등만 있는 경우도 많습니다. 예를 들어 무릎, 허리, 어깨, 손가락 등등 여러 관절에 퇴행성 변화가 다발성으로 많이 와서 온몸이 쑤시다는 얘기를 달고 산다든지, 몸이 툭하면 붓고 몸이 천근만근 무겁다든지, 손바닥 · 발바닥에 습진이 생긴다든지, 실제로 소화가 안 되고 잘 체하거나 더부룩함이 늘 있다든지 하는 것은 모두 비허형인 분들에게 있을 수 있는 증상입니다. 비허형 환자분들은 체구가 크고 살이 좀 찌신 분들이 많습니다. 이러한 비허형의 치매 환자분은 한방적으로 습 또는 담음이라는 병리 상태를 개선하면 치매 증상과 두뇌 기능 개선에 많은 효과를 보게 됩니다.

3. 약침 치료

사향 및 기타 뇌를 맑히고, 기억력을 증진시키고, 뇌의 노화를 개선하는 한약재를 추출하여 약침액으로 만든 청뇌침을 머리와 주요 경혈에 주입하게 됩니다. 사향은 뇌의 기혈 순환을 원활하게 하여 뇌 기능을 개선시키고, 막힌 것을 뚫어주는 데 탁월한 효능을 갖고 있습니다. 수승화강水升火降이라고 해서 건강한 인체는 상부가 서늘하고 하부는 따뜻해야 하는데, 그것이 달성 및 유지되도록 하는 아주 귀한 약재입니다. 이러한 사향을 추출하고 약침액으로 만들어 경혈에 주입함으로써, 침이 갖고 있는 경혈 자극 효과와 사향이라는 약물의 효과를 합한 두 가지 효과를 함께 누리게 됩니다.

기능성 소화불량

- 위조은한약, 위조은약침

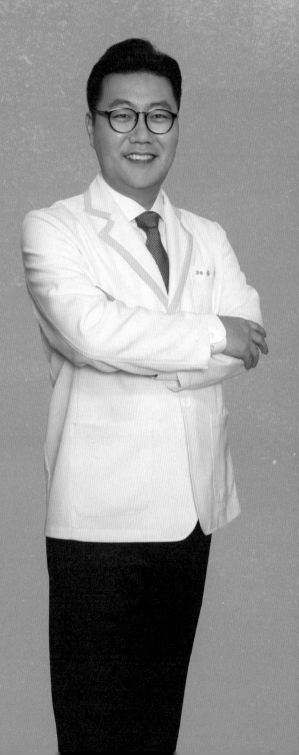

황현두 원장

- 가천대학교 한의과대학 졸업
- 경희대학교 한의과대학원 병리학
- 대한한의학회 정회원
- 아토피피부면역학회 학술이사
- 대한면역약침학회 정회원

세화한의원

주소 서울시 광진구 능동로 294(능동빌딩) 2층
전화 02-455-4788
홈페이지 www.sehwaomc.com,
www.donggamnet.co.kr/gj

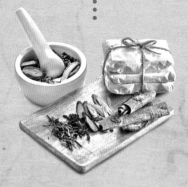

신경 쓰고 나면 속이 불편하다?

신경성 위염의 정체,
기능성 소화불량을 아시나요

스트레스를 주 원인으로 하는 대표 질환이 바로 '신경성 위염'이다. 자주 체하고, 속이 쓰리고, 명치끝이 답답한 경우 소화제나 제산제를 복용하게 된다. 그럼에도 증상이 호전되지 않는다면 다음 단계는 위 내시경 검사이다. 하지만 돌아오는 건 "검사 결과 이상 소견 없습니다"라는 소리이다. 환자 본인은 분명 속이 불편하고 때로는 심한 통증에 시달리는 데도 여러 검사에서 정상 소견을 보인다면 이를 어떻게 대처해야 할까? 뚜렷한 원인이 없어 '속앓이병'으로 불리는 신경성 증상! 위장의 기능 저하로 나타나는 기능성 소화불량에 대해 알아보자.

기능성 소화불량에 대한 일문일답

Q. 내시경 검사 결과 신경성 위염 진단을 받았다면?

위 내시경 검사에서 위염의 소견이 있으며, 지속적인 치료에도 증상의 호전이 없을 때 흔히 '신경성 위염'이라는 용어를 사용합니다. 하지만 신경성 위염이라는 말은 의학적인 용어가 아닙니다. 위장의 운동 기능 및 위산과 같은 소화액의 분비는 자율신경이나 뇌신경의 영향을 받게 되는데, 스트레스나 감정적인 자극 등으로 위장의 생리적 활동에 문제가 생겨 소화불량 등의 증상이 나타나므로 '신경성 위염'이라고 부르는 것입니다. 이러한 경우 '기능성 소화불량'이란 용어를 사용하는 것이 적절합니다.

Q. 기능성 소화불량의 증상은?

기능성 소화불량은 위염, 궤양 등 특별한 원인 질환이 없음에도 불구하고 복부 팽만감이나 통증 등이 반복되는 질환을 말합니다. 내시경 검사에서도 특별한 문제가 보이진 않지만 속이 쉽게 더부룩해지고 답답해짐을 느끼기 쉽습니다. 우리나라 인구 중 25% 정도가 기능성 소화불량을 앓고 있는 것으로 알려져 있으며,

상복부 중심의 통증 또는 불쾌감 등이 12주 이상 지속적으로 반복되고, 내시경 검사 등 각종 검사로 증상을 설명할 수 있는 기질적 질환이 없는 경우 기능성 소화불량으로 진단합니다.

다음과 같은 증상이 소화관 전반에 나타난다면 기능성 소화불량을 의심해볼 수 있습니다.

- 속이 더부룩하고 소화가 잘 안된다.
- 가슴이 울렁거리거나 답답하다.
- 설사가 잦고 트림이 자주 나온다.
- 식후에 복부 팽만감이나 불쾌한 포만감이 든다.
- 조금만 먹어도 금방 배가 부르고, 식욕이 줄었다.
- 가슴 통증이 있다.
- 속이 쓰리고 신경 쓸 때 더 심해진다.
- 구토를 하거나 위산이 올라오는 느낌을 받는다.

Q. 기능성 소화불량의 원인은?

기능성 소화불량의 정확한 원인은 아직 밝혀지지 않았지만, 맵고 짠 음식을 자주 섭취하거나 과식, 과음, 약물 과다 복용 등으로 위장 기능이 저하될 때 나타납니다. 또한 스트레스나 우울증, 신경과민 등과 같은 심리적 부담에 의해 위장 기능이 억제되어 발생할 수도 있습니다. 2015년도 건강보험심사평가원 통계 자료를 보면 기능성 소화불량으로 치료받은 환자가 연간 629,578명, 그중 남성은

254,989명, 여성은 374,589명으로 여성이 약 60% 정도를 차지합니다. 연령별로는 20~60대가 전체의 약 70% 정도 분포합니다. 특히 20대 이상의 경우 여성이 남성에 비해 월등히 높은 유병률을 보이고 있습니다.

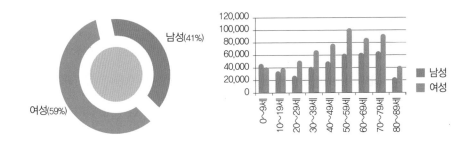

▲ 기능성 소화불량 환자 분포(2015년, 건강보험심사평가원)

Q. 기능성 소화불량과 유사한 질환은?

1. 위·식도 역류 질환

위의 내용물이 식도로 역류되어 불편한 증상이나 합병증이 나타나는 것을 말합니다. 대개 명치끝에서 목구멍 쪽으로 무언가 치밀어 오르는 것처럼 가슴이 타는 듯한 증상이 나타나며, 가슴이 쓰리거나 화끈거리는 느낌을 받을 수 있습니다. 위액이나 위 내용물이 인두(식도와 후두 사이)로 역류하는 산 역류 증상도 나타나며, 과식을 하거나 누워있을 때 쉽게 발생하기도 합니다.

2. 만성 위염

위산 과다나 세균 감염, 위장 기능 저하를 통해 위 점막에 염증이 생기는 것을

만성 위염이라고 합니다. 표재성 위염, 위축성 위염, 비후성 위염 등으로 분류
합니다. 자극적인 음식을 자주 섭취하는 식습관이나 음주 등에도 영향을 받으
며, 스트레스 등 정서적인 원인에 의해서도 생길 수 있습니다.

3. 위 · 십이지장궤양

위나 십이지장의 점막 표층을 이루는 상피세포가 벗겨진 경우를 미란糜爛,
erosion이라 합니다. 이러한 미란보다 더 깊이 점막 근육판까지 손상된 상태를
궤양潰瘍, ulcer이라고 합니다.

① 십이지장궤양

십이지장궤양의 특징적인 증상은 공복 시 명치 부근에서 타는 듯한 통증을
느끼는 것이며, 환자의 60~80%에서 발생합니다. 산이 계속 분비되는 식후
2~3시간 후 또는 산의 분비가 가장 많은 밤 11시~새벽 2시 사이의 야간에
증상이 심해져서 잠을 깨는 경우가 많고, 음식을 먹거나 제산제를 복용하면
증상이 쉽게 사라지는 특징이 있습니다.

② 위궤양

위궤양과 십이지장궤양 사이에 특징적인 증상의 차이점은 없습니다. 십이
지장궤양의 경우 음식물에 의해 통증이 완화되는 양상이 더 많습니다. 주기
적인 통증도 십이지장궤양에서 보다 흔하게 나타납니다. 반면 체중 감소,
오심, 구토, 조기 포만감 등은 위궤양에서 더 흔하게 나타납니다.

Q. 약을 먹어도 그때뿐이거나 오히려 속이 더 쓰린 이유는?

위장에서는 음식물을 소화시키기 위해 위산을 분비합니다. 위산은 강력한 산성 물질이기 때문에 그대로 위벽에 닿으면 위벽이 손상되므로 충분한 점액 등으로 위벽을 보호하게 됩니다. 이 말은 즉, 위산이 과도하게 분비되면 위벽을 자극해 속 쓰림이 생길 수 있다는 것입니다.

속 쓰림은 보통 식사를 제때 하지 못하거나 위산의 과다 분비로 인해 생기는 경우가 많습니다. 이때 우리가 쉽게 처방받는 것이 제산제나 위산 분비 억제제입니다. 제산제는 위산을 화학적으로 중화시켜 증상을 완화시키고, 위산 분비 억제제는 말 그대로 위산의 분비를 감소시켜 위벽에 자극이 덜 가도록 합니다.

그러나 기능성 소화불량은 특별히 염증이나 궤양 등이 없는 경우라서 속 쓰림을 경감시키는 정도의 효과를 기대할 뿐, 더부룩함이나 답답함 등을 없애기에는 부족한 면이 있습니다. 또한 기능성 소화불량으로 위장 기능이 약화된 경우, 위산과 위벽을 보호하는 점액 분비가 적어지면 상대적으로 위산이 많이 분비되어 오히려 속 쓰림이 유발됩니다. 이때 제산제 등을 복용하면 위장 기능까지 약해져 속 쓰림이 더 심해질 수 있습니다.

Q. 기능성 소화불량의 한의학적 치료법은?

기능성 소화불량은 뚜렷한 원인을 알 수 없기 때문에, 지금 당장 불편한 증상만 완화시키는 치료를 하거나 그대로 방치해 만성적인 소화불량으로 이어지는 경우가 많습니다. 저하된 위장의 기능을 높이고 위장이 튼튼해질 수 있는 처방을 받으면 증상의 호전뿐 아니라 근본적인 치료 방법이 될 수 있습니다.

1. 침·뜸 치료

우리 몸에는 오장육부가 있고 경락으로 서로 연결되어, 경락 위에 있는 경혈을 자극함으로써 해당 장부의 기능을 조절할 수 있습니다. 위장을 주관하는 경락인 족양명위경足陽明胃經에는 중완혈中脘穴이라는 복모혈腹募穴(경락의 기운이 결집되는 곳)이 명치와 배꼽 사이의 정중앙에 위치해 있습니다.

실제 환자들의 복부를 진찰해보면, 기능성 소화불량 및 소화기 장애가 있는 경우 중완혈이 딱딱하게 굳어 있거나, 가볍게 눌렀는데도 손을 뿌리칠 정도로 심한 통증을 느끼는 분들이 많습니다. 중완혈은 소화기, 특히 위장의 병변을 확인할 수 있는 동시에 침 치료나 뜸 치료를 통해 위장 기능을 회복시킬 수 있는 중요한 혈 자리입니다.

또한 치료에 있어 중요한 혈 자리인 사관혈四關穴은 우리 몸에 있는 4개의 큰 관문이라는 뜻으로써, 양쪽 손의 엄지와 검지손가락 사이의 합곡혈合谷穴과 양쪽 발의 엄지와 검지 발가락 사이의 태충혈太衝穴을 말합니다. 사관혈은 체내의 막힌 기운을 뚫어주고 기혈의 소통을 원활히 하는 역할을 합니다. 특히 합곡혈은 수양명대장경手陽明大腸經脈에 속하고, 태충혈은 족궐음간경足厥陰肝經에 속하여 소화기 질환을 치료하는 데 자주 사용하는 혈 자리입니다.

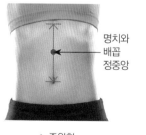
명치와 배꼽 정중앙
▲ 중완혈

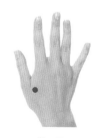
▲ 합곡혈

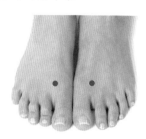
▲ 태충혈

2. 약침 치료

약침이란 한약과 침 치료의 효과를 동시에 구현할 수 있는 한방 치료법입니다. 한약재에서 추출한 순수 엑기스를 정제하여 혈 자리 및 압통점 등 필요한 부위에 주입하는 치료 방법입니다. 앞서 설명한 중완혈 및 상완혈上脘穴, 간수혈肝腧穴, 고황혈膏肓穴 등에 약침액을 주입하여 저하된 위장 기능을 회복시키는 역할을 합니다.

3. 한약 치료

우리 몸은 기혈음양氣血陰陽의 편차와 오장육부의 허실에 따라 다양한 질병이 나타날 수 있습니다. 한약은 이러한 경우 우리 몸의 부족한 것은 채워주고 넘치는 것은 덜어주는 역할을 합니다. 기능성 소화불량은 위장의 기능 저하로 생기는 경우가 많아 위장 기능을 활성화하는 한약 치료가 많은 도움이 될 수 있습니다.

《동의보감》〈내상문內傷門〉에서는 기능성 소화불량을 조잡증嘈雜證이라고 하는데, '그 증상은 배고픈 듯하지만 배고프지 않고, 아픈 듯하지만 아프지 않으며, 괴로워서 속이 불편한 모습이다. 트림을 하거나 명치가 막히고 그득하거나 메슥거리면서 점점 위완胃脘이 아프게 되는데 모두 담화痰火에 인한 것이다'라고 언급하고 있습니다. 치료는 '남성南星, 반하半夏, 귤홍橘紅 등으로 담을 없애고 황금, 황련黃連, 치자梔子, 석고石膏, 지모知母 같은 약재로 화를 내리면서 창출蒼朮, 백출白朮, 작약芍藥 같은 약재로 비를 든든히 하고 습을 잘 흐르게 하여 원기를 튼튼하게 해야 한다'라고 나와 있습니다. 담을 삭이고 화를 내리는 동시에 원기를 북돋아주는 치료를 말하는 것입니다.

위장에 좋은 체질 맞춤 한약으로 떨어진 위장의 기능을 높이면, 기능성 소화불량뿐만 아니라 위장 기능 저하로 인해 생기는 위·식도 역류 질환이나 만성 위염 등에도 많은 도움이 될 수 있습니다.

Q. 기능성 소화불량 치료를 위한 생활습관은?

1. 건강한 식사 습관 갖기

소화 기능과 관련해서는 규칙적인 식사를 하는 것이 매우 중요합니다. 불규칙한 식사는 위장의 소화액 분비에 혼란을 가져오기도 하고 위장이 쉽게 지치게 합니다. 위장이 무기력해지지 않도록 일정한 시간에 운동을 시켜준다는 생각으로 가급적 일정한 시간에 식사를 하도록 노력해야 합니다. 또한 과식이나 폭식 또한 위장에 많은 부담을 줄 수 있습니다. 적당량을 천천히 드시는 게 좋습니다.

2. 나에게 맞는 식단 꾸리기

사람마다 체질이 다르듯이 자신에게 맞는 음식도 다릅니다. 요새는 건강 정보가 차고 넘칠 정도로 많아서 오히려 나에게 도움이 되는 정보를 가려내기 어려울 정도입니다. 막연히 위장에 좋다는 음식을 고집할 것이 아니라 실제로 본인이 먹고 몸에 맞는 음식 위주로 드시는 것이 좋습니다. 특정 과일이나 채소가 몸에 좋다고 해서 소화가 잘 안 되는데도 억지로 먹는 것은 올바르지 않으며 적당히 소화시킬 수 있는 양만 드시는 게 좋습니다.

① 위장에 도움이 되는 음식

양배추 : 양배추에는 식이섬유, 비타민 U, 칼슘, 베타카로틴 등이 포함되어 있는데, 풍부한 식이섬유는 콜레스테롤 수치를 낮춰주는 효능이 있고, 비타민 U는 위 점막을 보호하는 효과가 있습니다.

양배추와 더불어 브로콜리, 무, 케일 등을 십자화과 채소라고 하는데, 이러한 채소들도 위장을 보호하고 위장 운동을 도와주는 효과가 있습니다.

발효식품 : 주변에서 흔히 접할 수 있는 발효식품으로는 김치, 요구르트, 장류, 치즈 등이 있습니다. 발효식품에 포함된 유산균 등의 유익균probiotics은 위와 장의 기능을 활성화시킬 뿐만 아니라, 해로운 균이 번식해서 오염되는 것을 막는 기능을 하기도 합니다.

요구르트는 유산균을 이용해 우유를 발효시킨 것인데, 우유를 먹으면 배탈이 나는 분들은 우유 대신 요구르트를 드시는 것이 좋습니다.

생강 : 《동의보감》에 '생강의 성질은 따뜻하고 독이 없으며 맵다'라고 기록돼 있습니다. 매운맛을 내는 진저롤과 쇼가올은 혈액순환을 촉진시켜 냉증을 개선하고, 강력한 살균과 항균 작용을 하는 것으로 알려져 있습니다. 또한, 위장의 혈액순환과 움직임을 촉진시켜 소화 기능 향상에도 도움이 됩니다. 요리할 때 같이 넣어 드시거나, 차로 드시는 것도 좋습니다.

② 주의사항
• 기름지고 지방이 많은 음식은 가급적 피한다.
• 탄산음료, 초콜릿, 인스턴트식품 등은 피한다.

- 우유, 치즈, 요구르트 등과 같은 유제품은 일부 환자에게는 증상을 악화시킬 수 있으므로 섭취 후 소화가 잘 안 되는 경우 제한한다.
- 빵, 국수 등 밀가루 음식은 증상을 악화시킬 수 있다.
- 커피, 녹차 등 카페인이 포함된 음료는 피하는 것이 좋다.
- 맵고 짠 음식보다는 담백한 음식 위주로 먹는 것이 좋다.

3. 스트레스 관리

기능성 소화불량은 신경성 위염이라고 불릴 정도로 스트레스에 민감합니다. 현대사회에서 스트레스를 전혀 받지 않고 살 수는 없지만, 내가 감당할 정도의 스트레스가 되어야 적당한 긴장감 속에서 몸에 문제를 일으키지 않습니다. 따라서 스트레스를 어떠한 방법으로든 덜어내고, 풀어주고, 관리하는 것이 중요합니다. 나에게 맞는 스트레스 해소법이 무엇인지 찾아보고 실천하도록 노력해야 합니다.

- 보통 체격(163cm, 58kg)의 56세 여성
- 속쓰림이 심하고 항상 배가 더부룩함. 4~5년 전부터 더 심해짐
- 대변을 보아도 시원하지 않고 가는 변을 자주 봄
- 가슴에 뭔가 치밀어오르는 느낌이 들고, 명치 끝이 뻐근할 때도 있음

황 원장 : 내시경 검사를 받아본 적이 있으신가요?

환   자 : 네. 내시경 검사를 2번 정도 받아봤는데 별다른 얘기는 없었습니다. 염증이 조금 있지만 문제되지 않을 정도라고 했습니다.

황 원장 : 식사 습관은 좀 어떠신가요? 맵고 짜거나 자극적인 음식을 좋아하시고, 식사 시간이 불규칙하거나 하진 않으신가요?

환   자 : 특별히 자극적인 음식을 많이 먹진 않는 것 같아요. 조금만 먹어도 배가 더부룩하고 가끔씩 신물이 넘어오는 경우가 있어요. 또 배가 항상 차가운 듯한 느낌이 들어요.

황 원장 : 명치와 배꼽의 정중앙을 중완이라고 하는데, 그곳을 손가락으로 눌러봤을 때 뻐근한 느낌이 드나요?

환   자 : 네. 누르니까 많이 아프고 좀 딱딱해져있는 것 같아요.

황 원장 : 내시경 검사에서도 이상이 없고, 특별한 원인 질환이 없는데도 배가 더부룩하고 답답하거나 속쓰림 등이 있는 경우 기능성 소화불량이라고 볼 수 있습니다. 위장 운동을 통해 음식물과 소화액이 잘 섞여야 제대로 소화가 될 수 있는데, 그렇지 못한 경우입니다.

예를 들어 밀가루 반죽을 칠 때 밀가루와 물을 섞고 잘 치대야 찰진 반죽이 될 수 있는데, 지금은 밀가루에 물을 붓고 알아서 반죽이 되기를 기다리는 것과 마찬가지 상황입니다. 따라서 위장에 음식물이 머물게 되는 시간이 길고, 또 제대로 소화가 이루어지지 않기 때문에 더부룩하면서 답답해질 수 있습니다.

또한 위장에 음식물이 오래 머물게 되면 위로는 소화액이 식도를 자극해 역류성 식도염 증상이 함께 나타날 수 있으며, 아래로는 무른 변을 자주 보거나 과민성 장 증후군 등이 생길 수 있습니다.

따라서, 위장 운동의 전반적인 기능이 향상되어야 속쓰림이나 더부룩함이 개선될 수 있으며, 말 그대로 속 편하게 지내실 수 있을 겁니다.

환   자 : 그럼 한약만 먹으면 낫는 건가요?

황 원장 : 한의원에 내원하셔서 환자분 몸 상태를 전체적으로 확인하신 다음 그에 맞는 한약을 처방받아 드시는 것이 필요하구요. 또한, 침이나 뜸 치료를 함께 받으시면 더욱 도움이 될 수 있습니다.

어떤 병이든 한방이 답이다

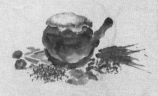

성장장애

— 성장탕, 성장침

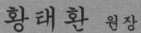

황태환 원장

- 대구한의대학교 폐계 내과학 석사
- 現 한국한의학연구원 조사패널
- 前 울산 KBS 라디오 건강패널
- 前 산청군 한의약건강증진 HUB
  보건사업 자문위원
- 대한한방소아과학회 정회원
- 병인학회 정회원

아이누리한의원 울산점

주소 울산시 남구 삼산로272
　　　프리던스빌딩 7층
전화 052-225-1075
홈페이지 inurius.blog.me

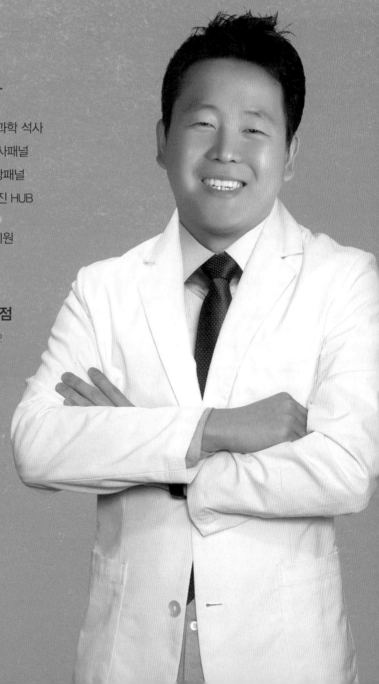

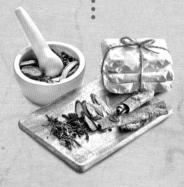

우리 아이는 올바르게 성장하고 있을까?

성인으로 자라기까지 영향을 미치는
성장장애 바로잡기

소위, '사'자를 쓰는 전문직인 판사, 검사, 변호사, 변리사, 회계사, 의사 중에서 오직 의사만 스승 사師자를 사용한다. 그 말은 곧 선생님이 공부에 대해 잘 모르는 학생들을 가르치듯이, 의사 역시 의학 지식이 부족한 환자들을 잘 가르치는 역할을 해야 한다는 뜻이다. 의사로서의 가장 중요한 역할은 바로 환자에게 올바른 의학 지식과 의학 정보를 교육 · 전달하고 이를 통해 최선의 진료를 하는 것이다.

한의사들은 직업적 소명을 떠나서 자녀를 키우는 여느 다른 부모들처럼 우리 아이들이 안 아프고 건강하게 잘 자랐으면 하는 소망을 가지고 있다. 이 장에서는 아이들이 건강하게 성장하는 데 꼭 필요한 밑거름이 무엇인지 알아본다. 아이들의 질병에 대한 올바른 대처법을 배워보고, 성장을 방해하는 성조숙증과 조기 사춘기에 대해 알아보자.

성장장애에 대한 일문일답

Q. 아이 때 체질이 성인까지 가나요?

아이와 성인의 가장 큰 차이점은 성장·발달 과정 중에 있느냐, 성장·발달이 마무리되었느냐입니다. 그 정도로 성장과 발달은 아이에게서만 나타나는 중요한 특징 중 하나입니다. 성장은 키, 체중, 장기의 무게같이 양적으로 측정할 수 있는 부분의 증가를 말하며, 발달은 성장에 따르는 기능적인 발전 과정을 말합니다. 예를 들어 뇌가 성장함에 따라 인지와 운동 기능이 발달하는 것입니다.

한의학에서는 아이의 발달에 있어 개인의 체질을 중요시합니다. 체질이란 부모님에게 물려받아 타고나는 것으로, 자라는 동안 좋은 쪽으로 개선될 수도 있고 체질이 바뀌지 않고 그대로 성인 체질이 될 수도 있습니다. 제일 좋지 않은 것은 자라는 동안 체질이나 건강이 더 나빠지는 것입니다. 타고난 체질 중 약하거나 안 좋은 부분이 있더라도, 건강한 체질의 성인으로 성장할 수 있도록 성장기 아이들에게 적절한 치료와 관리를 해주는 것이 매우 중요합니다.

흔히 아이들을 자라나는 새싹에 비유하곤 합니다. 식물을 키울 때에도 새싹은 여리고 약하기 때문에 좀 더 조심스럽게 다루고 신경을 많이 쓰게 됩

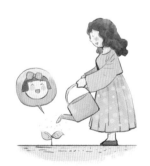

니다. 물을 주고, 햇볕을 쬘 때가 되면 거름을 주기도 하며 적당한 온도와 습도를 유지하는 등 더 세세히 돌보기 마련입니다. 필자가 아이들을 진료하면서 느끼는 것이지만 아이들 역시 세세한 손길이 필요한 새싹과 같다는 생각이 듭니다. 아직 면역력이 약하고 성장과 발달 과정에 있는 아이들에게 무엇이 부족하고 넘치는 지 진단하고, 이를 보완해 건강한 체질의 성인으로 성장할 수 있도록 돌보는 것이 필요한 이유입니다.

Q. 아이의 키를 결정짓는 가장 큰 요인은 무엇인가요?

아이의 성장 중에서도 특히 부모님들이 관심을 많이 가지는 키에 대해 알아보겠습니다. 키가 크는 데 가장 중요한 요소는 유전입니다. 유전이 차지하는 부분이 최소 70~80%, 그 외에 후천적인 부분이 20~30%입니다. 부모님의 키를 통해 자녀들의 예상 키를 구하는 공식이 있는데 이를 MPHMid-Parental Height라고 합니다. 계산법은 다음과 같습니다.

- 남자 = (아버지의 키 + 어머니의 키 + 13cm)/2
- 여자 = (아버지의 키 + 어머니의 키 − 13cm)/2

쉽게 얘기하면 남자아이는 부모님 키 평균에서 6.5cm를 더하고, 여자아이는 부모님 키 평균에서 6.5cm를 빼면 됩니다. 대다수 아이들의 실제 키는 MPH± 5cm 범위 안에 포함됩니다. 예를 들어 아버지 키가 170cm, 어머니 키가 160cm 에 그 자녀가 남자아이라면 171.5±5cm(166.5~176.5cm)의 범위 안에, 그 자녀가 여자아이라면 158.5±5cm(153.5~163.5cm)의 범위 안에 들 확률이 높습니다.

유전은 선천적인 부분이기 때문에 원하는 대로 바꿀 수는 없습니다. 하지만 후천적인 영향으로 최종 성인 키가 오차 범위 최대 10±αcm의 차이까지 발생할 수 있습니다. 예를 들면, MPH가 171.5cm인 두 남자아이 중 한 아이는 자라는 동안 건강과 성장에 도움을 주는 후천적인 영향을 최대한 많이 받아 176.5+αcm가 될 수 있고, 반대로 다른 아이는 자라는 동안 건강과 성장에 손해를 주는 후천적인 영향을 많이 받아 166.5−αcm가 되는 것입니다.

Q. 아이의 키 성장을 좌우하는 후천적인 요인들은 무엇인가요?

1. 영양 상태

자라는 아이들에게 적절한 영양 공급은 필수적입니다. 요즘 아이들이 부모님이나 조부모님 세대, 그리고 북한 청소년에 비해 평균 키가 큰 것은 영양 상태의 개선과 많은 관련이 있습니다. 하지만 요즘 우리 아이들은 영양 결핍이 문제가 아니라, 영양 과잉, 불균형이 문제입니다. 영양 과잉으로 인한 비만과 그로 인한 성조숙증 및 조기 사춘기 유발이 최종 성인 키를 오히려 작아지게 하는 악영향으로 작용하기 때문입니다.

최근 교육부에서 고3 남학생 평균 키를 조사한 결과 173.5cm로, 10년 전보다 도리어 0.1cm 줄었다는 보고를 발표했습니다. 평균 키는 작아지고 고도 비만은 두 배 가까이 늘어난 것이 현실입니다. 성장기 아이들의 균형 잡힌 영양 섭취 방법은 신선한 제철 음식들을 골고루 잘 먹게 하는 것입니다.

2. 운동

성장판을 자극하는 운동과 뼈 주위 인대와 근육을 이완하는 스트레칭 체조가 중요합니다. 줄넘기, 농구, 배구, 배드민턴 등 가벼운 수직 점프를 많이 하는 운동이 성장판을 효율적으로 자극하는 데 좋습니다. 만약 아이가 이와 같은 운동을 어려워한다면, 부모님이 아이의 손을 잡고 함께 제자리 뛰기를 하거나 트램펄린 같은 기구에서 많이 뛰게 하는 것도 좋습니다.

반대로 역도, 기계 체조, 레슬링, 마라톤 등 무거운 것을 들어 올리고 관절에 과도한 압박을 가져오는 운동은 피하는 것이 좋습니다. 국민 체조, 청소년 체조 등은 모두 스트레칭 체조에 속합니다. 스트레칭 체조는 자기 전, 자고 일어나서 하루에 두 번 정도 해주고, 아직 체조가 어려운 아이라면 부모님께서 아이의 무릎 관절, 고관절 부위를 마사지하면서 부드럽게 쭉쭉 늘려주는 것이 좋습니다.

3. 스트레스

만병의 근원인 스트레스는 성장기 아이들에게도 좋지 않습니다. 아이들도 부모님과의 관계, 친구들 및 선생님과의 관계, 그 밖의 다른 사람들과의 대인 관계에서 스트레스를 받을 수 있습니다. 특히 스트레스가 극심하면 숙면을 취하지 못하고 악몽을 꾸면서 깨거나, 식욕 저하, 면역력 저하 및 알레르기 질환 악화처럼 신체적 질병을 초래할 수 있습니다. 그리고 성조숙증 유발 요인 중 하나로 사춘기 진행을 앞당겨 최종 성인 키에도 악영향을 미칠 수 있습니다. 평상시 아이들의 말을 귀담아 들어주고, 밝고 편안한 마음, 긍정적인 사고를 가질 수 있도록 신경 써주는 것이 좋습니다.

4. 수면

성장호르몬은 자는 동안 왕성하게 분비된다는 사실을 잘 알고 계실 것입니다. 보통은 잠들고 나서 2시간이 지나 깊은 잠과 숙면에 빠진 후부터 가장 왕성하게 분비됩니다. 그렇기 때문에 아이가 자는 공간은 소리나 빛이 차단된 환경을 제공해 숙면을 취할 수 있게 해주고, 규칙적인 시간에 잠들 수 있도록 수면 습관을 만들어주어야 합니다. 그리고 아이가 잔병치레를 자주 하거나 비염, 아토피, 천식 등 알레르기 질환으로 건강이 좋지 않으면 숙면에 방해가 됩니다. 그러므로 아이의 건강관리가 숙면과 직결되고 나아가 성장에도 많은 영향을 끼치게 됩니다.

5. 질환 · 건강 및 체질

만성 신부전이나 흡수 장애와 같은 만성 질환이나 선천 기형이 있는 아이, 갑상샘 저하증, 성장호르몬 결핍증은 아이의 성장 장애를 초래할 수 있습니다. 이 밖의 아이들의 질환과 건강 상태, 체질 등이 성장에 어떤 영향을 미치는지 알아보겠습니다.

첫 번째는 어려서부터 잔병치레를 많이 하는 경우입니다. 아이들을 자라는 새싹에 비유했듯이 잔병치레를 많이 하는 아이들은 새싹이 병충해 피해를 자주 입는 것과 같다고 보면 됩니다. 병충해 때문에 건강하게 자랄 수 없는 식물처럼 아이들 역시 잔병치레를 많이 하면, 성장에 쏟아야 할 에너지를 병과 싸우는 데 소진하게 되므로 성장에 악영향을 미치게 됩니다. 잔병치레를 많이 하는 아이일수록 해열제, 진통제, 항생제, 감기약 등을 자주, 오래 복용합니다. 그로 인해 위장 장애를 초래하여 식욕 저하 및 영양 섭취 문제를 일으키고, 몸이 건강하지 않으니 짜증을 잘 내고 신경이 예민해져 잠도 푹 못 자게 됩니다.

이런 부분이 복합적으로 작용하여 면역력 저하를 초래하고, 면역력이 떨어져 있으니 쉽게 감염이 되면서 계속 병치레를 하게 되는 악순환을 반복하는 것입니다.

새싹이 병충해 피해를 자주 입는다면 우선적으로 거름과 퇴비 및 수분을 적절히 공급하여 새싹을 튼튼하게 하고, 병충해 피해를 스스로 이겨내는 자생력을 길러주는 것이 근본적인 해결책입니다. 병충해를 입는다고 계속 독한 약만 사용하면 결국 새싹도 약해질 것입니다. 필자의 한의원에 잔병치레로 내원하는 어린아이들도 위와 같은 상황이 대부분입니다. 새싹에게 자생력을 키워주는 거름과 같은 역할을 한약, 침, 뜸 등 한방 치료가 해줄 수 있습니다. 한방 치료를 통해서 면역력이 개선되고, 체질적으로 약한 부분이 튼튼해지고, 전보다 건강해지면서 덜 아프고, 잘 먹고, 잘 자게 되면서 키 성장도 덩달아 잘 이루어지게 됩니다.

두 번째는 요즘 아이들에게 많은 알레르기 질환입니다. 대표적인 알레르기 질환으로는 비염, 아토피, 천식, 두드러기가 있습니다. 비염 때문에 코가 막히고 천식이나 기관지가 좋지 않아 자면서도 기침을 자주 하고, 아토피 때문에 피부가 가려워 계속 긁는다고 잠을 설친다면 숙면 중에 분비되는 호르몬에 영향을 미쳐 성장에 방해가 됩니다. 알레르기 질환을 갖고 있는 아이를 키우는 부모님이라면 잘 알겠지만, 알레르기는 단기간에 완치할 수 있는 질환이 아닙니다. 그 이유는 알레르기가 체질과 관련 있기 때문입니다. 아이들은 성인 체질로 완성되어가는 과도기에 있기 때문에, 자라는 동안 적절한 치료와 관리가 이루어진다면 체질이 개선되어 성인이 되어서는 알레르기 질환으로 크게 고생하지 않고 건강하게 잘 지낼 수 있습니다.

세 번째는 성장에 영향을 끼치는 체질에 대한 부분입니다. 여기서 말하는 체질이란 일반인들이 잘 아는 소음인, 태음인, 소양인, 태양인 등의 사상 체질이 아니라, 국어사전에 기재된 '날 때부터 지니고 있는 몸의 생리적 성질이나 건강상의 특질'을 오장五臟의 한의학적 관점에서 바라보는 것입니다.

- 소화기가 허약하면 잘 체하고 편식, 소화불량, 구토, 복통, 설사가 잘 생깁니다.
- 호흡기가 허약하면 목이 잘 붓고 잦은 감기, 비염, 천식, 콧물, 기침이 잘 생깁니다.
- 정신계가 허약하면 예민하고, 작은 소리에도 잘 놀라고, 잘 깨고, 수면 문제, 틱 장애가 잘 생깁니다.
- 비뇨·생식기가 허약하면 야뇨 등 소변 문제, 부종, 불임, 뼈 건강 문제가 잘 생깁니다.
- 근골격계가 허약하면 쥐가 잘 나고, 자주 발을 삐고, 피로, 근육통 문제가 잘 생깁니다.

이처럼 오장으로 구분한 체질 분류 중 보통은 하나에만 해당하는 게 아니라 여러 가지가 섞여 있는 경우가 많습니다.

체질 중에는 잘 먹어도 살이 안 찌는 종류가 있습니다. 먹는 양은 남들만큼 또는 그 이상 먹는데도 살이 안 찌는 아이들이 있는데 만약 체중도 잘 늘지 않고, 그로 인해 성장에도 악영향을 끼친다면 이런 체질을 보완하는 것이 성장에 있어 중요합니다.

체질적으로 부족한 부분을 성장기에 꾸준히 개선해주면 아이들은 건강하게 자랄 수 있습니다. 예를 들어 체질적으로 소화기가 허약해 입도 짧고 잦은 복통과 설사를 보인다면, 소화기를 튼튼하게 하는 치료와 꾸준한 관리로 체질이 개선되어 올바른 성장과 건강을 유지할 수 있습니다.

Q. 아이에게 항생제를 자주 먹여도 괜찮은가요?

비염, 아토피, 천식, 두드러기 등의 알레르기 질환, 소화기·장 건강, 면역력과 관련된 항생제 사용에 대해 알아보겠습니다. 보통 항생제를 염증을 치료하는 약으로 잘못 알고 있는 경우가 많습니다. 항생제는 염증을 없애는 약이 아니라 세균 감염을 치료하는 약입니다. 대신 항생제는 몸속 나쁜 세균만 죽이는 것이 아니라 유익한 세균까지 파괴해 우리 몸의 면역 체계에 해를 끼칩니다.

그렇기 때문에 알레르기 질환과 아이들이 자주 앓는 감기, 바이러스성 장염, 독감, 수족구 등 바이러스 감염 질환에 있어 항생제는 전혀 도움이 안 되며 오히려 해가 됩니다. 어려서 항생제에 자주 노출되면 알레르기 질환이 생기거나 악화되고, 장 건강에도 해를 끼쳐 과민성 대장 증후군이나 염증성 장 질환을 일으킬 수도 있고, 면역력을 떨어뜨려 쉽게 바이러스에 감염될 수 있습니다.

현재 전 세계적으로 슈퍼 박테리아 등의 항생제 내성균으로 인한 사망자 수가 상당합니다. 미국 질병통제예방본부인 CDC의 자료에 따르면, 미국에서만 한 해 23,000명 이상, 유럽에서만 한 해 25,000명 정도가 항생제 내성균으로 사망하고 있습니다. 2016년 9월 UN 총회에서 항생제 내성균의 등장이라는 전 세계적 위기 상황에서 벗어나기 위한 결의안이 채택되었고, 우리 정부도 항생제 내성균에 대응하고자 '국가 항생제 내성 관리 대책(2016~2020)'을 확정하였습니다. 이처럼 아이들의 면역력을 높이고 장 건강, 알레르기 질환을 개선하기 위해서는 불필요한 항생제 사용을 줄이는 것이 무엇보다 중요합니다.

Q. 아이의 성장이 너무 빠른 것도 위험한가요?

의학에서는 성조숙증을 여자아이의 경우 만 8세 이전에 유방 발달이 시작되는 경우, 남자아이의 경우 만 9세 이전에 고환이 커지기 시작하여 2차 성징이 나타나는 경우로 정의합니다. 성조숙증은 아니더라도 또래 평균보다 일찍 사춘기가 시작되는 '조기 사춘기'가 있으며 여자아이의 경우 만 8~9세 사이에, 남자아이는 만 9~10세 사이에 사춘기가 시작됩니다. 전 세계적으로도 여자아이의 경우 사춘기의 시작 시기가 과거보다 빨라지는 추세를 보이고 있습니다.

여자아이의 성조숙증은 약 80~90%가 특별한 원인 없이 발생하는 특발성이며, 남자아이의 경우 뇌종양 등의 기질적 원인이 있는 경우가 많으므로 반드시 검사를 받아야 합니다. 성조숙증이 있으면 어린 나이에 성장 속도가 증가하여 또래보다 키가 큰 편이지만, 점차 나이가 들면서 성장 속도가 감소하여 오히려 평균 키 이하가 될 수 있습니다. 만약 또래보다 2년 이른 만 8세에 사춘기가 시작된 여자아이라면, 성장도 2년 일찍 멈추게 되어 대략 1년에 평균 5~6cm 정도 자란다고 봤을 때 최종 키에서 10~12cm 정도 손해를 보게 됩니다.

성조숙증은 신체적인 변화를 치료하는 것도 중요하지만, 심리적인 문제를 해결하도록 도와주는 것도 중요합니다. 성조숙증인 아이들은 자신이 친구들과 다르다고 느끼기 때문에, 부끄러움을 많이 타거나 심리적인 위축이 나타나 학교생활에 잘 적응을 하지 못하는 경우가 많습니다. 나중엔 이성 관계에 빠져들 수 있어 연령에 따른 부모님의 적절한 관리가 필요합니다.

Q. 아이들의 사춘기를 앞당기는 요인은 무엇인가요?

1. 유전

대부분의 질환이 그렇듯 성조숙증도 유전의 영향을 받습니다. 부모님이 사춘기를 일찍 맞았다면 자녀도 대부분 사춘기가 빨리 시작됩니다. 유전적인 요소는 70~80% 정도 영향을 미친다고 보고 있습니다.

2. 비만

영양 상태가 좋지 않으면 사춘기 시작이 늦어지며, 반대로 비만일수록 사춘기 시작이 빨라집니다. 이는 체지방에 있는 비만 세포에서 2차 성징을 촉진시키는 호르몬인 렙틴이 다량 분비되면서 사춘기 시작을 앞당기기 때문으로 알려져 있습니다.

3. 환경호르몬

환경호르몬이란 인체에서 정상적으로 생성·분비되지 않고 산업 활동으로 인해 인위적으로 만들어지면서 호르몬처럼 체내에 작용하는 화학 물질을 말합니다. 농약, 살충제, 플라스틱, 통조림 등에 들어있으며 인체에 흡수되면 정상적인 내분비계 기능을 방해합니다. 대표적인 환경호르몬으로 프탈레이트, 비스페놀 A, 다이옥신 등이 있습니다. 특히 플라스틱 제품을 사용할 때 주의해야 합니다.

그 외에도 일회용품, 인스턴트식품 등도 편리함과 함께 환경호르몬이라는 위험 역시 제공합니다. 끓는 물을 부어서 사용하는 컵라면 용기, 생수를 담은 페트병, 배달 음식에 사용되는 랩 포장 등이 대표적입니다. 오늘날 우리가 평소에 사용하는 제품들의 상당수가 인공적인 화학 성분으로 이루어진 것들이며, 그만큼 우리 아이들이 환경호르몬에 많이 노출되어 있습니다.

4. 스트레스

스트레스는 성조숙증에도 악영향을 끼칠 수 있습니다. 가정 내 잦은 갈등이나 불화로 스트레스가 많은 환경에서는 일반적으로 여자아이들의 사춘기 시작이 빠른 편입니다.

5. 기타 요인들

아이의 건강을 위해 많이 먹이는 홍삼 또한 여자아이들의 사춘기 시작을 앞당길 수 있습니다. 홍삼의 주요 약효 성분인 진세노사이드ginsenoside가 여성 호르몬인 에스트로겐에 포함된 물질인 에스트라디올estradiol과 구조적으로 비슷하여 여성호르몬 유사 작용을 하기 때문입니다. 또한 홍삼이 에스트로겐 수용체를 활성화시킨다는 연구 결과도 있습니다. 인삼, 홍삼 복용과 관련해 여성호르몬 유사 작용으로 여성형 유방과 생식기 출혈, 하혈, 유방 통증과 같은 부작용이 계속해서 보고되고 있습니다. 에스트로겐 유사 작용약을 투여하고 있는 환자들은 특히 주의해야 합니다. 생리 양이 많은 여성이거나 어린아이의 경우에는 홍삼 복용을 권장하지 않고 있습니다.

생활 속에서 아이의 성조숙증을 예방하는 관리법은 다음과 같습니다.

- 과당이 많이 들어간 고열량 식품, 인스턴트 및 가공 식품, 탄산음료 등을 많이 먹지 않도록 합니다.
- 진세노사이드 성분이 포함된 홍삼·인삼 제품을 복용할 때 주의합니다.

- 심한 스트레스를 받지 않도록 합니다.
- 선정적인 영상에 노출되지 않도록 합니다.
- 비만 체형이 되지 않도록 예방합니다.
- 환경 호르몬이 발생하는 플라스틱, 페트병, 컵라면 용기 등에 노출되는 경우를 줄입니다.

Q. 성조숙증에 효과적인 한의학적 치료법은 무엇인가요?

대만에서 특발성 성조숙증 아이들 3,390명을 대상으로 한약 치료를 실시한 결과, 골 성숙 진행이 늦춰졌고 성인이 되었을 때 예상되는 키도 더 커졌다는 연구 결과가 있습니다. 우리 아이가 별다른 원인이 없는 특발성 성조숙증을 보인다면 전문 한의원에 내원해보시기 바랍니다. 사춘기 진행을 지연시키면서 체질 개선과 건강 및 키 성장에 도움을 주는 한약을 복용하고, 성장판 주변을 자극해 키 성장을 돕는 성장침 치료를 받으면서 아이 몸에 큰 무리 없이 자연스럽게 사춘기 진행이 지연되도록 도움을 받아보시길 권합니다.

Q. 한약의 안전성은 믿을 수 있나요?

한의원에서 환자들을 진료하다 보면 한약에 대한 근거 없는 낭설이나 걱정들을 자주 접하게 됩니다. "한약 먹으면 간이나 신장에 안 좋다", "어려서 녹용이나 한약 먹으면 커서 비만이 된다" 등의 이야기를 많이 듣게 됩니다. 결론부터 말하자면 대부분이 의학적 근거가 없거나 왜곡된 소문들입니다.

우리나라에서는 한약재가 한의원 말고도 시장, 마트, 탕전원, 심지어 인터넷에서도 유통되기 때문에 누구나 쉽게 구해서 먹을 수 있습니다. 실제로 "OO가 어디에 좋다더라"라고 해서 OO즙, OO엑기스처럼 유통되는 한약재를 포함한 제품들이 한의원에서 처방받아 복용하는 한약보다 훨씬 더 많은 편입니다. 간혹 이런 경우에 잘못 되어 문제가 생긴 것이 와전되거나 왜곡되어 알려지는 경우가 많습니다. 얼마 전 뉴스에서도 이와 관련된 내용이 보도된 적이 있었습니다. 옛날에는 사약에 사용됐을 정도로 독성이 강한 한약재들이 시장과 온라인에서 버젓이 유통되고 있어, 이에 대해 신속히 대처하고 단속을 강화할 필요가 있다는 내용이었습니다.

한약재는 한의원이나 한방 병원 같은 의료 기관에서 사용하는 의약품용과 일반인들이 손쉽게 마트나 시장에서 구할 수 있는 식품용 두 가지로 구분됩니다. 의약품용 한약재는 안전성과 유효성에서 식품의약품안전처의 검사 기준을 통과했고, 전문가인 한의사만 처방 가능합니다. 한약재를 안전하게 복용하려면 한의원에 내원하여 처방받는 것이 좋습니다.

Q. 양 · 한의학의 장점만 더하면 어떤 치료 효과가 있나요?

요즘 미국이나 유럽 같은 의료 선진국에서는 환자의 건강과 치료에 도움이 된다면 양방 · 한방 구분 없이 함께 치료하는 통합 의학이 대세입니다. 세계 최고 의료 기관이라 할 수 있는 존스홉킨스, MD 앤더슨 암센터, 메모리얼 슬론 케터링 암센터, 다나 파버 암센터, 메이요 클리닉, 클리블랜드 클리닉에서는 이미 통합

의학으로 한약, 침·뜸, 추나 등의 한방 치료를 병행하고 있습니다.

미국 뉴욕 맨해튼에 위치한 메모리얼 슬론 케터링 암센터에서는 암 환자에 대한 항암 치료 부작용을 완화하기 위해 침 치료를 시행한다는 홍보 동영상을 제작해 유튜브에서 알리고 있습니다. 이 동영상에서는 침 치료의 효과로 불안 감소, 정서적 안정, 오심·구토 완화, 통증 감소 등을 들고 있습니다. 2016~2017년 〈U.S 뉴스 앤 월드 리포트〉 선정 종합병원 2위, 심장 질환 1위로 선정된 클리블랜드 클리닉에서도 한약의 효과와 작용에 대해 '한약은 우리 몸의 항상성 회복을 돕고, 질병에 대한 저항력을 강화시킨다'라고 설명하면서, 다음과 같이 소개하고 있습니다.

클리블랜드 클리닉에서 소개하는 한약의 효과

Chinese herbs may be used to(한약은 다음과 같은 작용을 할 수 있습니다.)

- Decrease cold/flu symptoms(감기·독감 증상 완화)
- Increase your energy(기력 보강)
- Improve your breathing(호흡 기능 개선)
- Improve digestion(소화기능 개선)
- Improve your sleep(수면 개선)
- Decrease pain(통증 완화)
- Improve menopausal symptoms(폐경기 증상 개선)
- Help regulate menstrual cycles if infertility is an issue(난임에 규칙적 생리 도움)

**We may recommend Chinese herbal therapy when
(다음과 같은 상황에선 한약 치료를 추천합니다.)**

- You have multiple symptoms or they are hard to pinpoint
  (다양한 증상들이 있거나 정확한 원인을 찾기 힘들 때)
- You've exhausted traditional medical options and nothing seems to help
  (양방 의학에 더 이상 도움을 받을 수 없을 때)
- You need therapy to counteract side effects of prescribed medication
  (양약 부작용에 대한 치료가 필요할 때)
- You are interested in preventive treatment(질병 예방 치료에 관심이 있을 때)

최첨단 서양 의학의 선두를 이끄는 미국이나 유럽에서도 통합 의학으로 한의학에 대한 연구와 치료를 활발히 하면서 효과를 알리고 있는 추세인데, 한의사가 있는 우리나라의 통합 의학은 거의 전무한 수준입니다. 국회 국정감사에서 국회의원들이 2007년부터 10년 가까이 국립 암센터에 한의과 설치를 촉구하고 있지만 매번 무산되고 있는 실정입니다. 하루 빨리 양·한방의 협력을 통해 국민들의 건강에 도움을 줄 수 있기를 기원하는 바입니다.

상 담 자 : 만으로 6살도 안 된 딸아이가 4개월 전부터 가슴 멍울이 잡혀 처음에는 그냥 일시적인 것이라고 생각하고 넘겼는데, 시간이 지나도 멍울이 가라앉지 않고 더 커지는 것 같아서 대학병원에 갔습니다. 성장판 사진을 찍은 뒤 뼈 나이가 2년 정도 빠르고 성조숙증이 의심된다는 얘기를 들었습니다. 평상시 비염으로 코막힘이 있었고, 코피도 자주 나는 편이었습니다. 그리고 먹는 것도 많지 않았고 체중도 잘 늘지 않아 건강을 위해 홍삼 건강식품을 복용 중입니다.

사 회 자 : 황태환 원장님, 성조숙증이나 조기 사춘기와 관련하여 내원하는 분들이 많다고 들었는데요. 그럴 때 원장님께서는 어떤 방법으로 치료해주시나요?

황 원 장 : 성조숙증에 해가 되는 요인들을 제거해줍니다. 이 아이에게는 홍삼 복용이 해가 될 수 있으니 중단시키는 것이 좋겠습니다. TV 광고 때문인지 요즘 어린 아이들이 홍삼을 많이 복용하고 있습니다. 하지만 홍삼에 함유된 성분이 여성호르몬 유사 작용을 하기 때문에 어린 여자아이에게는 추천하지 않습니다. 그리고 컵라면 용기 등 환경 호르몬에 많이 노출될 수 있는 플라스틱의 사용을 줄이셨으면 합니다.

성조숙증 환자의 경우 한약 복용을 통해 빠른 사춘기 진행을 지연시키는 치료를 하고, 현재 비염과 관련해 코 점막을 튼튼하게 하는 치료와 소화기, 장을 튼튼하게 하는 치료를 병행해서 아이의 건강과 체질을 개선시키는 치료가 필요합니다.

어떤 병이든 한방이 답이다

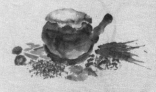

허약아 체질 개선

– 좋은면역탕, 좋은면역침

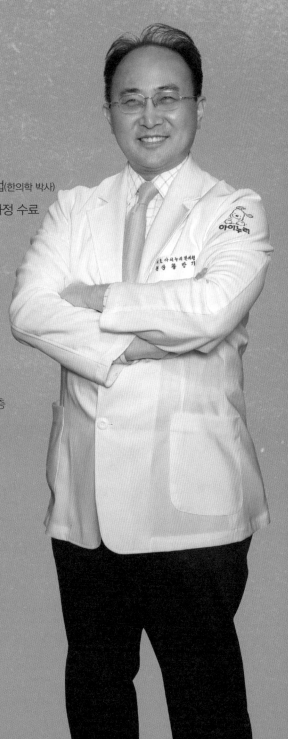

황만기 원장

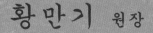

- 경희대학교 한의과대학 학사, 석사, 박사 졸업(한의학 박사)
- 서울대학교 의과대학 일반대학원 의학박사과정 수료
- 연세대학교 행정대학원 졸업(사회복지학 석사)
- 이화여자대학교 의학전문대학원 강사
- 경희대학교 사회교육원 교수
- SCI 국제의학논문 4편 및 특허논문 2편 발표
- 한방소아과 전문서적 20권 집필

서초 아이누리한의원

주소 서울시 서초구 서초동 1621-1 희원빌딩 2층
전화 02-3474-1075
홈페이지 blog.naver.com/yy0380

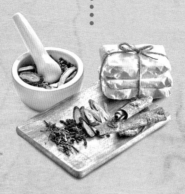

아이가 잘 먹지 않고 배 아프다는 소리를 자주 해요

허약한 우리 아이, 좋은 면역으로
체질을 개선하라

최근 유행한 신조어인 금수저 · 은수저보다 더 중요한 것이 바로 '건강 수저'가 아닐까? 이 세상 모든 부모가 자식에게 바라는 소원은 아프지 말고 건강하게 자라주는 것이다. 여기에 좀 더 보태어 키도 크고 마음도 건강한 아이로 자라준다면 더할 나위 없을 것이다. 하지만 모든 아이들은 가볍게는 감기부터 더러는 특정 질환까지 다양한 질병과 싸우며 성장과 발달 과정을 거친다. 가벼운 질환이라면 가까운 시일 내에 저절로 호전되는 것이 정상이지만, 근본적으로 허약한 아이는 잔병을 이겨내지 못하고 다른 아이들보다 신체 기능이 떨어지는 것을 확인할 수 있다. 혹시 식사 때마다 아이에게 밥을 먹이기 위해 전쟁을 치르거나, 아이가 자주 짜증을 내고 찬 바람만 불면 호흡기 질환을 달고 산다거나 별것 아닌 일에도 쉽게 피로감을 느낀다면 하루빨리 아이의 건강을 체크해봐야 한다.

허약한 아이의 체질에 대한 일문일답

Q. 어떤 아이를 '허약아'라고 말하나요?

'허약아虛弱兒, Weak Children'는 일반적으로 밥을 잘 먹지 않고, 성장 상태가 또래 아이들의 수준에 많이 못 미치고, 각종 잔병치레를 자주 하며, 수면 상태도 좋지 못하고, 덥지 않은 기후에도 땀을 지나치게 많이 흘리며, 놀이나 운동 등에도 특별한 관심을 보이지 않고, 혈색도 창백한 유형의 아이들을 포괄적으로 일컫는 말입니다.

《동의보감》에 따르면 '소아는 아직 오장육부가 미성숙한 상태이므로 장기의 형태와 기능이 약해서 감기를 비롯한 질환 등에 걸리면 질병을 이겨내는 힘이 부족하다'라고 합니다. 면역력이 약한 소아들은 성인에 비해 잔병치레가 훨씬 더 많이 있을 수밖에 없다는 의미입니다. 그런데 원래부터 면역력이 약한 일반적인 상황에 속하는 소아들보다도 훨씬 더 면역력이 떨어지는 아이들을 일컫는 허약아들은, 유전적(가족적) 영향 또는 모체의 환경적 영향 등을 복합적으로 받은 경우입니다. 태어날 때부터 충분한 발육이 이루어지지 않았거나, 출생한 이후의 후천적인 면역 관리가 소홀한 등의 이유로 인해 각종 질병이나 합병증이 지나치게 자주 나타납니다.

미세먼지를 비롯한 대기 및 토양의 오염 및 각종 유해 전자파, 조기 교육 등으로 인해 스트레스에 지속적으로 노출되는 과정에서 아이의 '허약 징후'가 훨씬 더 심해지는 경우를 자주 보게 됩니다. 한의학에서는 허약아를 보통 폐계肺系(호흡기계) 허약아, 비계脾系(소화기계) 허약아, 신계腎系(비뇨생식기계) 허약아, 심계心系(순환기계) 허약아, 간계肝系(간기능계) 허약아 등 다섯 가지로 분류합니다. 임상적으로는 폐계 허약아와 비계 허약아 및 신계 허약아가 제일 많이 관찰됩니다. 물론, '폐계 허약아+비계 허약아', '신계 허약아+폐계 허약아', '폐계 허약아+비계 허약아+신계 허약아' 같은 복합적 소견을 가진 허약아들도 흔하게 볼 수 있습니다.

아래의 증상들 중에서 적어도 30% 이상의 소견이 아이에게 나타나고 있다면, 반드시 소아·청소년 전문 한의원에 방문하여 진찰과 상담을 받아보는 것이 좋습니다.

1. 폐계 허약아

- 추위에 지속적으로 노출된 것도 아닌데, 감기를 끊임없이 계속 달고 산다.
- 감기 기운이 없어도 콧물과 코 막힘, 재채기와 잔기침 및 가래 증세가 이상하게 오래간다.
- 가끔씩 밤이나 새벽에 쌕쌕거리는 천명음이 들리기도 한다.
- 편도가 잘 붓는다. 또한 감기에 걸리면 코골이를 동반한다.
- 감기에 한번 걸리면, 축농증(상악동 부비동염), 삼출성 중이염, 기관지 천식 등의 합병증으로 잘 이행된다. 특히 '중이염 성향 어린이'라는 얘기를 들은 적이 있다.

영어로는 'otitis media prone children'이라고 하는데, 해당 기준은 6개월 동안 3번 이상 또는 12개월 동안 4번 이상의 중이염이 발생한 경우를 말한다. 즉 면역력이 많이 떨어져서, 2~3달에 1회 이상 반복적으로 중이염에 걸리는 어린이를 의학적으로 일컫는 말이다.

- 피곤한 일도 별로 없는 것 같은데 눈 밑이 다크서클이 생긴 것처럼 까맣거나 검푸르스름하게 또는 보랏빛으로 착색되어 있다.
- 환절기를 별 탈 없이 지나가는 법이 없다. 환절기만 되면 여지없이 각종 감염성 질환, 특히 호흡기 질환이 잘 생긴다.
- 가족 중 집안에서 흡연하는 사람이 없는데도 그렁그렁한 가래 끓는 소리가 가슴과 목에서 잘 들린다.
- 모세기관지염, 폐렴 등을 자주 앓는다.
- 알레르기가 있어서 식사 메뉴를 정하거나 외출, 반려동물 양육 등에 상당한 어려움이 있다.
- 기후 변화에 민감하다. 조금만 찬 바람이 불어도 바로 감기와 같은 증세가 나타난다.
- 찬 공기에 잠깐만 노출되어도 바로 기침이나 재채기 또는 콧물을 흘린다.
- 아침 · 저녁으로 재채기를 연발적으로 한다.
- 땀이 쉽게 나고, 잘 때 땀을 흠뻑 흘린다.
- 알레르기성 비염 경향이 있다는 얘기를 병원에서 잘 듣는다.
- 양방 감기약을 써도 잘 듣지 않는다.

한의학에서는 일반적으로 '형개보중탕합소청룡탕 가감방'이나 '삼소음합갈근탕

합과루지실탕 가감방' 또는 '청화보음탕합형개연교탕 가미방' 등과 같은 한약을 처방하고 정기적인 침구 치료를 통해 관리합니다.

2. 비계 허약아

• 만성적 식욕부진 증상을 자주 보인다.

> **만성적 식욕부진이란?**
>
> 일반적으로 아이가 식습관 불량, 오랜 질병, 스트레스, 컨디션 난조 등 여러 가지 이유로 인해서 하루에 두 끼 이상 먹이기 힘들 정도로 식사에 대한 흥미를 크게 잃은 경우를 말한다. 보통 30분~1시간 이상 열심히 수저를 들고 쫓아다녀야 겨우 한두 수저 마지못해 먹어줄 정도로 먹는 것에 거의 관심이 없고, 심지어 하루 종일 굶겨도 아이가 배고프다는 말을 전혀 하지 않는 경우도 흔하다. 심각한 편식, 간헐적 폭식, 잦은 구토를 비롯해서 오심(메슥거림), 헛구역질, 멀미, 악취를 동반한 잦은 트림, 복통 등의 증상들이 만성적인 식욕 부진과 함께 나타나는 경향을 자주 보인다.

• 조금 찬 음식이나 약간이라도 기름기 있는 음식을 먹었을 때 배꼽 주위의 빈번한 복통을 호소한다.

• 아랫배 주위의 잦은 불편감이나 더부룩한 느낌을 호소하거나, 배에 가스가 잘 차고, 수시로 방귀를 끼며 방귀 냄새가 아주 독하다.

• 걸핏하면 체하고, 입 냄새가 심한 경우가 많다.

• 변이 늘 풀어져서 나오거나 설사가 잦다. 반대로 변비가 심하다.

• 배에서 꾸르륵 꾸르륵 하는 소리가 잘 난다.

• 자주 손발이 차고, 얼굴빛은 황백색으로 윤기가 없는 편이고, 쉽게 피로를 느끼고, 왠지 무기력해 보이고, 팔다리가 나른하다고 하고, 권태감을 잘 느끼고, 체중이 잘 늘지 않을 뿐 아니라 표준 체중 대비 백분율이 또래 아이들에 비해 현저하게 뒤떨어져 있는 상태이다. 최근 몇 개월간 먹는 양이 절반

이하로 줄었거나, 키와 체중이 최근 몇 개월 동안 거의 변화가 없다.

- 장염으로 고생했던 경우가 많다.
- 어른들로부터 "아이가 뱃골이 작다"라는 얘기를 자주 듣는다.
- 밥을 먹고 나서 바로 또는 밥 먹는 도중에 속이 불편하거나 배가 아프다고 하면서 화장실로 달려가 대변(대부분 묽은 변)을 보는 경우가 많다.
- 영유아 때부터 모유나 분유의 하루 총 수유량이 600mL 전후였고, 한꺼번에 많은 양을 먹지 않아 하루 종일 조금씩 나눠 먹였다.
- 밥보다 과자나 음료수를 더 좋아한다. 또는 초콜릿, 사탕과 같은 단 것만 찾는다.
- 부모님이 편식이 심한 편이고 외식을 즐긴다.
- 혈액 검사상 빈혈, 특히 철 결핍성 빈혈 진단을 받은 적이 있다.
- 익숙하지 않은 음식을 먹으려 하지 않고, 혹시 먹더라도 결국은 다 토해버린다.
- 아이가 씹는 것을 싫어하고 음식을 오랫동안 입에 물고 삼키려 하지 않는다. 보통 한끼 식사 시간이 30분 이상 걸린다.
- 영유아 때 영아산통infantile colic으로 고생한 적이 있다.
- 특히 여자아이들의 경우 배가 차갑다는 느낌을 자주 받는다.
- 캠핑, 여행, 1차 양육 담당자 교체 등 갑자기 환경이 변하면 속으로 안절부절못하면서 스트레스를 많이 받는다.

한의학에서는 일반적으로 '향사양위탕합보화환합자음건비탕 가감방'이나 '육군자탕합지출환합정전가미이진탕 가감방' 또는 '곽향정기산합평위산합보중익기탕 가미방' 등과 같은 한약을 처방하고 정기적인 침구 치료를 통해 관리합니다.

3. 신계 허약아

• 소변을 너무 자주 보거나(빈뇨) 밤에 잘 때 오줌을 팬티에 지리는 경우가 많고, 오줌을 오래 참을 수 없는 경우(다뇨)가 많다.

• 1차성 또는 2차성 야뇨증 진단을 받은 적이 있다.

• 간혹 피 섞인 오줌이 나오거나, 탁하고 거품이 나면서 냄새가 심하고 진한 소변을 보며, 배뇨 시 가끔 통증을 호소한다.

• 치아 발육이 또래보다 늦거나 치아가 잘 썩는다.

• 머리카락에 힘이 없고 가늘며 윤기가 없는 편이고, 머리숱이 또래보다 적은 편이다.

• 머리카락 색깔이 약간 노랗게 보인다.

• 원인 미상의 소아 원형탈모증이 생긴 적이 있다.

• 얼굴이나 눈 주위가 자주 붓는다.

• 뼈가 가늘고 약한 느낌을 받는다.

• 여아인 경우 생식기 주위에 분비물이 묻어 나오는 경우가 자주 있다.

• 얼굴색이 검은 편이고, 손발이 차갑거나 추위를 잘 탄다.

• 저체중 출생아(출생 당시 체중이 2.5kg 미만인 경우) 또는 미숙아, 쌍둥이 또는 발달 장애 등의 유전적 결함을 가지고 태어난 경우가 많다.

• 38~40주의 재태 기간을 충분히 채우지 못하고 너무 일찍 태어났거나, 임신 중 산모가 정신적 스트레스를 심하게 받았거나 오랜 입덧, 당뇨병, 심한 빈혈, 갑상선 질환 등 여러 가지 임신성 합병증 등의 이유로 출산 시 산모의 체중이 충분히 늘지 못한 상태였다.

• 아이가 운동을 좋아하지 않고 툭하면 잘 넘어지며, 멍이 잘 들고, 다리가 아프다는 얘기를 자주 한다.

- 또래 아이들보다 언어 발달, 특히 표현 언어 발달이 늦다.
- 아이가 겁이 매우 많고, 낯선 상황이나 낯선 사람을 지나치게 무서워하고, 별것 아닌 일에도 눈물을 자주 보여서 울보 소리를 많이 듣는다.
- 안색이 창백하고 왠지 기운이 없어 보인다.

일반적으로 '육미지황탕합축천환 가감방'이나 '신기탕 가감방' 등과 같은 한약을 처방하고 정기적인 침구 치료를 통해 관리합니다.

4. 심계 허약아

- 아이가 별것 아닌 소리 및 기타 자극에 깜짝깜짝 잘 놀라고, 겁이 많다.
- 늘 불안해하고 차분하지 못하며, 오랫동안 한 가지에 집중을 잘 못하고 긴장을 너무 많이 한다.
- 잘 때 숙면을 잘 취하지 못하고 잠꼬대를 많이 하며, 쉽게 잠에서 깨 울고 보채는 경우가 많다.
- 긴장하면 손발 또는 얼굴에 땀이 지나치게 많이 난다.
- 잘 삐치고 과도하게 예민하며 짜증이 많고 신경질적이다.
- 산만하다는 소리를 자주 들으며 과잉 행동 경향이 있다. 공공장소에서 다른 사람들에게 민폐를 끼칠까 봐 항상 불안하다.
- 여러 가지 틱 장애 증상을 보인다.

일반적으로 '복령보심탕합온담탕합귀비탕합분심기음 가감방'이나 '사물안신탕합 향부자팔물탕 가감방' 등과 같은 한약을 처방하고 정기적인 침구 치료를 통해 관리합니다.

5. 간계 허약아

- 두통이나 어지럼증을 자주 호소한다.
- 눈에 충혈이 잘 된다.
- 시력이 나쁘다. 근시뿐 아니라 난시 · 사시가 있는 경우도 흔하다.
- 손톱과 발톱의 발육이 불량하다.
- 우측 옆구리가 뻐근하다고 한다.
- 눈 떨림이 잦고 다리에 쥐가 잘 난다.
- 열성 경련(열경기)이 자주 나타난다.
- 계절을 잘 타고 쉽게 피로감을 느낀다.
- 조금만 걷거나 뛰어도 힘들다며 업어달라고 한다.

일반적으로 '세간명목탕합작약감초탕 가감방'이나 '시호계지건강탕합사물탕 가감방' 등과 같은 한약을 처방하고 정기적인 침구 치료를 통해 관리합니다.

Q. 면역에도 종류가 있나요?

아이들을 건강하게 키우고자 할 때 반드시 주의를 기울여야 할 중요한 사항 한 가지가 바로 '면역'입니다. 면역에는 '좋은 면역'과 '나쁜 면역'의 두 가지 상태가 존재합니다. 주의해야 할 점은, 면역이라고 하는 것이 무조건 좋기만 한 것이 아니라 나쁜 상태로 몸에 작용하는 즉, 나쁜 면역도 분명하게 존재한다는 사실입니다. 따라서 그 나쁜 면역 상태에 놓여 있는 아이들을 적극적인 한방 체질 개선 요법을 통해 '좋은 면역' 상태로 이끌어주어야 합니다.

나쁜 면역이란 첫째, '만성적인 면역 저하 상태'를 들 수 있습니다. 필자가 앞서 5가지로 정리한 허약아들에게서 아주 흔하게 나타나고 있습니다. 특히 잦은 감기, 한번 걸리면 잘 낫지 않는 오랜 감기, 만성 축농증과 만성 중이염, 반복되는 편도염, 임파선염, 기관지염, 폐렴 등의 만성적인 호흡기 면역 저하 상태와 식욕부진, 잦은 복통, 변비와 설사, 헛구역질, 잦은 장염, 식체 등의 만성적인 소화기 면역 저하 상태에 놓여 있는 아이들은 거의 매일 필자가 진료실에서 만나고 있는 케이스입니다.

무분별한 양약, 특히 항생제의 지나친 남용 역시 큰 문제가 되고 있습니다. 항생제를 직접적으로 먹지 않더라도 공장식 밀집 사육 환경 속에서 항생제가 듬뿍 들어간 사료를 먹고 사육되다 도축된 소, 돼지, 닭 등의 섭취를 통해 항생제가 몸속에 간접적으로 축적되는 것 또한 안타까운 현실입니다. '항생제 내성균(슈퍼 박테리아)의 역습'이 21세기 인류의 최대 위협이 되고 있는 엄혹한 현실 속에서, 만성적인 면역 저하 상태에 놓인 허약아들에게 면역탕이나 면역침 등 적절한 한의학적 치료법을 적용하는 것은 중요한 의미를 담고 있습니다. 즉 면역 기능 강화를 목적으로 하는 한방 체질 개선 요법은, 21세기를 살고 있는 우리 아이들의 건강 증진에 있어 매우 특별한 보건사회학적 의미를 가진다고 생각합니다.

둘째, '과잉 면역' 또한 나쁜 면역 상태입니다. 알레르기 질환은 면역이 과잉 활성화되어 별것 아닌 외부 인자에 대해 과도하게 예민한 반응을 보이는 면역 불안정 상태에서 발생합니다. 이런 경우 막연히 면역력을 강화시켜주는 것, 가령 시중에서 쉽게 구매할 수 있는 홍삼 제품을 전문가의 정확한 진단 없이 먹이는 것 등은 오히려 임상적 문제를 더욱 꼬이게 하거나 악화시키는 요인으로 작용할 수 있습니다. 전문 한방 의료기관에서 면역학적인 안정을 도모하는 집중적인 한방 체질 개선 치료를 받게 하는 것이 매우 중요합니다.

셋째, '자가 면역' 상태입니다. 면역계의 인식 시스템에 문제가 생겨서 내부 인자를 외부 인자로 오해하고 자기 스스로를 공격하게 되는 상황을 말합니다. 면역 인식에 대혼란이 생겨 피아 구분을 못하는 면역 상태로써 사실 이 경우는 치료가 매우 어렵습니다. 원인 규명과 같은 본질적인 치료가 아닌, 증상 개선 및 악화 방지와 같은 소극적인 목표를 설정해 치료하게 됩니다.

Q. 허약아 치료에 있어 한방 치료의 특장점은?

허약아들의 건강을 위해 적절한 영양과 좋은 환경을 제공함과 동시에, 음양의 역동적 평형성을 회복함으로써 '좋은 면역' 상태를 계속 유지하거나 조기에 복귀할 수 있도록 돕는 것이 한의학적 체질 개선 치료의 본질이라고 할 수 있겠습니다. 건강하지 못한, 즉 나쁜 면역 상태에 있는 허약아들이 하루속히 좋은 면역을 획득하기 위해선 적절한 환경 개선과 전문적인 한의학적 임상 적용이 필요합니다. 올바른 실천은 정확한 지식에서 얻은 깨달음과 합리적인 접근에서 비롯된다고 할 수 있겠습니다.

한의학에서는 우리 몸이 역동적 평형성을 잘 이루고 있는 상태를 '건강하다'라고 봅니다. 따라서 어떤 부분이 모자라면 채워주고 넘치면 덜어내는 것이 한의학 치료의 근간을 이루고 있는 핵심 원리라고 할 수 있습니다. 또한 당장 겉으로 드러나고 있는 질병 상태인 '병증'에 대한 개선 작업도 중요하겠지만, 평상시에 건강을 잘 유지하고, 나아가 건강 수준을 향상시키고자 도모하는 예방의학적 관점에서는 바탕이 되는 체질인 '소증素證'에 대한 적극적 개선 작업 역시 매우 중요하다는 점을 꼭 기억해야 합니다. 특히 허약아들에 대한 장기적인 체질 개선 치료를 한의학적으로 진행함에 있어서는 이러한 예방의학적 태도를 반드시 견지할 필요가 있습니다.

흔히 '어린이 보약'이라고 하면 녹용이나 홍삼이 들어있는 탕약만을 생각하는 경우가 많은데, 사실 한의학에서의 보약은 크게 '보기약補氣藥', '보혈약補血藥', '보양약補陽藥', '보음약補陰藥'의 네 가지로 나뉩니다. 아이들의 체질적 불균형과 현재 진행되고 있는 병증의 상태 및 심각도 등에 따라 최적의 한약재를 선택하고 적절한 비율로 조합해서, 안전성과 유효성 및 안정성이 모두 잘 충족될 수 있도록 처방하고 있습니다. 따라서 막연하게 면역력을 키워주는 음식이나 약재를 찾아 아이에게 먹이기보다는 한방 소아과 전문가를 통해 우리 아이가 진짜로 약한 부분, 불안정한 부분, 혹은 지나치게 넘치는 부분이 어디인지 전문적으로 진찰한 후 파악하는 것이 가장 중요합니다.

Q. 가장 많이 나타나는 '폐계 허약아'의 섭생법은?

한방 소아과 진료실 안에서 가장 많이 관찰되는 폐계 허약아들에게 도움이 되는 가정 내에서의 음식 섭생법 몇 가지를 정리해 보겠습니다.

1. 삶은 도라지

가래가 자주 나오는 아이들의 경우에는 도라지를 약하게 삶아서 자극성이 적은 양념을 첨가해 먹게 하면 좋습니다. 도라지에 들어 있는 사포닌Saponin 성분은 가래를 삭이는 작용을 합니다. 물론 체질적으로 도라지가 안 맞는 아이들이 있기 때문에 약간의 주의가 필요하지만, 특별하게 편향된 독성이 있는 것은 아니므로 도라지에 대해서는 크게 걱정하지 않아도 됩니다.

2. 생강 · 우엉즙

배와 무를 강판에 갈아 각각 반 홉씩 준비하고, 여기에 생강즙 5스푼을 넣어서 잘 저은 후 마시거나 우엉 뿌리의 생즙을 내어 마시면 가래와 기침 증세를 삭이고 기관지를 튼튼하게 해주는 보조 효과가 있습니다.

3. 오이즙

오이즙은 미네랄이 풍부한 알칼리성 식품입니다. 오이 피클을 만들어 일상에서 자주 먹이거나 강판에 갈아 즙을 내어 먹이면 기관지를 튼튼하게 하는 데 도움이 됩니다.

4. 배즙

배즙은 기침을 가라앉히는 효과인 진해, 가래를 제거하는 효과인 거담, 염증을 누그러뜨리는 효과인 소염 작용을 동시에 합니다. 마땅한 약이 없던 시절, 민간에서 기침 치료약으로 많이 사용한 섭생법입니다. 미리 먹여두면 기관지를 튼튼하게 해 감기를 예방하는 효과도 있습니다. 진료 현장에서도 생후 6개월 이후의 아이일 경우, 배를 갈아서 하루 1~2 스푼 정도 떠먹일 것을 권하고 있습니다. 아이가 배즙을 좋아한다면 위에서 언급한 여러 가지 섭생법보다 우선적으로 시행해보길 권합니다.

상 담 자 : 이제 만 6살이 된 우리 아들이 너무 살이 안 쪄서 걱정입니다. 키가 많이 작아서 체중도 별로 안 나가고 체형도 왜소한 편이에요. 아이가 음식을 아주 안 먹는 편은 아닌데, 살이 참 안 찌네요. 먹어도 안 찌는 체질이 정말 있나요? 아니면 먹는 것이 살로 잘 안 가고 어디론가 빠져나가는 건지 도무지 알 수가 없어요. 남편이랑 고민 끝에 이번에 우리 아이에게 한약을 한번 먹여볼까 하는데요. 어느 정도 기간 동안 한약을 먹으면 효과가 좀 나타날지, 또 어떤 종류의 한약을 먹이면 좋은지 궁금합니다.

황 원 장 : 아이가 평소 밥을 아주 안 먹는 편은 아닌데, 선천적으로 체질적인 이유가 있어서 그런지, 아니면 먹은 음식이 충분하게 잘 흡수가 안 되어서 그런 상황인지 모르겠네요. 어쨌든 또래 아이들에 비해서 아이가 체형도 많이 왜소하고, 체중도 또래 아이들보다 적게 나가고, 키 성장도 아직까지 많이 부진한 상황으로 생각됩니다. 그래서 만일 한약 처방을 받게 되면 어느 정도 기간을 복용해야 하고, 또 어떤 계통의 한약을 복용시키면 이러한 상황들이 긍정적으로 많이 개선될 수 있는지에 대해서 이렇게 질문을 올려주신 것 같습니다.

사실 제가 직접 상세한 진찰을 해보지 않아서 정확히 판단하기는 어렵습니다. 하지만 어머님께서 말씀 주신 사항을 가지고 저의 임상적 경험을 바탕으로 해서 추정적인 진단을 해보자면, 아이는 체질적으로 소음인 경향성을 가진 '소화기계 허약아'로 보여집니다. 이런 경우 아이들의 복강도 비교적 좁은 편이고,

소화 흡수 능력도 떨어지고, 살이 잘 붙지 않고, 장기적으로는 키 성장도 또래보다 많이 떨어지게 되지요. 더불어 추위에 민감해서 콧물이 자주 흐르고, 습진 등 피부 트러블이 많은 편이고, 밤에 자주 깨는 등 예민한 성향을 가지고 있는 경우도 흔합니다.

아이가 현재의 날씬하고 빼빼 마른 체형 상태가 계속 지속되는 상황이라면, 가까운 소아 · 청소년 전문 한의원에 방문하셔서 아이의 소화기 허약 상태 개선 및 키 · 체중 성장 강화 및 개선 등에 대해서 직접적인 상담과 한약 처방을 받아보시기를 진심으로 권유해드리고 싶습니다.

보통, 아주 짧게는 1~2달 또는 길게는 3~6달 정도 향사양위탕 가감방, 향사육군자탕 가감방, 곽향정기산 가감방, 팔물탕 가감방, 평위산 가감방 등 아이의 체질에 맞게 변증해서 집중적인 한약 처방을 받게 된다면 상당한 수준으로 소화기 흡수 효율성이 좋아지게 될 것입니다. 그렇게 소화기의 상태가 좋아지게 되면 점차적으로 자연스럽게 아이의 체형이 더욱 당당하고 튼튼하게 바뀌어 나가리라 생각됩니다.

어떤 병이든 한방이 답이다

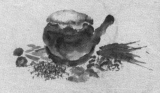

어떤 병이든 한방이 답이다

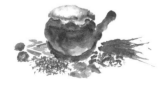

제2부

외형편
外形篇

정형 및 성형 질환 · 피부,
안이비인후 질환

무릎관절질환

– 태후침법, 연골약침, 관절한약

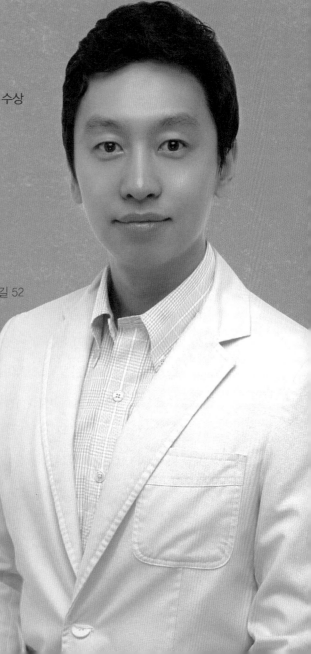

서 혁 진 원장

- 한의약공공보건사업 보건복지부 장관상 수상
- 경희대학교 한의과대학원 석사
- 척추신경추나의학회 정회원
- 한방관절재활의학회 연구위원
- 한방초음파장부형상학회 정회원
- 태후한의원 대표원장

태후한의원

주소 경기도 수원시 영통구 중부대로 246번길 52
전화 031-214-7330
홈페이지 www.taehoo.net
blog.naver.com/myhomedoctor

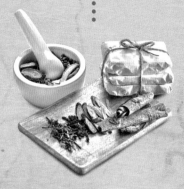

무릎 연골, 수술 없이
한방으로 치료한다

등산을 하고, 계단을 오르고, 자전거를 타는 등 자신이 원하는 대로 우리의 몸이 움직여주려면 무엇보다 무릎 관절이 튼튼해야 한다. 어떤 동작을 할 때마다 하체의 구조물은 꽤나 많은 충격을 받게 되는데, 그 충격을 흡수하는 핵심 역할을 하는 것이 바로 무릎의 연골이다. 과거에는 무릎 관절 질환이 일명 '어르신 병'으로만 여겨졌지만 최근에는 30대 이하 젊은 환자의 비율이 급격히 늘고 있으며, 대부분 가벼운 통증으로 여겨 치료를 미루고 심각한 상황에서야 병원을 찾는다. 또 병원마다 수술을 권유하면서 급격히 늘어난 수술로 무릎 관절 건강은 더욱더 위태로워지고 있다고 한다. 100세 시대 튼튼한 무릎을 지켜주는 한방 비수술 치료법에 대해 알아보자.

무릎 연골에 대한 일문일답

Q. 한번 닳은 무릎 연골은 재생되지 않나요?

무릎 연골은 성장이 멈추는 20대 이후부터 재생력의 저하와 함께 연골 두께가 얇아지는 퇴행성 변화가 시작됩니다. 단, 무릎의 근육·힘줄·인대·뼈 등 결합 조직들의 발달 정도에 따라 연골이 빨리 닳고 늦게 닳는 개개인의 차이가 있을 뿐입니다.

우리 몸의 모든 조직은 혈액을 통해 충분한 영양분을 공급받아야 손상 후 회복이 가능합니다. 그런데 연골에는 혈관이 분포하지 않아 손상 부위에 영양분이 직접적으로 공급되지 못하고, 결과적으로 한번 닳고 손상된 연골은 스스로 재생할 수 없는 것입니다. 이에 미세천공술, 자기세포이식술, 줄기세포 등을 이용한 다양한 연골 재생 치료법이 연구되고 있지만 현재까지 뚜렷한 효과가 입증된 방법은 안타깝게도 없습니다.

Q. 나이별 무릎 연골 손상의 원인과 증상은?

1. 20~30대 : 지나친 운동이 화근, 무릎 반월상 연골 손상

① 증상 : 무릎 주변을 누르면 통증이 느껴지고, 잘 붓고, 무릎을 구부리는 도중 어느 지점에서 갑자기 무릎이 구부러지지 않을 때 무릎 반월상 연골 손상을 의심할 수 있습니다.

② 원인 : 무릎 연골은 관절 연골과 반월상 연골로 구성돼 있는데, 특히 반월상 연골은 무릎 관절 충격을 줄여주고, 관절 연골에 영양분을 공급하는 등 연골 보호에 중요한 역할을 합니다. 그런데 반월상 연골은 체중이 실린 상태에서 무릎이 안팎으로 꺾이면 쉽게 파열되는 특징이 있습니다. 대부분 가파른 산을 무리하게 오르거나, 농구, 축구 등 점프 동작이 많은 스포츠 활동을 지나치게 즐기는 20~30대 젊은 남성에게 많이 발생합니다.

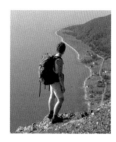
▲ 무릎 연골이 충격을 받기 쉬운 등산 활동

③ 검사 : 환자의 발목을 잡고 무릎을 안팎으로 돌렸을 때 통증 유무를 확인하는 맥머레이McMurray 검사를 1차적으로 실시합니다. 이를 통해 손상이 의심되면 MRI 검사를 실시하여 반월상 연골 파열 여부를 확진합니다.

④ 기존 치료 방법 : 진통 소염제 및 주사 치료, 물리치료 등을 실시하지만 대부분 효과가 미미하여 관절 내시경 수술을 권유받습니다.

2. 40~50대 : 무릎 연골이 보내는 적신호, 무릎 연골연화증
① 증상 : 계단을 오르내리기가 불편하고, 무릎을 꿇고 앉았다 일어날 때 무릎에서 소리가 나면서 통증이 있습니다. 또 무리하게 활동하면 증상이 악

화되고 쉬면 호전되기를 반복한다면 무릎 연골연화증을 의심해볼 수 있습니다.

② 원인 : 연골연화증은 쉽게 말해 무릎 관절 연골이 단단함을 잃고 말랑말랑하게 약해지는 질환입니다. 남성에 비해 상대적으로 근육이 약한 여성에게 많고, 갱년기 폐경으로 골밀도와 근육량이 감소하면서 무릎 통증이 최초로 시작될 때 진단받는 경우가 많습니다. 또 다이어트 중 무리하게 운동을 하거나 하이힐을

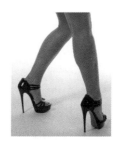

▲ 무릎 뼈에 무리를 주는 하이힐

즐겨 신었을 때 몸의 중심이 앞으로 쏠리게 되어 무릎 뼈에 비정상적인 압력이 가해지면서 발병합니다.

③ 검사 : 엑스레이 검사로는 진단하기 어렵고, MRI 또는 관절 초음파를 참고로 환자의 증상과 비교해 진단합니다.

④ 기존 치료 방법 : 진통 소염제 약물 치료와 함께 연골 주사, 프롤로 인대 강화 주사, DNA 주사 등을 실시합니다. 그러나 위 치료법은 연골 재생 효과는 없고, 다만 통증을 줄이는 것을 목표로 시행되는 경우가 많습니다.

3. 60대 이상 : 연골이 닳아서 생기는 무릎 퇴행성 관절염

① 증상 : 쪼그려 앉기가 어렵고, 앉았다 일어날 때 무릎이 잘 안 펴지며, 앉거나 서 있는 자세로 오래 있으면 관절이 쑤시고 점차 다리가 O자로 변형될 때 무릎 퇴행성 관절염을 의심할 수 있습니다.

② 원인 : 지속적으로 무리하게 무릎을 사용하여 뼈와 뼈 사이에 있는 연골이 닳아서 발생합니다. 연골이 닳아 없어지면 연골 밑 뼈가 비정상적으로 커지는 골극 등의 변형이 진행되는데, 이 과정에서 염증 손상으로 쑤시고, 붓고, 뻣뻣해지는 통증이 동반됩니다. 퇴행성 질환으로 노화가 가장 큰 원인이지만 보통 육체노동을 많이 한 사람, 지나치게 운동을 무리하게 한 사람, 과거 교통사고 등 외상으로 무릎을 다친 사람은 다른 사람보다 병이 빨리 찾아올 수 있습니다. 또한 과체중이면 정상에 비해 무릎 연골의 퇴행 속도가 2배 이상 빨라지므로 적정 체중 유지를 위한 노력이 필수적입니다.

③ 검사 : 엑스레이를 통해서는 뼈의 위치, 형태, 골절 유무 등을 확인할 수 있으나 연골은 직접적으로 관찰할 수 없습니다. 단, 퇴행성 관절염이 중기 이상으로 진행된 경우에는 뼈에도 변화가 보이

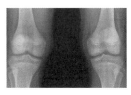

▲ 무릎 연골 엑스레이 검사

기 시작하는데, 관절 뼈 사이 연골에 해당하는 그림자 두께가 4mm 이하로 좁아진 경우(정상 6~8mm) 엑스레이를 통해 간접적으로 퇴행성 관절염을 진단합니다. 이후 무릎 연골 상태를 가장 정확하게 알 수 있는 MRI 검사를 통해 확진을 합니다.

④ 기존 치료 방법 : 초기에는 진통 소염제 복용 및 운동 요법을 실시하고, 중기 이상의 환자는 약물 치료와 함께 뼈 스테로이드 주사, 연골 주사 등 주사 치료를 6개월 이상 병행합니다. 그럼에도 경과가 좋지 않은 경우 최종적으로 인공 관절 수술을 권유받습니다.

Q. 관절염 약을 장기 복용할 시 속이 불편해지는 이유는?

일반적으로 정형외과에서 무릎 통증 관련으로 처방받는 관절염 약은 진통 소염제입니다. 진통 소염제는 통증을 줄여주는 효과가 있는 반면 식욕 감소, 속 쓰림, 헛배 부름, 위궤양, 위출혈 등 위장 기능에 문제를 일으키는 부작용을 갖고 있습니다. 특히 본래 소화계가 약하거나 노년층의 환자가 장기간 진통 소염제를 복용할 때 부작용이 잘 나타납니다. 이를 개선하기 위해 위장의 부담을 줄여주는 선택적 소염제를 처방하기도 하지만 심혈관계에 이상을 일으킬 수 있기 때문에 역시 주의해야 합니다.

이와 함께 관절염 약 복용 후 똑같이 먹어도 체중이 점점 늘어난다고 호소하는 경우가 많은데, 정확히는 살이 찌는 게 아니라 몸이 붓는 현상입니다. 관절염 약 복용 후 체중이 1kg 증가하면 무릎에는 5~7kg의 무게가 늘어난 것과 같기 때문에 도리어 무릎 연골 상태를 악화시킬 수 있습니다. 따라서 무조건적인 약물 복용 습관은 반드시 개선해야 합니다.

Q. 탱탱 부어오른 무릎, 물을 빼야 할까요?

정상적인 무릎 안에도 물이 있습니다. 자동차 엔진에 윤활유가 어느 정도 있어야 잘 돌아가듯이, 무릎 내의 연골액이라는 끈적끈적한 액체가 무릎 내에서 골고루 돌아주어야 부드럽게 움직일 수 있습니다. 관절 연골액을 만드는 부위는 무릎을 싸고 있는 활액막입니다. 그런데 관절 연골이 닳으면서 생긴 연골 찌꺼기가 활액막을 자극하면 연골액을 지나치게 많이 만들어내는데 이것을 우리가 '물이 찼다'

라고 표현하는 것입니다. 관절염이 있는 무릎은 정상보다 점도가 낮은 연골액이 많이 만들어져 무릎이 부어오를 수 있으며 다리가 뻣뻣하여 잘 구부릴 수 없게 됩니다.

대부분의 정형외과에서는 무릎에 찬 물을 주사기를 이용해 직접 빼주는 관절액 천자술을 실시합니다. 즉각적인 효과를 보이긴 하지만, 물이 찬 이유가 손상된 연골을 대신해 충격을 흡수해주기 위한 우리 몸의 방어기전이므로 불과 2~3일 후에는 물을 빼기 이전보다 더 많은 양의 물이 차오르면서 통증이 심해집니다. 또 관절액천자술을 반복해 실시하면 점차 무릎의 물주머니인 활액낭이 탄성을 잃고 늘어나면서 항상 무릎이 부어있는, 일명 코끼리 다리처럼 변형이 되고 퇴행성 관절염으로의 진행이 빨라집니다. 따라서 무릎이 부었을 때에는 물을 빼야 하는 것이 아니라 원인 치료를 통해 물이 흡수되도록 도와주는 치료를 해야 합니다.

Q. 무릎 관절 내시경 수술을 받았는데도 아픈 이유는?

최근 많은 척추관절 병원에서 무릎 연골 손상의 1차적 수술 요법으로 관절 내시경 수술을 하고 있습니다. 관절 내시경 수술은 내시경을 관절에 삽입하여 화면으로 보면서 수술하는 방법으로, 손상된 연골을 정리하고 떨어져나간 연골 조각을 제거하기 위해 실시합니다.

그러나 무릎 관절 내시경 수술이 관절염 치료에 있어 어느 정도의 효과를 가지고 있는지, 과학적으로 입증하는 증거는 찾아보기 어렵습니다. 오히려 2008년 9월 캐나다 의료진은 세계적 권위를 가지고 있는 〈뉴 잉글랜드 저널 오브 매디슨〉에 약물 치료와 운동 요법 중인 관절염 환자들에게 관절 내시경 수술을 실시한 결과 아무런 이득이 없었다는 연구 결과를 발표하였습니다. 실제로 관절 내시경 수술은 효과가 제한적이고 근본적인 해결책이 아니며, 관절 내시경 수술을 받은 대부분의 환자는 수술 후 지속되는 통증으로 인해 인공 관절 치환술을 권유받는 경우가 많습니다.

Q. 무릎 관절염의 마지막은 결국 인공 관절 수술인가요?

무릎 통증으로 오랜 시간 고생한 환자들에게 내려지는 최후의 처방이 결국 인공 관절 수술이 되는 경우가 많습니다. 인공 관절 치환술은 관절에 남아있는 연골을 모두 제거한 뒤 특수 금속 및 세라믹 소재의 인공 관절을 대신 삽입하는 수술로써 기존의 통증을 줄이고 움직임을 어느 정도는 회복할 수 있습니다. 그러나 수술 후에도 또 다른 통증이 지속되고, 근육 위축 등 후유증이 나타날 수 있습니다. 인공 관절에는 10~15년 정도의 수명이 있기 때문에 너무 이른 나이에 수술하면 나이가 들면서 재수술이 필요할 수 있고, 반면 고령이라면 수술에 따른 합병증 발생 가능성이 높기 때문에 수술 가능 환자도 매우 제한적입니다. 더구나 인공 관절 수술 후 결과가 좋지 않았을 때 다음 단계의 치료가 더 이상 존재하지 않는다는 치명적인 단점이 있습니다.

아무리 닳아도, 남아 있는 내 연골을 살리며 치료법을 찾는 게 무릎을 지키는 가장 현명한 방법입니다.

Q. 무릎 연골 질환, 수술 없이 치료하는 방법은?

무릎 연골이 손상되면 진통 위주의 주사 약물 치료와 물리치료에만 의존해서는 치료 효과가 미미하고, 또 만성적으로 진행될 가능성이 높기 때문에 대부분의 환자들은 수술을 권유받습니다. 하지만 수술이 가지고 있는 한계와 부작용을 알게 되면 수술을 선택하기 어렵습니다. 이때 비수술 치료법이 발달한 한방 치료를 적극 권해드립니다. 손상된 무릎 연골을 수술 없이 건강하게 지켜주는 한방 비수술 요법은 3단계로 진행됩니다.

1. 태후침법 : 무릎 연골 염증 및 부종을 제거하여 통증 감소

1단계의 가장 핵심적인 치료법은 침 치료입니다. 특히 '태후침법'이라고 불리는 특수 침 치료법은 관절 주변의 혈액순환 장애를 개선하고, 노폐물을 제거해 통증을 줄여줍니다.

일반적으로 손발에 놓는 침 치료와는 달리 태후

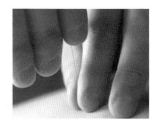

▲ 태후침법

침법은 무릎 관절 손상의 원인이 되는 부위를 직접적으로 자극하며, 침 치료와 동시에 해당 관절에 스트레칭을 시켜줌으로써 무릎 관절의 전체적인 이완을 돕습니다. 특히 운동 중 손상이나 사고로 무릎을 구부렸다 펴기가 어렵고, 통증이 발생한 경우 치료 후 즉각적으로 관절 움직임이 부드러워지는 것을 느낄 수 있습니다.

2. 연골약침 : 약해진 무릎 연골 강화 촉진을 통해 관절 변형 예방

2단계의 가장 핵심적인 치료법은 연골약침입니다. 연골약침은 녹용, 녹각교,

귀판, 우슬, 두충 등 무릎 연골 강화에 도움이 되는 한약재의 유효 성분을 농축 증류 방식으로 추출해 무릎 경혈에 주입하는 치료법입니다.

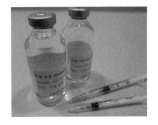

▲ 연골약침

최근 연구에서는 연골약침이 시술 후 관절의 전반적인 면역 조절을 담당하는 중간엽 줄기세포의 활성을 촉진하고, 조골세포 및 연골세포로의 분화 능력을 크게 향상시켜주어 무릎 관절 질환에 탁월한 효능이 있음을 과학적으로 증명하였습니다.

보통 일주일에 2~3회 정도의 치료를 권장하며, 가벼운 손상의 경우 3~4회, 진행된 손상은 8회 이상 치료 후 환자 스스로 호전을 느낄 수 있게 됩니다. 연골약침은 반복 시술에도 부작용이 없고, 관절 변형 예방 효과도 있어 주기적으로 시술을 받을 시 많은 도움이 됩니다.

3. 관절한약 : 무릎·근육·힘줄·인대 등 결합조직 강화를 통한 재발 방지

3단계의 가장 핵심적인 치료법은 관절한약입니다. 무릎 연골 손상은 연골만의 손상을 의미하지 않습니다. 연골이 손상되기 이전에 연골을 보호하고 무릎을 움직이게 해주는 근육, 힘줄, 인대 등 결합조직이 이미 고장이 나고 결과적으로 연골이

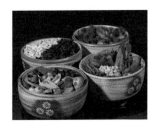

▲ 관절한약

손상되는 것이기 때문입니다. 따라서 무릎 치료에 있어 관절 결합조직의 회복 없이 연골만을 목표로 치료하게 되면 이후 재발 가능성이 매우 높아집니다.

오가피, 위령선, 마가목 등의 약재를 중심으로 처방된 관절한약을 1~3개월간 복용하여 무릎 관절에 영양을 공급하고, 관절액 흐름을 원활하게 해 결과적으로 관절 전체를 강화시켜 관절의 퇴행 속도를 늦추고 재발을 방지하는 역할을

합니다. 단, 관절 손상의 원인, 연령, 체질에 따라 환자별 처방이 달라지므로 전문가의 정확한 진찰 후 복용하는 것이 중요합니다.

Q. 무릎을 건강하게 하는 운동법은?

건강한 무릎을 위해서 운동은 반드시 필요합니다. 다만 환자의 무릎 상태에 따라 운동이 독으로 작용하기도 합니다. 특히 무릎의 움직임에 제한이 있고, 통증이 심한 경우에는 운동 후 도리어 손상될 수 있으므로 치료를 통한 증상 개선이 우선입니다. 이후 의료진의 지시에 따라 시기별 맞춤 운동을 진행합니다. 또 하루에 집중적인 운동을 하기보다는 일주일에 3번 30분씩 꾸준히 운동하는 7330 원칙에 맞춰 운동을 하는 것이 무릎 관절에 더욱 도움이 됩니다.

1. 운동을 막 시작할 때 : 단계별 걷기 운동

무릎 치료 후 증상이 완화되어 운동을 막 시작할 때에는 걷기부터 하는 것이 좋습니다. 단, 무릎에 무리가 가지 않도록 걷기 방법도 물속 걷기 운동—뒤로 걷기—평지 걷기—폴 워킹 순서로 저강도에서 고강도로 늘려나가는 것이 좋습니다.

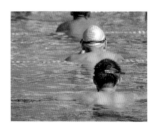

▲ 물속 걷기

① 물속 걷기 : 물속에서 운동을 하면 평지보다 5~40배 정도 운동량이 많지만, 물의 부력 덕분에 관절에는 부담이 가지 않아 무릎 연골 손상 후 첫 운동으로 가장 적합합니다. 관절 재활운동으로는 평영, 접영보다는 자유형

과 배영이 좋으나, 단순히 물속을 빠른 속도로 걷는 것만으로도 도움이 됩니다.

② 뒤로 걷기 : 뒤로 걷기 운동을 하면 일반 걷기 운동과 다르게 발 안쪽이 먼저 땅에 닿기 때문에 무릎으로 전해지는 충격이 적고, 평소 운동량이 적은 무릎 뒤쪽 근육들을 단련하여 무릎 앞뒤의 균형적인 발달을 유도할 수 있습니다. 특히 무릎 뒤쪽 허벅지 근육인 햄스트링이 강

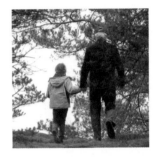

▲ 뒤로 걷기

화되는데 우리 몸에서 브레이크 역할을 하는 햄스트링이 튼튼해지면 운동 능력은 높아지고, 부상 위험은 더욱 낮아집니다. 또 뒤로 걷기 운동 중 무릎 주변의 체온이 약 4~5℃ 정도 높아지면서 통증을 완화하는 효과가 있으며, 앞으로 걸을 때보다 30~40% 정도 열량이 더욱 소모되므로 다이어트에도 도움이 됩니다.

③ 평지 걷기 : 물속 걷기, 뒤로 걷기를 통해 무릎이 점차 가벼워지는 게 느껴지면 공원을 찾아 평지 걷기 운동을 실시합니다. 운동 초반에는 산책하듯 여유 있게 걷다가 점차 속도를 높여 조금 빠르다는 느낌으로 걷습니다. 본인이 올바른 자세로 잘 걷고 있는지 점검하려면 신발을 뒤집어 뒷굽이 11자로 고르게 닳아있는지 살펴보면 됩니다. 신발 뒤축의 바깥쪽이 조

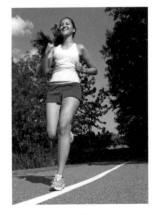

▲ 평지 걷기

금 닳아 있는 상태까지는 정상적인 걸음걸이로 볼 수 있으나, 신발 뒤축의 바깥쪽이나 안쪽이 지나치게 닳아 있다면 자세를 바로잡아야 합니다.

올바른 걷기 자세는 턱을 아래로 약간 당긴 상태에서 시선은 전방 15° 위 또는 20~30cm 앞을 보며, 어깨와 등을 펴고 양팔을 자연스럽게 앞뒤로 흔들어줍니다. 발을 내딛을 때는 발뒤꿈치, 발바닥 외측, 새끼발가락에서 엄지발가락 순으로 땅에 디딥니다. 너무 큰 보폭은 허리에 무리가 갈 수 있으니 작은 보폭으로 빨리 걷는 게 좋습니다.

④ 폴 워킹(노르딕 워킹) : 지팡이 같은 긴 스틱을 양손에 쥐고 걷는 운동인 폴 워킹은 북유럽 크로스컨트리 스키 선수들의 훈련 과정에서 탄생해 '노르딕 워킹'이라고도 부릅니다. 몸 전체 근육의 90% 이상을 사용해 걷기 때문에 보통의 걷기 운동보다 칼로리 소모가 46%나 많아 에

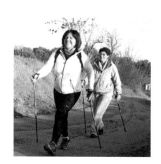

▲ 폴 워킹

어로빅, 요가, 자전거 타기 등의 운동보다 단위당 칼로리 소모가 높습니다. 또한 다리에만 쏠리던 힘이 폴 스틱으로 분산되며 허리와 무릎 관절의 부담을 줄일 수 있는 데다 코어 근육을 주로 사용해 무릎 연골 손상, 척추관 협착증, 허리디스크 통증을 완화하고 예방할 수 있습니다.

2. 운동이 익숙해지고, 강도를 높일 때 : 기구를 이용한 하체 근력 운동

사람마다 정도의 차이는 있지만 나이가 들수록 근육은 매년 10% 정도 감소하기 때문에 근육의 중요성은 더욱 높아집니다. 특히 하체 근육은 바른 자세를 유지해주는 것은 물론이고 칼로리 소모에 기여해 운동의 효율을 높여줍니다.

또 심장에서 근육으로, 근육에서 심장으로의 혈액 공급을 원활하게 하고 골다공증을 예방하는 등 다방면에 영향을 줍니다. 대부분의 하체 운동은 몸의 중심인 코어 근육을 함께 강화시켜주기 때문에, 무릎 관절뿐만 아니라 허리 및 척추 질환을 예방할 수 있습니다. 이를 위해서는 맨몸 운동보다 기구를 이용한 운동이 더욱 효율적이고 부상의 위험을 낮춥니다.

① 아령 들고 뒤꿈치 들기 : 반듯이 서서 아령을 쥔 양손을 몸 옆에 두고 발 사이 간격은 배구공 하나가 들어갈 정도로 벌립니다. 무릎을 편 채 뒤꿈치를 들었다 내리는 운동을 25회씩 총 4세트 반복합니다. 단, 발목이 바깥으로 굽지 않게 주의하고, 장딴지에 힘을 준 상태에서 발목 관절을 비틀고 무릎 인대를 과도하게 스트레칭하면 다칠 수 있으니 주의합니다.

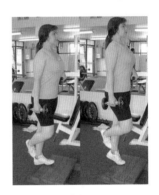
▲ 아령 들고 뒤꿈치 들기

② 레그 프레스Leg Press : 등을 기구 등판에 밀착한 채 기대고 무릎을 직각으로 구부려 발을 발판 위에 올려놓습니다. 양손은 옆에 위치한 손잡이를 잡고, 발로 다리가 거의 펴지기 직전까지 발판을 밀어줍니다.
바벨의 무게는 본인이 최대한 밀어줄 수 있는

▲ 레그 프레스

무게의 50~70% 정도가 적절하며 무게를 올리기보다는 횟수를 늘려 근섬유를 발달시켜주는 것이 무릎 관절에는 도움이 됩니다. 단, 다리를 펼 때에는 무릎을 완전히 펴게 되면 무릎 연골에 과도한 압력이 실리고, 허벅지 근육 발달에도 방해가 되니 피해야 합니다.

③ 레그 컬Leg Curl : 얼굴을 아래로 하고 기구에 누워서 발목을 패드 밑으로 넣어 패드가 발꿈치 바로 위에 위치하도록 합니다. 양손은 옆에 위치한 손잡이를 잡고, 무릎을 굽혀 패드가

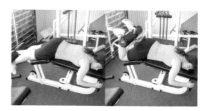

▲ 레그 컬

엉덩이에 닿을 때까지 들어올렸다 내리기를 반복합니다. 단, 무릎을 구부릴 때 엉덩이를 들지 않도록 하며, 그래도 들리게 되면 무게를 낮춰서 해야 합니다.

3. 무릎 연골을 위해 피해야 하는 운동

레그 익스텐션Leg Extension은 많은 분들이 하는 운동이지만 무릎 슬개골이 허벅지 안으로 압박되어 내측 연골 부위에 무리를 주고, 조기 퇴행이 유발될 수 있습니다. 따라서 무릎 연골을 다친 경험이 있는 경우 레그 익스텐션 운동을 하고 나면 계단을 내려갈 때나 내리막길

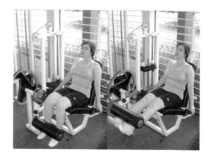

▲ 레그 익스텐션

등에서 통증이 나타나므로 삼가는 것이 좋습니다.

등산 후 반월상 연골 손상 : 이○○(남, 34세)

환　자 : 2달 전 등산을 하고 내려오는 길에 미끄러지면서 무릎이 꺾이는 사고를 당했
　　　　습니다. 당시 걷기도 어려울 정도로 통증이 심했는데 MRI 검사 후 반월상 연골
　　　　파열을 진단받아 한 병원에서는 수술을 권유하고, 다른 병원에서는 꾸준한 운
　　　　동 치료를 추천받았습니다. 이에 운동 치료를 1달 정도 받고 있는데 좋아지기
　　　　보다는 점점 통증이 심해지고 무릎이 붓습니다. 어떻게 해야 할까요?

서 원장 : 현재 무릎 반월상 연골의 내측 부위 파열이 의심되며, 연골 손상 시 초기에는
　　　　운동 치료 후 도리어 통증이 심해지는 사례가 많이 보고됩니다. 지금 상황에서
　　　　운동은 득보다 실이 많습니다. 일단 연골 주변의 염증성 손상은 고농도 벌침을
　　　　놓는 봉침과 연골 약침을 통해 해결하고, 무릎을 굽혔다 폈다 할 때 통증이 사
　　　　라진 이후에 근력 강화를 위한 운동 치료를 시작하는 것이 앞으로 후유증 예방
　　　　에도 도움이 됩니다.

갱년기 폐경 이후 발생한 연골연화증 : 김○○(여, 48세)

환　자 : 평소 에어로빅도 즐겨 하고 특별히 아픈 데 없이 건강하게 생활했는데, 2년 전
　　　　갱년기 폐경 이후로 점차 무릎에서 통증이 느껴지고 다리에 힘도 떨어지는 것
　　　　같습니다. 특히 계단을 내려갈 때 불편함이 심한데 병원에서 주사를 맞고 물리
　　　　치료를 해도 차이가 없습니다. 한방 치료가 도움이 될까요?

서 원장 : 폐경기 후 여성 호르몬인 에스트로겐의 결핍으로 50% 정도의 여성은 몸 여기 저기가 쑤시고 아픈 관절통, 골다공증 등을 경험하며 특히 무릎의 연골이 약해 지는 연골연화증이 동반됩니다. 연골연화증은 퇴행성 관절염으로 진행되기 전 단계로 이 시기의 무릎 건강이 노년기 무릎 상태를 좌우합니다. 특히 연골 약 침을 중심으로 한 한방 치료는 연골연화증에 굉장히 효과적이며, 보통 일주일 에 3번씩 4주 내외의 치료 후에는 대부분의 불편감이 사라지고 운동이 가능합 니다. 단, 갱년기에는 호르몬의 영향으로 체중이 쉽게 증가하므로 적정 체중을 유지하려는 노력이 병행되어야 합니다.

골프를 취미로 하는 남성의 퇴행성 관절염 : 권○○(남, 62세)

환   자 : 평소 취미로 주 1~2회 정도 필드에 나가 골프 운동을 즐기는, 25년 정도 구력 의 싱글 플레이어입니다. 예전에는 하루 2게임을 해도 문제가 없었는데 1년여 전부터 경기 중 왼쪽 무릎이 시큰거리고, 귀가 후에도 무릎이 뻣뻣하고 때로는 붓기도 합니다. 최근 엑스레이 검사 후 퇴행성 관절염 초기라고 진단받았는데 한방 치료 방법이 궁금합니다.

서 원장 : 골프 운동 후 나타난 통증 부위를 보면 대략적인 실력도 예측할 수 있습니다. 초보 골퍼는 손에 지나친 힘을 주어 손목 터널 증후군, 손가락 건초염이 쉽게 발생하고, 중급 골퍼는 과도한 스윙으로 팔꿈치 엘보우 손상이 잦으며, 상급 골퍼는 무게 중심 이동에서 허리와 무릎을 잘 활용하므로 허리디스크, 무릎 연 골 손상이 잘 발생합니다. 타이거 우즈 같은 많은 유명 프로선수 역시 무릎 손 상으로 시합을 포기하기도 합니다.

현재 환자분은 노화로 인해 무릎 내측 연골의 두께가 얇아지면서 무릎의 완충 역할이 약해지고, 운동 중 충격이 주변에 전달되면서 통증이 느껴지는 것입니다. 지금은 관절한약을 복용하여 무릎 주변 결합 조직을 강화함으로써 퇴행성 진행을 늦추고, 무릎 근력 운동을 병행하는 것이 무엇보다 중요하며 부기를 동반한 통증이 있을 경우에는 봉침 치료가 도움이 됩니다.

부정렬증후군

– 밸런스약침, 추나요법

조 현 철 원장

- 가천대학교 한의과대학원 한방재활의학 박사
- 가천대학교 서울병원 한방재활의학과 전문의
- 前 분당자생한방병원 의무원장
- 前 경희대학교 한의과대학 외래교수
- 前 대한한방비만학회 전산이사
- 척추신경추나의학회 중앙교육위원

태강한의원

주소 경기도 성남시 분당구 야탑로81번길10
　　　아미고타워 4층
전화 031-698-3060
홈페이지 www.donggamnet.co.kr/bd/

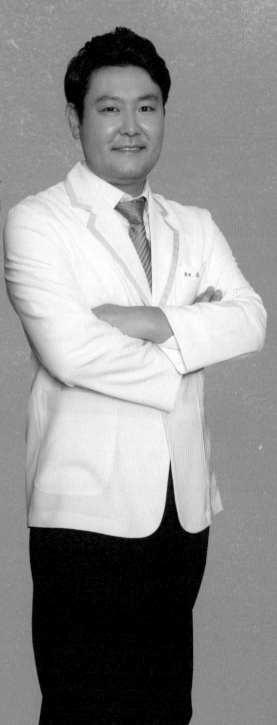

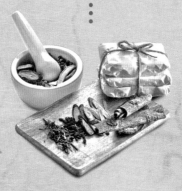

편한 자세 때문에 척추는 골병 든다

이유 없이 전신이 쑤신다면?
부정렬증후군에서 탈출하기

현대인들은 그 어느 때보다 바쁜 삶을 살고 있다. 장시간 컴퓨터 앞에 앉아 업무를 보고, 수시로 스마트폰을 확인하고, 교통체증 속에서 꼼짝 않고 운전도 해야 한다. 이렇게 오래 앉아있거나 전자기기를 주시하는 생활 속에서 우리의 척추는 하루하루 무너져가고 있다. 지금 당장 자신의 척추 균형 상태를 알고 싶다면 자주 신는 신발의 뒤축을 확인해보자. 한쪽 신발의 뒤축만 빨리 닳거나 양쪽이 다른 모양으로 닳아있다면 척추의 불균형을 의심해볼 수 있다. 다친 적은 없지만, 업무 중 허리와 목이 쉽게 뻐근해지고 한쪽 어깨가 올라가면서 엉덩이가 뒤로 빠진 느낌을 받고, 그냥 서 있기만 해도 발이나 무릎이 아프고 만성적인 두통과 소화불량에 시달리고 있다면, 이것은 당신의 좌우 밸런스가 무너졌다는 위험 신호이다.

부정렬증후군에 대한 일문일답

Q. 부정렬증후군은 어떤 질환인가요?

부정렬증후군이라는 개념을 창안한 울프 챔배르거는 재활의학과 전문의이자, 2시간 20분대의 기록을 가진 국가대표급 마라톤 선수로 활약한 특이한 이력의 소유자입니다. 울프는 1980년 마라톤 훈련을 하다가 갑작스럽게 발뒤꿈치 통증을 느꼈습니다. 충분한 휴식을 취했음에도 불구하고 통증이 잦아들기는커녕 급기야 다른 부위로 통증이 퍼지면서 점점 악화됐습니다. 일반 물리치료, 항염증 약물치료, 침 치료는 물론 짧아졌다고 생각한 오른발에 족부보조기까지 대보았지만 모두 효과가 없었고 결국 국소마취제 시술까지 받아봤지만 소용이 없었습니다.

고통스러운 7년이 흐른 어느 날, 그는 우연히 참석한 미국 정형의학회 세미나에서 자신의 골반이 틀어졌다는 것을 확인하고 골반 교정 치료를 받으면서 지긋지긋한 통증에서 벗어났습니다. 그로부터 그는 일상생활이나 운동 시에 비대칭 패턴을 야기하는 골반과 척추의 부정렬, 그리고 이와 관련된 근육의 작용, 체중 부하의 변화에 대한 다양한 임상 경험과 연구를 결합하여 '부정렬증후군'을 세상에 발표하게 됩니다.

아직까지 부정렬증후군이라는 개념은 일반인에게 생소한 질환명이며 오히려 기존 의학에서는 '골반 뼈는 움직이지 않는다', '검사상 골반 뼈에 염증 소견이 없는데 골반이 통증의 원인일 리가 없다', '골반의 비대칭적인 모습은 흔하기 때문에 환자가 말하는 통증과는 관련이 없을 것이다'라고 치부하기도 합니다. 하지만 오래 앉아서 공부하는 학생이나 컴퓨터 앞에서 하루 종일 업무를 보는 사무직 종사자들 중에서 어깨나 허리가 만성적으로 불편한 분들, 골프나 배드민턴 등 취미로 운동을 할 때마다 통증을 겪는 분들 중에서 이런 증상으로 병원을 방문했을 때 검사상 이상이 없거나 염증 소견이 보인다는 얘기만 듣고 집으로 발길을 돌리는 경우가 많다면 부정렬증후군을 의심해봐야 합니다.

Q. 만성 통증이 모두 골반의 부정렬 때문인가요?

연구에 의하면 골반 또는 척추의 부정렬은 성인 인구의 80~90%에서 나타나고 요통 환자의 50~60% 정도에서 부정렬이 주요 원인 또는 악화 요소로 알려져 있습니다. 특히 부정렬로 야기된 비정상적인 생체역학적 힘에 의해 관절과 인대가 미세 손상을 받았다면 육체활동을 하거나 스포츠 활동을 할 때 부상의 위험이 높아질 수 있습니다.

부정렬이 발생한 골반의 영향으로 기타 다른 관절과 척추의 변위가 일어나거나 관련 근육의 긴장과 구축을 초래하여 만성 통증을 겪을 수도 있습니다. 물론 검사상 부정렬이 명백하다고 하더라도 반드시 증상이 있는 것은 아닙니다. 나타난 자가 증상이 부정렬 이외의 원인에 의한 것일 수도 있고, 다른 문제들과 부정렬이 조합되어 나타날 수도 있습니다. 그러나 기존의 치료법으로 상황이 개선되지 않는다면 부정렬증후군을 의심하고 진단을 받을 필요가 있습니다.

Q. 부정렬이 발생하는 원인은 무엇인가요?

부정렬 문제가 언제, 어느 부위에서 처음 시작하는지는 명확하지 않지만 연구에 의하면 8~12세 사이에 부정렬이 형성된다고 합니다. 아직 골반이 성숙되지 않았을 때 발생한 외부 충격이나 중추신경이 발달하면서 생기는 근육 긴장의 미묘한 비대칭 때문일 수도 있고, 두개천골리듬의 장애나 중추신경계통의 대후두공 주위에서 자주 발생하는 기계적인 압박 때문일 수도 있습니다.

어떤 사람들은 부정렬이 두 발로 직립보행하기 위해 인간이 치러야 할 대가 중 하나라고 주장하지만, 말과 같은 네발 동물도 이러한 문제로 고통받고 있다는 사실을 고려한다면 꼭 그렇지만은 않은 것 같습니다. 하지만 확실한 것은 부정렬이 다음과 같은 문제들과 복합적으로 나타나는 경우가 많다는 사실입니다.

- 척추의 회전성 변위
- 디스크의 탈출
- 턱 관절의 기능 이상
- 해부학적인 다리 길이 차이
- 체중 지지 시 한쪽 다리 선호 현상

중요한 것은 부정렬이 여러 기전에 의해 발생할 수 있으며, 만일 환자가 첫 번째 치료에 반응하지 않는다면 다른 문제가 무엇인지 탐색할 수 있도록 열린 마음을 가지고 환자와의 밀접한 교감 아래 치료가 진행되어야 합니다.

Q. 골반과 척추 부정렬은 어떻게 알 수 있나요?

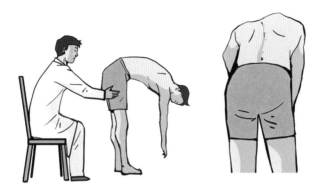

▲ 애덤스벤딩 테스트

먼저 부정렬 중 대표적인 질환인 측만증을 진단하는 기본적인 검사로는 애덤스 벤딩 테스트Adam's bending test가 있습니다. 서 있는 자세에서 양쪽 손바닥을 붙인 후 만세를 하고 그 상태에서 천천히 앞으로 몸을 구부립니다. 90° 이상 상체가 굽혀질 때 양쪽 등이나 허리 높이가 다른 경우 측만증으로 진단할 수 있습니다.

이 검사에서 양성이 나온다면 거의 확실하게 측만증으로 진단내릴 수 있지만, 문제는 20° 이상 진행돼야 양성이 나오므로 확진 시기에 측만증을 치료하기에는 너무 늦은 경우가 많습니다. 특히 초등학교 5학년에서 중학교 3학년 사이에 급속 성장기가 나타나는데 보통 연간 5~10cm 이상 키가 자랍니다. 이러한 급속 성장기가 지났다면 성장이 거의 마무리되었기 때문에 치료보다는 더 이상 틀어지지 않도록 관리를 목적으로 접근해야 합니다. 따라서 부정렬 여부를 확인하기 위해서는 초기에 자가 진단 및 보호자의 꾸준한 관찰이 필요하며 다음과 같은 증상이 3가지 이상이 있다면 부정렬증후군을 의심해봐야 합니다.

- 머리가 한쪽으로 기울어져 있다.
- 한쪽 어깨가 다른 쪽보다 높다.
- 한쪽 어깨뼈가 다른 쪽보다 두드러져 보인다.
- 양팔을 옆으로 내리면 반대편에 비해 몸과 팔 사이에 공간이 생긴다.
- 허리 라인의 좌우가 달라 보인다.
- 한쪽 엉덩이가 다른 쪽보다 높아 보이거나 튀어나와 보인다.

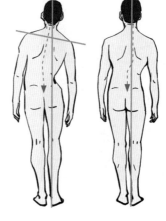

▲ 부정렬증후군의 검사

- 한쪽 신발의 깔창이 먼저 닳는다.
- 치마나 바지를 입으면 한쪽으로 자주 돌아간다.
- 다리가 O자나 X자 모양이다.
- 다리를 꼬는 자세가 편하다.
- 걸을 때 좌우 또는 한쪽 방향으로 몸을 많이 흔든다.

Q. 부정렬 치료 시 엑스레이 촬영이 필요한가요?

엑스레이는 연부 조직 구조를 파악하기 힘들다는 단점이 있지만, 상대적으로 저렴하고 해부학적인 정보를 간명하게 제공하여 시각적으로 관절 위치와 척추 골반의 부정렬을 한번에 확인할 수 있습니다. 특히 뼈 자체의 기형으로 좌우 비대칭이 있을 때 정렬이 틀어진 것으로 오해할 수 있는 실수를 사전에 예방할 수 있습니다.

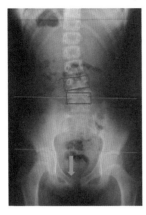

▲ 척추의 회전성 부정렬

위 사진은 자세가 구부정하고 만성 두통과 어깨 결림을 호소하던 환자가 부정렬이 의심되어 엑스레이 검사를 의뢰한 것입니다. 4번째 허리뼈가 좌측으로 기울어져 있고 이로 인해서 좌측 골반 뼈가 아래로 회전되었음을 알 수 있습니다. 골격 구조를 엑스레이로 파악한 후에도 한의사의 손으로 직접 관절의 움직임을 촉지하고, 관절과 연관된 근육과 인대의 긴장 상태를 파악한 다음에 치료 계획을 세우게 됩니다.

Q. 운동이나 스트레칭으로 부정렬을 스스로 교정할 수는 없나요?

이런 질문을 받을 때마다 필자는 환자들에게 다시 이렇게 질문합니다.

"요추 3번 뼈가 좌측으로 돌아갔으니 그것을 스스로 우측으로 돌려보세요."

내 몸의 일부이지만 심장과 신장에게 명령을 내릴 수 없는 것처럼, 스스로 척추를 움직일 수도 없거니와 그 위치도 확실히 알지 못하는데 스스로 교정을 한다는 건 무리입니다.

척추에 붙어 있는 근육과 인대들은 24시간 똑같은 자세를 유지해주는 자세 유지근으로서, 일반적으로 물건을 옮기거나 힘을 내는 근육들과는 성질이 다릅니다. 자세 유지근은 움직임이 거의 없고 자세 구조가 잘 유지되도록 버티는 역할을 주로 담당합니다. 그래서 만약 특정한 방향으로 틀어졌다고 해서 이를 스스로 바로 잡으려고 하다 보면, 틀어진 척추는 그대로인 상태에서 움직이기 용이한 어깨와 골반, 무릎 등을 이용하여 자세를 만들려고 하기 때문에 오히려 S자 형태로 한

번 더 틀어질 수 있습니다. 다만 골반의 회전성 부정렬인 경우에는 고관절을 움직이는 근육들이 골반에 붙어 있기 때문에 이들을 이용한 자가 교정 운동이 가능할 수도 있습니다.

Q. 부정렬증후군을 가지고 있다면 생활 속 관리는 어떻게 해야 하나요?

한쪽으로 다리 꼬고 앉기, 한쪽 뒷주머니에 지갑 꽂고 다니기, 한쪽으로만 가방 메기, 한쪽 다리로만 체중을 싣는 동작 등을 오래 취하게 되면 골반이 틀어지기 쉽고 부정렬증후군이 있는 경우에는 더욱 악화됩니다. 앉아 있을 때도 턱을 당기고 의자에 깊숙이 앉아서 척추의 가장 튀어나온 부위를 등받이에 대고, 긴장을 풀어 허리가 펴지도록 하면서 턱을 괴거나 비스듬히 앉지 않도록 노력합니다.

이와 반대로 의자 끝에 걸터앉아서 등받이에 대지 않고 허리를 너무 꼿꼿하게 세운 채로 앉는 습관도 척추기립근이 과하게 긴장되어 부정렬을 악화시킬 수 있습니다. 또한 책이나 TV를 통해 척추에 좋다는 스트레칭을 무작정 따라하는 경우가 있는데, 부정렬을 가지고 있는 상태에서 운동하는 자세가 올바르지 못하면 목표한 근육이 아닌 엉뚱한 근육에 힘이 걸려서 더 틀어질 우려가 있으니 주의해야 합니다.

부정렬을 가지고 있다면 교정 치료와 함께 교정 효과가 오래 지속되도록 근지구력을 올리는 유산소 운동을 주 3회 이상 꾸준히 하는 것이 더 좋습니다. 체중 이동이 자연스럽게 이루어지도록 팔을 가볍게 흔들어서 걷기, 척추를 뒤로 꺾는 평영과 접영을 제외한 자유형, 배영을 위주로 한 수영, 배낭의 무게를 최소화하고 척추에 충격이 덜 가도록 계단을 최대한 피하며 걷는 가벼운 등산 등을 통해서 자세 유지근을 강화시켜주는 것이 바람직합니다. 골반에 부정렬이 있다면 좁은 안장에 올라서 등을 구부린 채로 운동하는 자전거 타기는 제한적으로 하는 것이 좋습니다. 자전거의 좁은 안장이 골반을 온전히 지지해주지 못해 골반의 좌우 틀어짐을 악화시킬 수 있기 때문입니다.

또 하나 강조하는 생활 속 관리는 세 끼니를 규칙적으로 먹는 것입니다. 식사가 불규칙해지면 우리 몸에서는 여분의 영양물질을 축적시키기 위해 뇌에서 식욕을 자극하여 폭식을 유도하고, 이로 인한 피하지방의 증가로 체형이 망가지게 됩니다. 또한 일상생활 중에서 갑자기 에너지가 필요할 경우에는 근육과 인대의 영양물질을 반복적으로 뽑아 쓰기 때문에 근육량이 점점 줄어들게 됩니다.

Q. 한의원에서는 부정렬증후군을 어떻게 치료하나요?

1. 추나요법

부정렬증후군을 치료하는 가장 대표적인 치료법으로 추나요법이 있습니다. 환자의 상태와 치료 부위에 따라서 다양한 추나요법을 시술하게 되는데 어긋난 골격을 밀고 당겨서 교정하는 관절가동추나, 긴장되고 경직된 근육 및 근막을 직간접적인 기법을 통

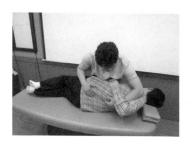

▲ 추나요법

해 치료하는 근막추나와 비정상적인 패턴으로 틀어진 호흡과 횡격막 운동을 치료하는 내장기추나, 비틀린 경막을 자극하여 중추신경계를 치료하는 두개천골추나 등을 이용합니다.

2. 밸런스약침

약침은 경혈 자리와 압통 자리에 봉독이나 한약재를 주입하는 요법입니다. 부정렬이 발생하면 틀어진 방향에 따라 근육과 인대의 구축이 발생하거나 인대가 이완되어 약화되기도 합니다. 약침의 치료 효과는 약물의 성격과 자침 부위에 따라서 근육과 인대가 뭉친 부위는 경혈을 자극하여 풀어주고, 인대가 이완되어 약화된 부위에는 인대를 구성하는 섬유의 재정렬을 유도하여 인대를 강화시키는 등의 작용이 있습니다. 긴장성 근육통이 발생한 부위의 어혈을 제거하고 이완시키며, 인체의 평형감각에 관여하는 고유 수용기가 밀집한 부위인 후두하근막을 자극하는 데 사용하기도 합니다.

3. 족부보조기

똑바로 편하게 누운 상태에서 한쪽 발끝이 더 벌어지거나, 자주 신는 신발의 뒷굽이나 앞굽이 한쪽만 더 빨리 닳는다면 부정렬을 의심할 수 있습니다. 이런 경우 발의 아치 형태와 실제 다리 길이 차이, 체중 이동 패턴을 고려해 족부보조기를 착용합니다.

그러나 부정렬을 교정하지 않는 상태에서 만든 족부보조기는 체중 지지와 체중 이동 패턴이 고착화되면서 부상의 위험을 증가시킬 수 있습니다. 실제 부정렬을 치료하는 과정 중에 그동안 무리 없이 착용해왔던 보조기들이 불편하게 느껴지거나 오히려 통증이 증가하는 경우를 쉽게 보게 됩니다. 따라서 족부보조기는 부정렬 문제를 해결한 후 제작하거나, 증상이 심한 경우에는 미리 착용하되 부정렬이 해결되는 수준에 따라 지속적으로 조정해야 합니다.

4. 코어운동

코어란 사물의 중심부 또는 핵심을 뜻하며, 코어 근육이란 몸을 지탱하는 핵심 근육 중에서 척추의 정확한 자세를 유지하는 데 작용하는 근육을 말합니다. 이중에서 다열근, 복횡근, 흉부 횡격막과 골반저, 치골 결합을 포함한 내부 코어 근육들이 중요하고 제일 먼저 강화시켜야 합니다. 대표적인 강화 운동으로는 플랭크와 스쿼트 등이 있습니다.

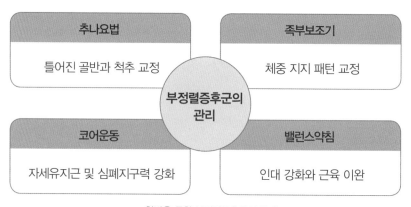

추나요법	족부보조기
틀어진 골반과 척추 교정	체중 지지 패턴 교정

부정렬증후군의 관리

코어운동	밸런스약침
자세유지근 및 심폐지구력 강화	인대 강화와 근육 이완

▲ 한방을 통한 부정렬증후군의 관리

> • 자세가 좋지 않은 10세 여자아이
> • 앉아 있을 때 삐딱하게 앉음
> • 엎드려서 책을 보기 좋아함
> • 자꾸 다리를 주물러달라고 함
> • 성장 검사 결과 성조숙증이 있고 허리 부분이 틀어져 있음

상 담 자 : 초등학교에 다니는 3학년 딸아이인데요. 앉아 있을 때 자세도 구부정하고 가끔 밤에 다리를 주물러달라고 하거나 목이 아프다는 얘길 자주 합니다. 키가 작은 편이라 작년에 성장검사를 했는데 호르몬 검사에서 큰 이상은 없다고 하면서 허리가 틀어졌다고 하네요. 병원에서 도수 치료를 권했는데 아직 어린 것 같아서 치료를 적극적으로 받은 적은 없고, 다만 옆에서 똑바로 앉으라고 얘긴 하지만 말을 잘 듣지 않는 것 같아서 걱정입니다.

사 회 자 : 자세가 좋지 않은 딸 때문에 걱정이 많은 어머님의 상담인데요. 요즘 좋은 자세가 바른 성장에 도움이 된다는 점은 잘 알고 계실 텐데, 조현철 원장님께서는 어떻게 치료해주시나요?

조 원 장 : 보통 어머님들이 평소에는 잘 모르시다가 아이가 학교에 들어가서 숙제 때문에 앉아 있는 시간이 많아지면 앉아 있는 자세가 좋지 않다는 걸 느끼실 겁니다. 보통 부모님께서는 '활동적인 아이니까 좀이 쑤셔서 그럴 거야, 힘드니까 책상에 조금 엎드릴 수 있지'라고 생각하시는데요. 좋은 습관을 들여야 할 때를 놓쳐서 나쁜 자세가 굳어져 신체 부정렬로 발전하는 경우가 많습니다.

우선 한 해 농사를 지을 때 봄철에 퇴비를 넉넉히 주어야 좋은 결실을 맺는 것처럼, 초등학교 저학년 정도의 나이에는 근력과 균형 감각을 키우기 위한 운동을 시작해야 합니다. 혹시 일찍 측만증이나 부정렬을 발견했다면 좌우 균형 감각이 필요하고 전신을 사용하는 수영을 권해드리지만, 아이가 흥미를 가지고 해야 꾸준히 할 수 있기 때문에 종목에 크게 구애받지 마시고 다만 다양한 신체 자극을 위해 2가지 이상의 종목을 번갈아 시키길 권해드립니다.

그리고 골격과 자세가 형성되는 시기가 여자는 초등학교 3학년에서 중학교 1학년, 남자는 중학교 3학년까지로 이 시기와 성장이 가속화되는 시기가 거의 일치합니다. 이때 부모님께서는 아이를 똑바로 세워 아이 뒤쪽에서 어깨 높이, 골반 높이가 비슷한지 확인해보시고, 똑바로 섰을 때 팔과 몸통과의 간격이 동일한지 확인해보시기 바랍니다. 특히 몸을 앞으로 천천히 구부렸을 때 등의 높이가 균일한지도 정기적으로 체크해보시고, 양쪽 등의 높이에 차이가 난다면 측만증 검사를 해보시는 것이 좋습니다.

엑스레이 검사를 통해 부정렬이 있는지 확인이 되었다면 단순히 자세의 문제인지 측만증인지 확인 후 치료 계획을 세우게 되는데, 제일 먼저 아이와의 소통이 중요하다고 생각합니다. 사실 스스로 나쁜 자세를 하고 있다는 인식이 있었다면 벌써 알아서 고쳤을 것이고 부모님에게 잔소리를 들을 필요가 없었겠지요. 그래서 교정을 진행하면서 나쁜 자세와 바른 자세를 인식시켜주고 치료 시기를 놓치지 않도록 격려해야 합니다. 또한 균형 감각 촉진을 위한 약침 치료 및 근육과 인대 강화를 촉진하는 한약 복용을 겸해서 3개월 정도 꾸준히 치료하면 대부분 좋은 결과를 얻을 수 있습니다. 물론 성장이 끝날 때까지 6개월마다 점검을 통해 진행 사항을 꼭 체크해야 아이에게 미래에 든든한 자산이 될 튼튼한 척추를 선물해줄 수 있습니다.

어떤 병이든 한방이 답이다

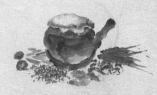

외형편 外形篇 : 정형 질환

어깨 통증

- 통기제통약침, 추나요법

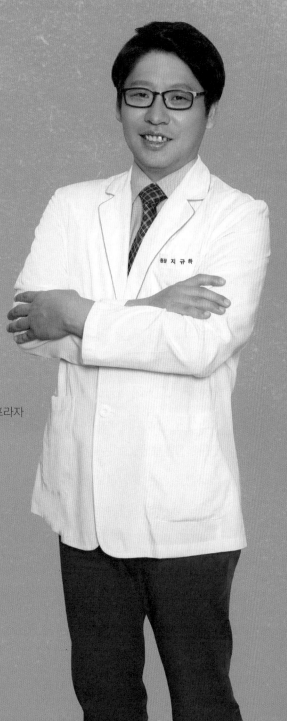

지규하 원장

- 척추신경추나학회 정회원/평생회원
- 서울경인지회 교육위원/대의원
- 대한약침학회 정회원
- 면역약침학회 정회원
- 대한통증제형학회 정회원
- 한방피부과학회 정회원
- 미국 미시간주립대학교
  정골의학대학 과정 수료

지씨한의원

주소 인천시 연수구 해돋이로168-5 송정프라자
전화 032-831-1080

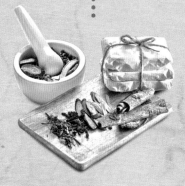

어깨에 누가 올라가 있는 것처럼
무겁고 욱신거려요

지긋지긋한 어깨 통증, 알고 보니?

어깨가 아프면 흔히들 '오십견'이라는 질환을 쉽게 떠올린다. 나이 오십에 찾아온다고 하여 오십견이라는 별칭으로 불리는 이 증상은 어깨 통증의 대명사로 자리 잡게 되었다. 하지만 현대에는 오십견 외에도 나이와 상관없이 찾아오는 어깨 질환이 다양하다. 컴퓨터나 스마트폰을 장시간 사용하거나 같은 자세에서 어깨를 반복적으로 쓰는 작업 환경 등으로 인해 어깨충돌증후군과 회전근개질환을 호소하는 환자들이 오십견 환자 수를 넘어서고 있는 추세이다. 이러한 질환은 오십견보다 통증이 심하고 간단한 동작조차 제한적이기 때문에 고통에서 벗어나기 위해 쉽게 수술을 결정하는 경우가 많다. 하지만 수술 이후에도 어깨의 통증이 가시지 않고 여전히 어깨를 쓰기 힘들다면 이후엔 어떻게 해야 할까? 물리치료나 수술로도 해결되지 않는 어깨 통증, 한의학적 치료와 관리법으로 100세까지 건강한 어깨를 누려보자.

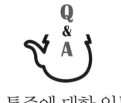

어깨 통증에 대한 일문일답

Q. 어깨 통증의 원인과 종류는?

어깨는 유동성이 가장 큰 관절입니다. 어깨 관절은 견갑골과 상완골두로 이루어져 있는데 견갑골에 상완골두가 근육과 인대로 매달려 있는 형태를 하고 있습니다. 이 때문에 인체 관절 중에서 가장 많은 움직임을 갖지만 어깨를 지지해주는 근육과 인대가 쉽게 피곤해지고 이에 따라 손상을 잘 받을 수 있습니다.

최근에는 잘못된 자세로 인한 근육과 인대의 긴장, 컴퓨터나 스마트폰의 장시간 사용, 과도한 어깨 사용, 심한 운동으로 어깨 통증을 호소하는 사람들이 늘고 있는 추세입니다. 어깨 통증의 대부분은 근육의 경직으로 인한 근막통증증후군, 견갑골과 상완골두가 충돌하는 충돌증후군, 회전근개의 손상으로 인한 회전근개질환, 관절낭의 유착으로 인한 유착성 관절낭염(오십견) 등의 질환으로 나타납니다.

Q. 근막통증증후군이란?

근막통증증후군이란 근육이나 근막이 잘못된 자세나 스트레스로 뭉쳐서 통증이 생기는 경우를 말합니다. 어깨 근막통증증후군의 경우 어깨와 목의 근육통과 더불어 어깨 관절이 뻑뻑해집니다. 보통 어깨 통증 초기는 근막통증증후군인 경우가 많습니다.

근막통증증후군과 연관된 어깨 근육은 승모근, 견갑거근, 능형근, 삼각근, 회전근개(극상근, 극하근, 견갑하근, 소원근) 등이 있습니다. 이 근육들은 어깨 관절을 지지하고 운동을 담당하기 때문에 어깨 근막통증증후군이 있으면 가만히 있어도, 어깨를 움직여도 아프게 됩니다. 특히 어깨 관절의 운동을 주관하기 때문에 근막통증증후근을 초기에 잘 치료하지 않을 경우 어깨충돌증후군, 회전근개질환, 오십견 등으로 발전할 수 있습니다.

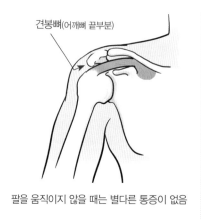
견봉뼈(어깨뼈 끝부분)

팔을 움직이지 않을 때는 별다른 통증이 없음

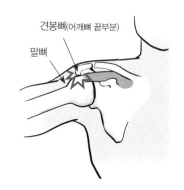
견봉뼈(어깨뼈 끝부분)
팔뼈

팔을 움직일 때 팔뼈와 자라난 견봉뼈가 부딪히면서 통증을 일으킴

▲ 근막통증증후군의 원인

Q. 충돌증후군의 원인과 증상은?

충돌증후군이란 팔을 들어올릴 때 상완골두가 어깨와 충돌하면서 생기는 증상을 말합니다. 팔을 들어올리면 상완골두가 견봉을 향해 위로 올라가는데 관절을 22°

돌릴 때마다 상완골두는 1cm 정도 상승합니다. 이때 회전근개가 상완골두를 아래로 잡아당겨 안정시킴으로써 견봉과 상완골두가 충돌하는 것을 방지합니다. 이 회전근개가 제대로 작용하지 못하고 상완골이 2° 움직이면 견갑골이 1° 움직이는 견갑상완리듬이 깨지면, 팔을 어깨 높이보다 위로 들어올렸을 때 어깨에 통증이 생기게 됩니다. 이것을 '동통호painful arc'라 하는데, 대개 45°~120° 사이에서 통증이 생깁니다. 도배, 조경, 목수, 페인트 칠, 수영, 테니스, 골프같이 팔을 많이 드는 일을 할 때 잘 발생합니다. 어깨충돌증후군이 있으면 팔을 어깨 높이 위로 들거나 뒤로 젖힐 때 아프고 낮보다는 밤에 자려고 누웠을 때 더 아픈 경우가 많습니다.

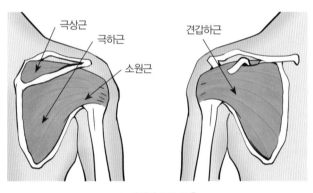

▲ 어깨의 주요 근육

Q. 회전근개질환의 원인과 증상은?

회전근개란 극상근, 극하근, 견갑하근, 소원근을 말합니다. 회전근개는 어깨 관절을 감싸고 있으면서 어깨 관절을 움직일 때 상완골두가 견관절에서 안정적으로 움직일 수 있도록 도와주는 역할을 합니다. 극상근과 견갑하근은 상완골이 안으로 돌게 하고 극하근과 소원근은 바깥으로 돌게 합니다. 팔을 들 때 극상근, 견갑하근, 극하근, 소원근이 같이 작용하여, 상완골두를 아래로 잡아당겨 팔을 들때 견봉에 부딪치지 않도록 도와줍니다. 회전근개가 제 역할을 못하거나 견갑상완리듬이 깨지면 어깨충돌증후군의 원인이 됩니다. 이 충돌증후군을 제때 치료하지 않으면 회전근개에 무리를 줘 염증이나 파열을 초래하는데 이것을 회전근개질환이라고 합니다.

회전근개질환은 충돌증후군과 비슷하게 팔을 어깨 높이로 들거나 뒤로 젖힐 때 통증이 심하고 낮보다 밤에 더 심해집니다. 회전근개질환은 충돌증후군과 달리 증상악화 시 통증 때문에 팔을 들 수 없거나 근력의 약화가 나타납니다. 그러나 병의 경중과 증상의 경중이 일치하지 않는 경우도 있는데, 회전근개가 전체적으로 파열된 경우보다 가벼운 파열에서 통증이 도리어 심하게 나타나는 경우가 있기 때문입니다. 회전근개파열의 경우 반드시 수술이 필요한 것은 아닙니다. 침, 약침, 추나, 한약 등으로도 회전근개파열을 치료할 수 있으며, 수술은 위와 같은 치료를 최소 3개월 동안 했음에도 호전이 없는 경우 고려해보는 것이 좋습니다.

Q. 오십견이란 무엇인가요?

과거에는 50세에 잘 생기는 질환이라는 의미를 담아 오십견이라고 불렀으나, 현재는 장시간의 컴퓨터 사용 등으로 인해 젊은 사람에게도 잘 생기는 질환이 되고 있습니다. 오십견의 정확한 병명은 '유착성 관절낭염'입니다. 말 그대로 관절낭에 염증이 생기고 유착되어 어깨 관절이 잘 움직이지 않는 것을 말합니다. 어깨근막

통증증후군, 충돌증후군, 회전근개질환 등을 치료하지 않고 방치할 시, 관절낭과 어깨 힘줄에 문제가 생겨 오십견이 오게 됩니다.

유착성 관절낭염이 생기면 가장 먼저 팔의 움직임에 제한이 옵니다. 외회전, 외전, 내회전 순으로 운동 제한이 심해지는데, 가장 어려운 동작부터 차례대로 팔을 등 뒤로 올리는 동작, 팔을 드는 동작, 팔을 안쪽으로 돌려 반대편 어깨를 만지는 동작 순입니다.

어깨 통증을 가장 잘 일으키는 충돌증후군, 회전근개질환, 오십견은 대게 증상이 비슷하지만 한 가지 큰 차이점이 있습니다. 오십견은 관절낭이 유착되어 어깨의 모든 운동이 제한되는 데 반해, 충돌증후군과 회전근개질환은 팔을 등 뒤로 올리는 동작 외에 다른 운동의 제한은 비교적 덜한 편입니다. 또한 오십견의 경우 팔을 움직일 때 통증이 심하지 않지만 충돌증후군과 회전근개질환은 오십견에 비해 심한 편입니다. 오십견 초기 6~8개월 사이에는 증상이 더 진행되는 경우가 많고 그 이후부터는 굳은 어깨 관절이 점점 풀리기 시작합니다. 그러므로 오십견 초기에는 무리한 운동보다 천천히, 꾸준히 어깨 관절 운동을 하는 것이 좋습니다. 또한 갑상선 기능 저하증이나 당뇨병이 있는 경우 오십견이 잘 생기기 때문에 조심해야 합니다.

	통증의 양상	어깨 운동 범위 제한
근막통증증후군	가장 약함. 일반적인 근육통의 증상	제한 없음
충돌증후군	팔을 어깨 높이 위로 들거나 등 뒤로 젖힐 때 통증 야간 수면 시 통증 있음	제한이 비교적 덜함
회전근개질환	팔을 어깨 높이 위로 들거나 등 뒤로 젖힐 때 통증이 충돌증후군보다 더 심함. 그러나 회전근개 전체 파열의 경우 통증이 더 약할 수 있음 야간 수면 시 통증 있음	팔을 앞과 옆으로 드는 동작에 비해, 팔을 등 뒤로 올리는 동작이 더 어려움 충돌증후군보다 운동 제한이 심함
오십견	충돌증후군과 회전근개질환에 비해 통증 강도는 약함 야간 수면 시 통증 있음	팔을 앞과 옆, 등 뒤로 올리는 동작 모두 제한이 심함 충돌증후군과 회전근개질환보다 운동 제한이 더 심함

Q. 어깨 통증의 한의학적 치료 방법은?

한의학에서는 병을 치료할 때 3원칙을 따릅니다. 첫째는 병의 근본 원인을 치료하는 본치本治, 둘째는 병의 증상을 치료하는 표치標治, 셋째는 병의 근본 원인과 증상을 같이 치료하는 표본동치標本同治입니다.

어깨 통증의 경우는 기혈 순환의 장애가 생겨 어깨 근육과 인대가 제대로 작용하지 못하고 견갑상완리듬이 깨진 것이 근본 원인입니다. 그러므로 어깨의 기혈 순환을 소통시키고 견갑상완리듬을 회복시켜주는 것이 중요합니다.

1. 추나 치료

추나는 한의사가 직접 손이나 신체의 일부
분을 이용해 추나 테이블 등 기타 보조기구
에서 환자의 신체 구조에 유효한 자극을 가
하여 구조 및 기능상의 문제를 치료하는 한
의학 수기 치료입니다.

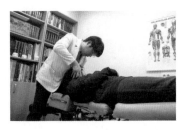

▲ 추나 치료

어깨 통증의 치료에서는 견갑상완리듬이 제
대로 이루어져야 어깨 관절이 구조적, 기능적으로 회복할 수 있기 때문에 어
깨 관절을 이루는 근육, 근막, 인대, 건의 정상적인 움직임을 가장 중요하게
보고 있습니다. 먼저 어깨에 있는 관절은 견갑골과 상완골이 만나는 견갑상완
관절 이외에도, 견갑골과 쇄골이 만나는 견쇄관절, 흉골과 쇄골이 만나는 흉
쇄관절, 진성관절은 아니지만 견갑골과 흉곽이 만나는 견흉관절로 이루어져
있습니다. 이 관절들 중 하나라도 문제가 생기면 어깨가 정상적으로 움직이기
어려워집니다.

가령 견갑상완관절에 문제가 있을 때 회전근개에 부담을 주어 회전근개질환
이나 충돌증후군을 쉽게 초래할 수 있습니다. 흉쇄관절이나 견흉관절에 문제
가 있는 경우에는 팔을 들어 끝까지 올리려는 동작에서 통증이 매우 심해집니
다. 또한 팔을 들 때 잘 안 움직이는 경우 견흉관절의 문제를 의심해볼 수 있
습니다. 이렇게 관절들이 비틀리고 제자리를 벗어난 경우 추나 치료로 교정해
제 기능을 할 수 있도록 돕는 것이 중요합니다.

또한 어깨 관절을 치료할 때 경추와 흉추의 추나 치료도 중요합니다. 어깨 관
절을 이루는 근육과 관절낭이 경추와 흉추에서 나온 신경의 지배를 받기 때문
입니다. 경추와 흉추가 틀어져 신경에 압박이 가해지면 근육들도 제 기능을

할 수가 없습니다. 특히 경추 5번과 6번의 신경근에서 시작되는 상견갑신경의 경우는 극상근과 극하근을 지배하고 어깨 관절낭과 연결되어 있습니다. 경추 5번과 6번이 틀어지면 상견갑신경이 압박을 받게 되고 연쇄적으로 극상근과 극하근, 어깨의 관절낭에도 문제를 일으키기 때문에 충돌증후군, 회전근개질환, 오십견의 치료 시 경추 추나 치료가 반드시 필요합니다.

2. 통기제통약침 치료

순수 한약재만을 정제하여 유효한 약효 성분을 추출해 몸의 혈 자리에 주입하는 치료법입니다. 추나 치료로 어깨 관절의 비정상적인 움직임과 유착 등을 풀어주었더라도 어깨의 관절, 근육, 힘줄 등은 여전히 약한 상태로 남아 있기 때문에, 기혈을 순환시키

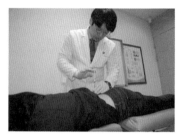

▲ 통기제통약침 치료

고 통증을 없애 주는 통기제통약침通氣除痛藥鍼을 환처에 직접 자입하여 기혈을 소통함으로써 빠른 회복을 기대할 수 있습니다.

3. 한약

어깨의 충돌증후군, 회전근개질환, 오십견에서 생긴 조직의 염증, 유착을 제거하여, 근육과 힘줄을 강화하고 탄력을 높여줘 빠른 통증의 감소와 기능 회복을 도와줍니다. 이를 통해 어깨 질환의 빠른 회복을 돕고 재발을 방지합니다.

4. 침

어깨 주변의 경혈인 견중, 견우, 견료, 거골, 병풍, 노수, 천종, 비노 등과 어깨

의 주요 경락을 소통시켜주는 경혈 등에 자침하여 막힌 기혈을 소통시킵니다. 기혈을 소통시킴으로써 통증의 감소와 주변 근육과 힘줄, 신경을 이완시키고 회복을 촉진하는 효과가 있습니다.

하지말초신경포착증후군

– 신경 추나, 족부교정기

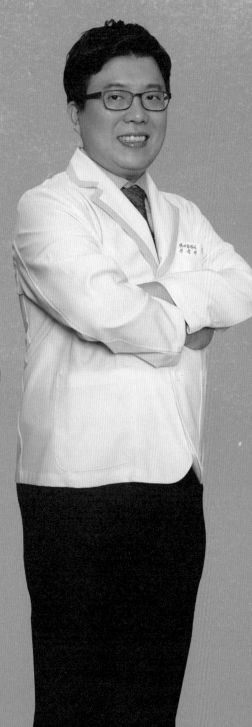

장건 원장

- 가천대학교 한의과대학원 한방재활의학 박사
- 한방재활의학과 전문의
- 동의보감연구회 재무이사
- 목동자생한방병원 진료원장 및 학술부장 역임
- 척추신경추나의학회 서울경인지회
  골반부교육위원/총무/CIQ고시위원
- 중앙교육위원/자생지부 골반부교육위원 역임
- 《한의과대학 교과서》(제2판) 추나의학 집필 및
  기법편 편집장
- 《부정렬증후군》(제2판)/《카이로프랙틱》(제3판) 번역
- 교통사고상해증후군 한의진료가이드

장박사한의원

주소 서울시 송파구 백제고분로 19길 23 101호
　　　(잠실동, 한영 해시안 상가)
전화 02-420-7975

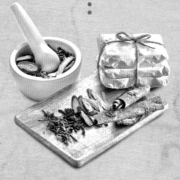

허리디스크 수술을 했는데도
다리가 계속 찌릿찌릿해요

하지말초신경포착증후군을 아시나요?

허리가 아프고 다리의 저림이 있다면 흔히 디스크라 불리는 추간판 탈출증으로 의심하기 쉽다. 디스크란 척추 사이에서 충격을 흡수하는 추간판이 돌출되어 다리로 가는 신경을 압박해서 신경 증상을 일으키는 질환이다. 여기서는 정확한 용어인 추간판 탈출증 대신 대중들에게 친숙한 디스크로 칭한다.

그런데 간혹 허리디스크 수술을 했음에도 불구하고 다리 저림이 해소되지 않아 검사 자료를 들고 한의원을 찾는 환자들이 많이 있다. 이런 경우 디스크가 아닌 하지로 순행하는 말초신경이 눌리는 증상인 포착에 의해 다리가 지속적으로 저린 경우에 해당된다. 예를 들면, MRI 검사 결과에서는 추간판이 우측으로 탈출하여 신경을 누르고 있지만, 정작 환자는 좌측 엉덩이와 다리가 불편하다면 '말초신경포착증후군'을 의심하고 그에 적절한 치료법을 시행해야 한다.

하지말초신경포착증후군에 대한 일문일답

Q. 하지말초신경포착증후군이란 어떤 질환인가요?

말초신경포착증후군이란 평발로 인한 체형의 틀어짐, 근육의 긴장성 수축 또는 신장성 수축, 건·인대의 비후, 관절의 비후 등으로 인해 해당 병변 부위로 지나가는 신경이 압박되어 생기는 통증 및 감각 이상을 일으키는 증후군을 말합니다. 간단히 비유하자면 신경이라는 시냇물이 잘 흘러가야 하는데, 시냇물이 지나가는 물길이 막혀 그 부분 아래에 문제가 생기는 것을 말합니다.

말초신경포착증후군을 야기하는 원인은 의외로 많습니다. 예를 들어 골반에서 천골과 대퇴골을 연결하는 근육인 이상근이 긴장해 좌골신경을 포착하는 경우, 요추 5번과 천추 1번 사이의 추간판이 돌출하여 천추 1번 신경근을 눌러서 신경 병증 증상과 같은 허벅지 뒤쪽의 통증이 생기므로 임상에서 이를 디스크로 오인하는 경우가 흔합니다.

하지말초신경포착증후군의 종류에는 이상근 증후군, 대퇴신경과 대퇴외측피신경의 포착에 의한 대퇴신경통, 외측비복피신경의 포착에 의한 장딴지 통증, 발목 안쪽에서 종골과 안쪽 복숭아뼈를 연결하는 굴근지대에서 경골신경이 압박되어 발생하는 족근관 증후군, 전방굴근지대에서 심층비골신경이 포착되어 발생하는 전방 족근관 증후군 등이 있습니다.

Q. 허리디스크와 하지말초신경포착증후군은 어떻게 다른가요?

허리디스크는 요통과 함께 디스크가 압박하고 있는 신경과 관련된 다리의 특정 부위가 아프고 저린 방산통이 나타납니다. 하지말초신경포착증후군의 경우 해당 신경이 포착된 아래에서 신경 증상이 나타나고 요통은 없습니다. 허리디스크는 의사의 진찰 및 이학적 검사에 의해 추정이 가능하고 MRI로 확진이 가능합니다. 질병의 증상이 단일하지 않고 그 원인이 불분명할 때 증후라는 용어를 쓰고 어떤 질병이 2가지 이상의 증후를 나타낼 때 증후군이라는 용어를 씁니다. 증후군이라는 용어에서 예상할 수 있듯이 하지말초신경포착증후군은 엑스레이, CT, MRI 같은 검사 장비에 의해 진단할 수 없습니다. 오로지 숙련된 의사의 문진과 촉진, 이학적 검사 등으로만 진단할 수 있기 때문에, 임상에서 많은 의사들이 하지말초신경포착증후군을 놓치고 허리디스크로만 진단하는 잘못을 범하기 쉽습니다. 허리디스크는 아래 표와 같은 심부건 반사 저하, 특정 근육의 근력 저하와 같은 전형적인 신경근 증상이 있지만, 하지말초신경포착증후군은 신경근 증상이 나타나지 않으며 하지직거상 검사에서도 음성이 나타납니다.

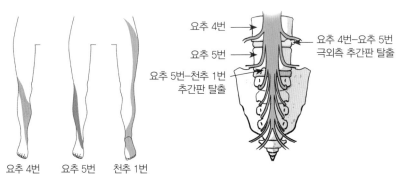

▲ 허리디스크의 감각 이상과 통증 부위

척추간	신경근	심부건반사 저하	근력 약화	감각 이상과 통증
요추 3–4번간	요추 4번 신경근	슬개건 건반사	전경골근 (족하수, 계상보행)	종아리 안쪽
요추 4–5번간	요추 5번 신경근	없음	장모지 신근	종아리 바깥쪽과 발등
요추 5번–천추 1번간	천추 1번 신경근	아킬레스 건반사	장 · 단비골근	바깥쪽 복숭아뼈와 발의 외측

Q. 허리디스크와 하지말초신경포착증후군의 공통 증상이 있나요?

허리디스크와 하지말초신경포착증후군의 공통점은 바로 말초신경을 압박하는 병증이라는 것입니다. 재밌는 것은 '이중압궤증후군'이라는 말이 있습니다. 이중 압궤증후군은 말초신경의 주행 경로 상 두 군데 이상에서 신경 압박 병변이 있는 상태를 말하는 용어인데, 허리디스크 환자가 이상근 증후군도 같이 동반하는 경우가 많아 임상에서 매우 흔하게 접할 수 있습니다.

엉덩이에서 이상근이 좌골신경을 압박하는 이상근 증후군의 경우, 비골신경의 신경 지배 부위가 경골신경의 지배 부위보다 많은 문제를 유발하기 때문에 종아리 외측으로 저림을 호소하는 경우가 있습니다. 이는 요추 4–5번간 허리디스크로 요추 5번 신경근이 압박을 받을 때 종아리 외측으로 나타나는 방산통 부위와 거의 비슷합니다.

요추 4–5번간 허리디스크에 대한 치료를 오랫동안 받았음에도 종아리 외측의 방산통이 조금 나아졌지만 계속 남아 있는 경우, 디스크에 의한 신경 압박은 어느 정도 치료되었지만 엉덩이에서의 이상근 증후군을 치료하지 않아 증상이 남아 있는 것입니다. 임상에서 허리디스크 수술 후에도 하지의 저림이 해소되지 않아 내원한 환자의 문제 있는 이상근을 치료하자, 빠른 시간 내에 방산통이 거의 사라져서 수술을 후회한 사례도 있었습니다.

Q. 하지말초신경포착증후군 중 이상근 증후군의 증상은 무엇인가요?

이상근은 천골 앞에서 천장관절의 앞을 지나 대좌골공을 거쳐 대퇴골 대전자의 상단 내측에 부착되는 피라미드 모양의 근육입니다. 좌골신경은 인체에서 가장 큰 신경으로 요추 4,5번과 천골 1,2,3번 신경근으로 이루어져 있습니다. 85%는 이상근의 앞쪽에서 이상근과 대좌골공이라는 해부학적 구멍 사이를 지나지만, 10% 정도는 좌골신경의 비골신경부분이 나누어져서 이상근을 통과하기도 하고, 1% 미만에서는 좌골신경이 나누어지지 않고 전체가 이상근을 뚫고 지나가서 선

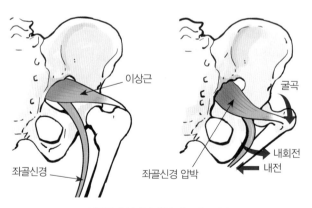

▲ 이상근에 의해서 압박되는 좌골신경

천적으로 이상근이 잘 생기는 경우가 있습니다. 이상근 증후군은 이상근의 긴장이나 비대로 좌골신경이 압박되어 생깁니다. 이상근 증후군의 증상은 심한 고관절 통증을 호소하며 다리로 퍼지는 방산통이 나타납니다. 방산통 때문에 허리디스크로 오인할 수 있으나 특정 하지 부위의 신경 증상이 없다는 점에서 허리디스크와 차이가 있습니다. 여성의 성교 불쾌증이나 남성의 발기부전과 연관되는 경우도 있으며, 항문 주변, 허벅지 뒤쪽, 종아리 바깥쪽, 발의 통증과 같은 하지방산통, 배변할 때 직장 통증이나 이상 감각도 생길 수 있습니다. 옆으로 누워서 잘 때 위쪽의 이상근은 자는 동안 근육이 당기는 스트레스를 받아 기상 시 허리디스크와 같은 통증을 나타내기도 합니다.

	허리디스크	이상근 증후군
원인	추간판이 탈출하여 요추의 신경근을 압박하여 생김	이상근이 좌골신경을 압박하여 생김
통증 부위	요통과 특정 신경근의 신경통 압박된 신경근이 지배하는 특정 하지 부위에 이상 감각이 나타남	요통 없음 둔부 이하의 불편감, 하지의 광범위한 곳에서 이상 감각이 나타남
진단 방법	문진 및 CT나 MRI를 통해 확진	한의사의 촉진과 문진으로 확인, CT, MRI상 이상을 찾을 수 없음
특징	요추 5번 신경 증상인 엄지발가락을 얼굴 쪽으로 당기는 힘이 약해짐, 천추 1번 신경 증상인 아킬레스건 반사 저하 등의 전형적인 신경근 증상 있음	좌골신경 압박 증상은 있지만 신경근 증상은 없음 아킬레스건 반사 저하 등의 전형적인 신경근 증상 없음

Q. 이상근 증후군의 한의학적 치료는 어떻게 이루어지나요?

1. 신경 추나

추나요법은 비뚤어진 신체 구조를 한의사가 손으로 밀고 당기며 바르게 교정하는 치료 방법입니다. 특히나 이상근이 압박하여 손상시킨 좌골신경을 늘려주고 풀어주는 신경 추나는 좌골신경통이 심할 때 효과적입니다.

2. 족부 추나 및 족부교정기

발의 문제로 골반이 비틀어지면 이상근이 긴장하게 됩니다. 틀어진 골반을 바로잡기 위해 발의 모양을 올바르게 교정하는 족부 추나 및 족부교정기를 처방합니다.

3. 약침

한약을 정제한 약침으로 이상근의 통증 유발점을 치료하고, 골반 주위의 인대를 강화시켜 골반의 안정성을 높입니다.

4. 한약

이상근 증후군은 골반의 근육이 약한 사람들에게서 많이 생깁니다. 골반의 근육과 인대를 강화시키고 이상근에 의해 압박되어 손상된 좌골 신경을 회복시키는 한약을 처방합니다. 또한, 한약은 이상근 증후군의 통증을 완화하고 재발을 방지하는 효과가 있습니다.

5. 침 · 전침

이상근 증후군시 나타나는 족태양방광경근足太陽膀胱經筋과 족소양담경근足少陽膽經筋의 긴장을 줄이는 경혈에 침을 놓아 통증을 줄이고, 침 치료와 병행하는 전침 치료는 엔돌핀이 나오는 내인성 오피오이드Opioid 진통기전을 자극하여 침의 진통 효과를 배가시킵니다.

6. 부항

통증의 감소 및 표층 근육 및 근막을 이완하는 효과가 있습니다.

7. 뜸

경혈에 열을 가하는 뜸 치료는 통증을 줄이는 데 탁월합니다.

Q. 하지말초신경포착증후군 중 대퇴신경통은 무엇인가요?

서혜부와 허벅지 앞쪽의 통증, 대퇴사두근의 약화, 허벅지 안쪽과 종아리 안쪽이 먹먹하다고 하는 감각 둔화를 호소하는 환자들이 많습니다. 대퇴신경은 요추 2-4번 신경의 앞가지로 이루어졌는데, 허리 부위에서는 요추 3, 4, 5번 횡돌기와 요방형근의 앞쪽에 위치하고 골반강에서는 장골근의 앞쪽에 있으며, 허리에서 서혜부로 나올 때까지 대요근이 덮고 있습니다.

대퇴신경의 분포를 보면 대퇴 신경이나 외측대퇴피신경이 눌려서 손상되는 증상인 신경 포착은 장골근과 대요근의 과긴장과 연관되어 있습니다. 대퇴신경은 장골근과 대요근 사이를 타고 서혜부로 내려오는데, 이때 대요근과 장골근에 강직이 생기면 대퇴신경이 압박당해서 신경병증 증상을 일으킵니다. 특히 대퇴신경이 지속적으로 압박을 받으면 신경의 운동신경 영역인 대퇴사두근이 약화됩니다. 이때 나타나는 증상이 바로 무릎 통증과 허벅지 통증입니다. 계단을 올라갈 때 양쪽 다리가 교대로 오르지 못하고 안 아픈 다리로 올라간 다음 아픈 다리를 끌어올리는 통증성 보행을 하게 되는 이유입니다.

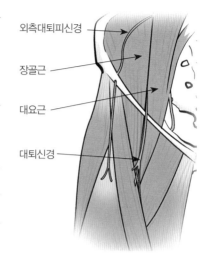

▲ 대퇴신경, 외측대퇴피신경과 대요근,
   장골근의 관계

대퇴사두근이 약화된 상태에서 과도하게 무릎을 구부리는 자세를 취하면 근육의 손상으로 인한 내출혈이나 근육 단백의 유출로 무릎에 부종이 유발되기도 합니다. 관절염으로 무릎 관절에 물이 차 병원에서 물을 빼는 시술을 받음에도 불구하고 통증이 낫지 않고 부종이 재발하는 까닭이 바로 대퇴신경의 포착 때문입니다. 요추 2, 3번간 허리디스크나 협착증에서도 장요근의 약화와 함께 대퇴사두근의 약화가 나타나지만, 대퇴신경 포착의 경우에는 장요근의 약화가 나타나지 않습니다.

1. 근막추나

과긴장된 장골근과 대요근의 근막을 이완시키는 추나요법을 시행합니다.

2. 대퇴신경추나

장골근, 대요근, 서혜인대 등이 압박받아 민감해진 대퇴신경을 의사가 촉진하여 딱딱하고 민감한 돌출 형태의 신경 싹Nerve buds을 찾습니다. 대퇴신경이 외측 방향으로 잘 미끄러지는지, 세로 방향으로 잘 늘어나는지, 신경이 잘 굴려지는지 등을 확인하는 가동성 검사를 한 후 대퇴신경의 민감점을 없애고, 움직임 제한을 풀어주는 신경추나를 시행합니다.

3. 약침 치료
장골릉이나 서혜부 주변의 압통점에 약침을 시술하여 서혜부 인대의 긴장감을 줄이며, 장골근, 대요근의 민감점에도 약침을 놓아 근육의 이완을 도모합니다.

4. 한약, 침, 부항, 뜸 치료
대퇴신경을 회복시키고, 주위 구조물들을 강화시키며 통증을 줄여주는 한약, 침, 부항, 뜸 치료 등을 시행합니다.

Q. 하지말초신경포착증후군의 원인은 무엇인가요?

흔한 말초신경포착증후군인 이상근 증후군의 원인 중의 하나가 보행 중 발의 과회내 현상 때문입니다. 과회내란 발의 아치가 무너진 평발 형태의 보행을 뜻하는데, 쉽게 비유하자면 발가락 끝이 바깥쪽으로 향하는 팔자걸음을 떠올리면 됩니다. 팔자걸음으로 발이 과회내하면 경골과 대퇴골이 안쪽으로 회전하게 되고, 대퇴골이 안쪽으로 회전하면 대퇴골에 연결된 이상근이 본래의 크기보다 늘어나게 됩니다. 늘어난 근육이 다시 원래의 길이로 돌아가기 위해 수축하는 현상을 신장성 수축이라고 하는데, 이상근의 신장성 수축은 좌골신경을 압박하여 이상근

증후군을 유발하게 됩니다. 또한 과회내된 쪽(평발 있는 쪽)의 장골이 전방 회전하면서 앞으로 이동하게 되고, 골반의 높이가 낮아지게 되며, 고관절에 통증이 발생합니다.

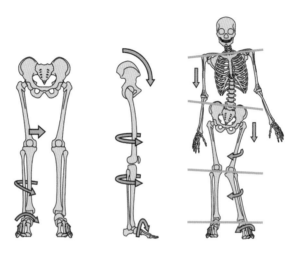

▲ 평발로 인해 생긴 체형의 부정렬

과회내된 쪽에서 짧아진 장요근과 대퇴근막장근은 보행 시 정상적인 다리가 뒤로 가는 운동을 방해하며, 이것에 대한 보상 작용으로 척추 사이를 연결하는 척추기립근들이 과하게 수축하여 허리를 뒤로 젖힘으로써 다리가 뒤로 가지 못하는 것을 보상합니다. 이러한 척추기립근의 과부하는 추간판 장애의 원인이 됩니다. 따라서 팔자걸음은 허리디스크와 이상근 증후군이 동시에 발생하는 이중압궤증후군을 유발할 수 있습니다. 전방 회전된 장골은 천골의 변화를 일으키고 이는 척추측만증을 유발하기도 합니다.

Q. 발의 문제는 어떻게 진단하고 치료하나요?

팔자걸음에서 보이는 발의 과회내로 인해 이상근 증후군 등의 말초신경병증이 생겼다면 이상근만 치료해서는 안 됩니다. 이상근 증후군의 원인인 발을 제대로 치료해야 합니다.

먼저 환자의 발 상태를 정확히 진단하기 위해 추나 테이블에서 체중 부하가 없는 상태로 발의 모습을 진찰합니다. 그 다음 족저경 위에서 발바닥의 모습, 발뒤꿈치의 각도, 전체적인 체형 등을 검사합니다.

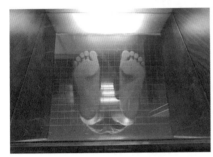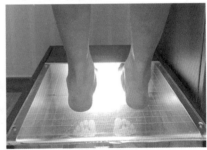

▲ 족저경 검사

다음으로 족부검사기를 통하여 정적 기립 검사와 동적 보행 검사를 합니다.

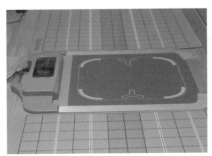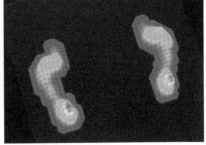

▲ 족부검사기와 검사 결과

이학적 검사와 족부검사 소견 등을 종합하여 환자의 족부 문제가 정확히 파악되면, 폼 박스에 올라서서 환자의 발을 찍고, 족부 문제를 해결할 수 있는 맞춤형 족부교정기를 처방하며, 비틀어진 구조에 대해 추나 치료를 합니다.

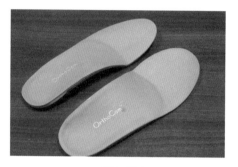

▲ 족부교정기

처방된 족부교정기는 신발에 있는 깔창을 대신해 사용합니다. 더불어 종아리 스트레칭 등을 하루 10분 이상 병행하면 교정 효과가 더 좋아집니다.

상 | 담 | 사 | 례

상 담 자 : 초등학교 5학년 남자아이를 둔 엄마입니다. 조금만 걸어도 좌측 종아리가 당긴다고 하고 요새는 좌측 엉덩이랑 허벅지 뒤쪽이 저린다고 합니다. 5학년이 되면서 키가 8cm 정도 컸는데 어느 날 보니 어깨 높이가 상당히 차이가 났습니다. 새 운동화를 사주고 헌 운동화를 버렸는데 왼쪽 운동화의 발꿈치 부분이 오른쪽에 비해 중앙과 안쪽으로 더 많이 닳아 있습니다. 척추가 휘어져서 그런가요?

장 원 장 : 몇 가지 가능성을 생각해볼 수 있겠습니다.

1. 유연형 평발 가능성이 있습니다.

유연형 평발이란 체중을 부하하지 않은 상태에서는 발이 정상적인 아치 형태인 족궁을 갖지만, 서 있거나 걸을 때와 같이 체중을 부하한 상태에서는 족궁이 무너지면서 평발이 되는 것을 말합니다. 특징적으로 팔자걸음을 걷기도 하고, 운동화의 뒤꿈치가 중앙에서 안쪽이 많이 닳습니다.

보통 운동화의 뒤꿈치는 바깥쪽부터 먼저 닳기 때문에 그 부분이 많이 닳는데, 유연형 평발을 가진 경우 보행 시 발의 회내가 빠르게 일어나면서 족궁이 무너져 운동화의 뒤꿈치 중앙과 안쪽이 빨리 닳게 됩니다. 또한 유연형 평발은 보행을 많이 하면 종아리 근육의 긴장이 빨리 오므로, 다리가 땡긴다거나 아프다는 말을 많이 합니다.

평발은 족궁이 완성되는 만 12세 전에 족부교정기와 운동을 하면 교정이 가능합니다. 평소 부모님이 초등학교 저학년 자녀들의 발 모양, 보행 자세, 운동화 뒤꿈치 마모의 비대칭성이 있는지 살펴보고, 이상이 있다면 검사를 받아보는 것이 평발 같은 족부 문제를 조기 발견하는 방법입니다.

2. 척추측만증 가능성이 있습니다.

유연형 평발을 가진 경우 족궁이 무너지면서 그쪽 골반이 내려가고 앞으로 회전하게 되는데, 이때 척추가 보상 작용으로 인해 평발 있는 쪽으로 볼록하게 휘어집니다. 그래서 평발 쪽 어깨는 올라가고 골반은 내려가며 척추가 휘어진 측만증이 생기기 쉽습니다. 특히 성장기 때 키가 자라면서 측만증 증상이 심해질 수 있으니, 자녀분들을 유심히 관찰해볼 필요가 있습니다.

3. 이상근 증후군 가능성이 있습니다.

평발은 골반의 위치를 변화시켜 대퇴골과 천골을 연결하는 이상근이라는 근육을 늘어나게 합니다. 그럴 경우 이상근을 통과하거나 위나 아래로 지나가는 좌골신경을 압박하게 되고, 그 신경이 지배하는 엉덩이와 허벅지 뒤로 저림이나 통증이 일어나게 됩니다. 이것을 이상근 증후군이라고 하는데 아이는 유연형 평발로 인한 이상근 증상을 호소하는 것으로 보입니다.

따라서, 한의사의 진찰, 이학적 검사, 동작 검사, 족부 검사 등을 받아 아이의 상태를 정확하게 진단받고 그에 적절한 추나 치료, 족부교정기, 침 치료 등을 해야 하는 상황입니다.

어떤 병이든 한방이 답이다

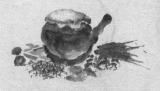

허리 통증

– 고농도 봉침, 교정 추나

김태헌 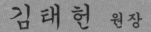 원장

- 한방재활의학과 전문의
- 자생한방병원 강남본원 전문수련의 과정 및 원장
- 2016 네이버 지식iN 한의학 상담 한의사
- 2011 SBS 생활경제 〈맛있는 경제〉
  고정출연 및 의료자문

태헌한의원

주소 경기도 성남시 중원구 양현로469
가람빌딩 4층(분당 야탑역 야탑중학교 근처)
전화 031-755-8875
카카오톡 태헌한의원
홈페이지 www.taebol.com
www.thdiet.modoo.at

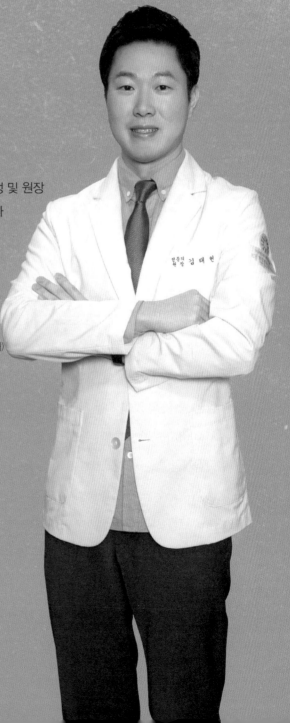

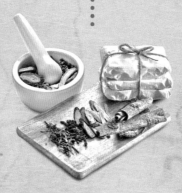

디스크 진단에 속고 있는 허리 통증

당신의 허리가 아픈 진짜 이유는?

2015년 실손보험금 수령액 상위 10개 질병 중 보험금을 가장 많이 받아간 질병이 무엇일까? 바로 디스크라고 부르는 추간판 탈출증이다. 여기서는 추간판탈출증을 모두 디스크로 칭한다.

"허리 아픈 이유가 디스크 때문인가요?" 허리디스크 진단 환자들이 한의원 상담 중 가장 많이 하는 질문이다. 디스크는 허리의 통증은 물론이고 다리까지 이어지는 방산통 때문에 어느 날은 지옥을 경험하다가도, 어느 날은 또 거짓말처럼 통증이 사라지기도 하는 아리송한 질환이다. 그렇다면 이러한 허리 통증은 모두 디스크 때문일까? 또한 일반적인 상식처럼 디스크는 반드시 수술 치료를 해야 하는 걸까? 마치 '두통'이나 '감기'처럼 흔하게 거론되고 있는 디스크에 대한 오해! 허리에 통증을 유발하는 근본 원인과 한의학적 비수술 치료법에 대해 알아보자.

허리 통증에 대한 일문일답

Q. 허리 질환 환자들이 가장 많이 호소하는 증상은 무엇인가요?

"어디가 아파서 오셨어요?"라고 물었을 때 환자들이 아픈 부위를 정확히 설명하기보다는 "엑스레이를 찍었는데 요추 4~5번에 디스크가 있어요"라고 대답하는 경우가 많습니다. 다시 말해 환자 자신이 정확히 느낀 증상보다는 단순히 '디스크'라는 병명을 증상처럼 말하는 것입니다. 하지만 사실 엑스레이만 찍어서는 디스크가 보이지 않습니다. 다만 뼈와 뼈의 간격을 보고 전문의가 추측을 하는 것입니다.

'요추 4~5번, 요추 5번, 천추 1번'은 엉덩이 바로 위의 허리입니다. 척추 중 제일 아래에서 가장 많은 무게를 버텨야 하기 때문에, 허리 통증이 없더라도 50% 이상에게서 이 부위의 간격이 좁아져 있음을 확인할 수 있습니다. 우리가 나이 들면서 생기는 주름을 병으로 보지 않듯이, 퇴행성으로 척추 간격이 좁아지는 것을 허리 통증의 원인으로 말할 수는 없습니다.

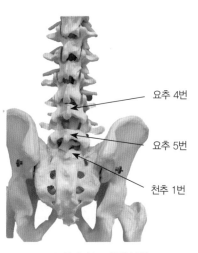

요추 4번

요추 5번

천추 1번

▲ 허리디스크 발생 부위

Q. 허리는 왜 아픈 건가요?

허리의 구조에 대해 알아보겠습니다. 허리 중심에는 척추라는 뼈가 있고 뼈와 뼈 사이에는 디스크가 있습니다. 디스크 뒤에는 척추관이라는 공간과 그 뒤를 지나가는 척추신경이 있습니다. 이러한 구조를 인대와 근육, 근막이 지탱하고 있습니다. 허리가 아프다는 것은 이 구조들 중 어딘가에 문제가 생겼기 때문입니다. 근본적으로 허리를 많이 쓰면 근육과 근막에 무리가 가는데, 이때는 침 치료를 받거나 며칠 쉬면 어느 정도 회복이 됩니다. 근육의 색을 떠올려보면 빨간색이 떠오를 겁니다. 그만큼 혈관 분포가 풍부하다는 것을 말하며 이것은 곧 근육 손상 시 혈액순환이 활발히 이루어질 때 회복이 빠르다는 뜻입니다. 그러나 근육이 80% 정도만 회복된 상태에서 자꾸 과도한 힘이 가해지면 결국 인대도 손상되어 근육만 다쳤을 때보다 회복이 늦어지게 됩니다. 인대의 색은 근육과 반대인 흰색으로 표현합니다. 혈관 분포가 거의 없기 때문에 손상 시 회복이 늦어지는 것입니다.

근육과 인대에 문제가 생기면, 뼈와 뼈의 마찰로 염증이 생기거나 뼈와 뼈 사이에 있는 추간판이 손상되기도 하고, 심해지면 신경에까지 자극이 미쳐 결국 디스크라는 증상으로 나타나게 됩니다. 다시 말해 대부분의 허리 통증은 근육과 인대의 반복적인 손상에 의한 것이며, 이를 조기 치료하고 관리해야 디스크 증상과 만성 허리 통증도 좋아지게 됩니다.

Q. MRI 등의 정밀 검사를 통해 허리디스크 진단을 받은 경우는 어떤가요?

"저는 MRI 검사를 통해 허리디스크와 척추관협착증 진단을 받았어요"라고 말하는 환자들이 있습니다. 엑스레이나 MRI 같은 영상으로 보인 허리디스크와 척추관협착증은 실제 그 증상이 발현되는 것과 전혀 다른 문제입니다. 실제 허리가 아프지 않은 사람인데도 MRI를 찍었을 때 허리디스크, 척추관협착증으로 판독이 나오는 경우가 많습니다.

척추의 경우 통증이 없는 사람의 52%가 적어도 한 부위의 추간판 팽륜 이상의 MRI 결과가 확인되었다는 조사 결과도 있습니다. 또한 비슷한 연구에서 요통이 없던 사람의 3분의 1에서 MRI 검사상 이상 소견이 나오거나, 60대 이하의 20%에서 허리디스크가 확인되었습니다.

실제로는 영상과 환자의 증상으로 판단을 해야 하며, 이 경우에도 허리디스크나 척추관협착증보다는 근육과 인대의 문제인 경우가 많습니다.

Q. 그렇다면 허리 통증의 원인을 근육과 인대의 문제로만 봐야 하나요?

보통 허리 통증은 나이와 증상, 통증 발병 시기에 따라 구분할 필요가 있습니다. 허리가 아프다고 무조건 '허리디스크', '척추관협착증'이라는 이름을 붙이는 것을 경계하자는 의미입니다. 오랜 시간 앉아 있거나 서 있을 때 아프고 구부렸다 펼 때 아픈 것과 같은 허리 통증은 대부분 근육과 인대의 약화, 전후좌우 균형이 틀어져서 생기는 증상입니다. 하지만 지속적으로 다리가 저리거나 찌릿한 느낌이 있는 경우는 척추신경 뿌리 부위가 근막, 근육, 인대 등에 유착되었거나 오랜 시간이 흘러, 즉 만성화되어 통증을 느끼는 신경이 변형되었을 가능성도 있습니다. 특히 50대 이상의 경우 실제로 신경이 지나는 부위가 압박되어 지속적인 감각 이상, 저림, 당김을 느끼는 경우가 있습니다. 이럴 때는 근육과 인대의 약화와 더불어 척추관협착증, 허리디스크도 어느 정도 영향을 끼치고 있는 상황이라고 할 수 있습니다.

Q. 허리 통증의 효과적인 치료법은 무엇인가요?

반복되는 물리치료, 주사 치료, 양약 치료, 수술에 지치셨다면, 한의원에서 고농도 봉침 치료와 교정 추나 치료가 대안이 될 수 있습니다.

1. 고농도 봉침

가장 추천하는 치료 방법입니다. 봉침은 꿀벌의 독을 정제하여 인체의 혈 자리에 주입하는 치료법입니다. 가끔 환자분들이 벌 자체를 직접 사용하는지 물으시는데, 보통 민간에서 의료면허증 없이 정제되지 않은 봉침을 시술하다가 사고로 이어지는 경우도 있습니다. 한의학에서는 한국우수의약품제조 및 품질관리기준인 KGMP에 준하는 규정에 따라 지정된 원외 탕전실에서 무균 상태로 정제된 봉침을 공급받아서 사용합니다. 만일 치료에 필요한 핵심 성분만을 추출·정제하여 사용하지 않고 자연 그대로의 봉독을 사용하게 되면 유효 성분 외 독성 물질이 함께 작용하여 심각한 부작용을 초래하게 됩니다.

봉침을 이용해 인체를 치료한 역사는 동·서양 모두 꽤 오래되었습니다. 〈대장금〉이라는 드라마에서는 주인공 장금이가 미각을 잃은 후, 봉침을 맞고 회복하는 모습을 볼 수 있습니다. 봉침은 인체에 놓게 되면 그 부위에 면역 물질들이 몰려들게 되어 문제가 되는 근육과 인대, 신경의 손상을 회복하는 역할을 합니다.

봉침은 면역 반응을 이용한 치료이기 때문에 농도와 용량 조절이 매우 중요합니다. 과다 사용 시 가볍게는 가려움, 부종, 일시적인 통증 증가 등이 나타날 수 있으며, 심하면 호흡 곤란, 전신 두드러기 등이 나타나게 됩니다. 때문에 숙련된 한의사가 환자 상태에 맞춰 용량과 농도를 조절해가며 시술해야 하는 치료법입니다. 봉침요법은 수술이 고려되는 척추관협착증, 허리디스크, 만성 허리 통증 환자는 물론 면역질환인 관절 류머티즘, 강직성척추염, 무릎 통증, 오십견, 회전근개파열 등 여러 질환에 응용해볼 수 있으며, 특히 고농도 봉침 시술은 더욱 더 숙련된 한의사가 시술해야 효과가 뛰어나고 안전합니다.

2. 교정 추나

위에서 언급했듯이 허리 통증은 근육과 인대의 약화에서부터 시작해 척추관협착증, 허리디스크로 발전하게 됩니다. 허리를 가운데 두고 허리뼈를 유지해주는 근육과 인대는 앞뒤, 양옆 모두에 존재하며, 이 네 방향의 근육과 인대는 서로 같은 힘으로 균형을 유지해야 합니다. 어느 한쪽만 긴장하거나 과한 힘을 받게 되어 균형이 무너지면 결국 근육과 인대가 손상되는 것입니다. 한의사가 직접 환자의 몸에 손을 대어 치료하는 수기 요법인 교정 추나를 통해 균형을 잡아주면 압박이 줄어들어 통증이 감소합니다.

Q. 생활 속 운동으로 허리 근육 · 인대를 튼튼하게 할 수 있나요?

열심히 치료하고 노력하여 허리 통증이 완화되었어도, 시간이 지남에 따라 다시 통증이 생기는 경우가 많습니다. 근육과 인대 조직 세포들은 하루하루 조금씩 약

해지기 때문에 꾸준히 근육과 인대를 스트레칭하고 강화하는 운동을 하는 것이
허리 건강을 지키는 가장 중요한 비결입니다. 다음의 3가지 운동을 잠자기 전과
아침 기상 시 꾸준히 하면 허리 통증 관리에 큰 도움이 됩니다.

1. 허리 시계추운동

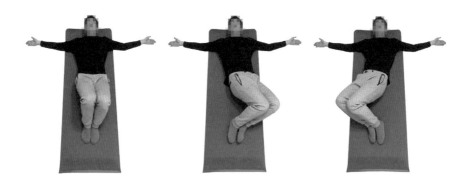

한 번에 30회씩 무릎을 좌우로 왔다 갔다 합니다. 허리와 엉덩이 쪽 근육의 긴
장이 풀리고 특히 허리뼈를 지탱해주는 근육들이 이완됩니다.

2. 소둔근 스트레칭

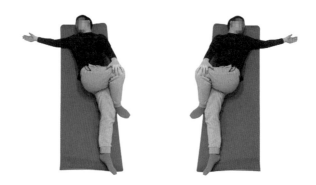

양쪽으로 번갈아 가며 최소 30초 이상 스트레칭합니다. 허리를 안정적으로 지탱하기 위해서는 엉덩이 근육의 역할이 큽니다. 특히 다리가 저리거나 시린 분들에게 추천합니다.

3. 플랭크

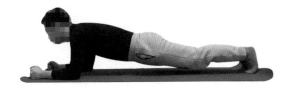

스트레칭으로 허리와 엉덩이 근육들을 이완시켜주었다면, 다음엔 강화 단계입니다. 허리 아래 가운데 부위가 아픈 분들에게 추천합니다. 처음에는 이 자세를 2~30초까지 유지하다가 익숙해지면 조금씩 시간을 늘려서 1분 이상 유지하도록 노력합니다.

- 왜소한 체격(162cm, 68kg)의 60세 남성
- 몇 년 전부터 허리가 주저앉은 듯이 아픔
- 일을 할 수 없을 정도로 통증이 있음
- 병원에서 정확한 진단을 내리지 못함
- 현재 신경정신과 약 복용 중

환 자 : 제가 병원에서 이런저런 검사와 치료를 다 받아봤는데 낫지를 않아요.

김 원장 : 시청자님 입장에서 많이 답답하시겠습니다. 이 정도 통증이 몇 년간 계속되었으면 엑스레이는 물론이고, 정밀 검사인 MRI까지 찍으셨을 것 같은데 계속 아프고, 원인은 모르겠고요.

현재도 계속 주저앉듯이 아픈지, 아니면 일정 기간 괜찮았다가 다시 많이 아프고 반복하는 상태인지 궁금합니다. 신경정신과 약은 통증이 오래되어서 먹는 것인지, 아니면 통증으로 인해서 우울감이 온 것인지, 별개의 불안장애나 우울증, 수면장애 등이 있는지도 중요하겠습니다.

너무 걱정하지 마세요. 예전에도 시청자님 같은 상태로 아파하시는 분들이 있었습니다. 허리가 주저앉듯이 아픈 상태를 예전 책에는 '허리에 맷돌을 매단 것 같이 아프다'라고 표현하기도 했습니다. 일단은 환자분의 정확한 상태를 알기 어려우니, 병원에서는 왜 정확한 원인을 모를지 생각해보겠습니다.

먼저 허리를 구성하는 해부학적 조직에 대해 알아보겠습니다. 허리 하면 제일 먼저 생각나는 뼈가 있습니다. 그 다음으로는 뼈와 뼈를 이어주는 인대, 그리고 근육이 있습니다. 이 뼈와 뼈 사이에 완충제 역할을 해주는 추간판이 있습니다. 엑스레이는 뼈를 보고 MRI는 뼈, 인대, 근육, 추간판을 봅니다. 여기서 인대와 근육, 근육을 싸고 있는 근막은 사실 검사로 이상이 나타나기가 쉽지 않기 때문에 병원에서도 원인을 찾지 못하는 경우가 많습니다.

여기에 한 가지 더 생각해보면, 허리는 허리를 둘러싼 앞, 뒤, 옆, 아래 엉덩이 근육들이 균형을 이루어야 합니다. 예를 들어 우리가 무거운 물건을 들 때, 앞뒤 사람이 같이 균형 있게 들어야지, 앞사람이 힘을 빼면 뒷사람이 힘들어지겠지요. 마찬가지로 척추 앞의 근육이 힘들면 뒤쪽 근육도 힘들어집니다. 그럼 허리가 아파오는 것이지요. 이때는 허리를 둘러싼 근육 밸런스를 맞춰주어야 합니다. 어떻게 해야 근육 밸런스를 맞출 수 있을까요?

우선 한의사가 직접 환자 골반을 밀고 당기는 추나요법을 시행합니다. 척추 기립근이 아프니 침 치료와 약침 치료, 봉침 치료를 통해서 근육의 긴장을 직접 풀어주어야 합니다. 시청자님 같은 만성 통증에는 봉침이 좋습니다. 실제로 6개월 이상 되는 통증은 통증을 느끼는 신경이 정상 신경보다 두꺼워져 있다는 연구 결과도 있습니다. 특히 뼈 근처에 있는 근육과 인대는 침으로 직접 자극을 주어 푸는 것이 제일 빠릅니다. 등에서 목까지의 근육도 긴장되어 있기 때문에 이 부분을 침 치료로 풀어주면 목이 쉬는 증상도 조금씩 좋아질 수 있습니다.

이렇게 직접 자극하고 균형을 맞추어주는 치료를 1~2개월을 했는데도 계속 아프다면 근육과 인대의 질이 많이 떨어진 것이라 보고, 한약을 복용하면서 근육과 인대의 질을 올려주는 치료를 하게 됩니다.

외형편 外形篇 : 이비인후 질환

비염

  — 청비탕, 통비요법

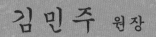

김민주 원장

- 경희대학교 한의과대학원 기초한의학 석사과정
- 대한안이비인후피부과학회 회원
- 대한한방소아과학회 회원
- 대한한방성장학회 회원
- 대한아토피학회 회원
- 한의기능영양학회 회원
- 네이버 카페 '맘스홀릭 베이비' 상담 한의사

아이누리한의원 약수점

주소 서울시 중구 다산로 117
전화 02-2236-7585
홈페이지 blog.naver.com/ysinuri

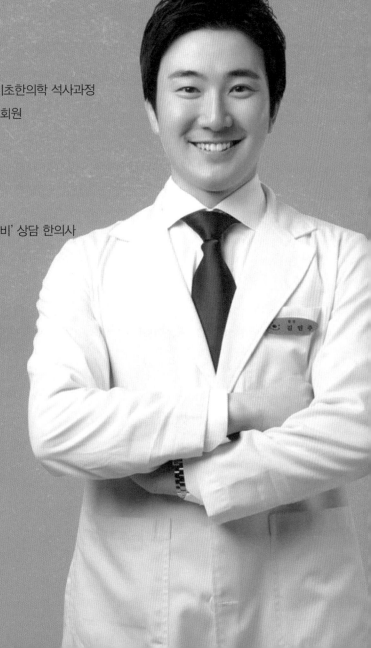

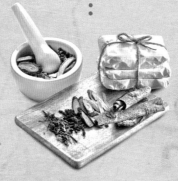

비염은 코만의 문제일까?

지긋지긋한 비염 재발, 이젠 안녕

대한민국 알레르기 인구 약 1,000만 명 시대. 그중 비염 환자가 절반 이상을 차지하고 있다. 환절기가 되면 코 막힘과 재채기, 콧물을 달고 살지만 단순 감기 증상인지, 비염인지 구분할 수 없어 방치하다 1년 내내 만성으로 확대되는 경우가 흔하다. 유전적 원인과 더불어 면역 체계가 완벽하게 성숙되지 않은 생후 10년 이내에 발병률이 높은 비염. 양약을 먹을 때는 호전되는가 싶다가도 복용을 중단하는 동시에 증상이 재발하거나 더 심해지는 상황을 겪고 있다면, 표면적인 치료가 아닌 몸속 증상을 고려한 면역력·장부 기능에서 근본 원인을 찾아봐야 한다. 특히 아이의 학습과 성장에 악영향을 미치는 소아 비염은 어떻게 치료를 해야 하는지, 그 해답을 한의학에서 찾아보자.

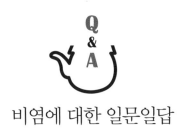

비염에 대한 일문일답

Q. 사람의 코의 구조와 기능은?

코는 바깥쪽에서 형태를 이루고 있는 '외비外鼻'와 내부의 공간인 '비강鼻腔'으로 이뤄져 있습니다. 비강은 비중격을 통해 좌우로 나뉘어 있어 콧구멍이 두 개가 되는 것입니다.

외부에서 유입된 공기는 비강을 거치는 0.25초라는 짧은 시간 동안 습도와 온도가 인체에 맞게 조절된 후 폐로 들어갑니다. 비점막에는 운동성을 갖고 있는 매우 가는 털인 섬모가 있고, 이 섬모의 운동으로 콧속의 이물질이나 분비되는 점액들이 구강과 비강을 연결하는 통로인 인두로 운반됩니다. 놀라운 사실은 정상적인 코에서도 하루에 분비되는 점액의 양이 무려 1L 가량이라는 것입니다. 따라서 '저는 건강해서 콧물이 안 나와요'라는 말은 틀린 말입니다. 알레르기 증상이 일어나거나 감기에 걸린 경우에는 평소보다 훨씬 많은 양의 점액이 분비되기 때문에 콧물이 많다고 체감하게 되는 것입니다.

코는 크게 호흡, 정화, 후각, 공명의 4가지 역할을 합니다. 들이마신 공기는 섬모와 점액을 통해 먼지, 세균 등을 거른 후, 기관지로 이동해 공기의 온도와 습도를 체온에 맞게 조절합니다. 또한 코는 냄새를 맡고, 음성에 변화를 주는 기능을 합니다. 코감기에 걸렸을 때 후각이 무뎌지고, 얼굴에 열감이 느껴지며, 맹맹한 목

소리가 나는 현상들은 모두 코의 기능과 연관이 되어 있기 때문입니다.

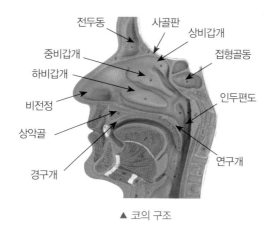

전두동　사골판　상비갑개

중비갑개　접형골동

하비갑개

비전정　인두편도

상악골

경구개　연구개

▲ 코의 구조

Q. 비염의 증상에 따른 원인은?

비염이란 콧물, 재채기, 코 막힘, 코나 눈 주위의 가려움 중 한 가지 이상의 증상을 동반하는 코 점막의 염증성 질환을 말합니다. 비염의 주요 원인으로는 감기나 코의 구조 이상, 임신, 질병 등으로 인한 내분비 기능의 이상, 약물의 오용 및 남용, 춥거나 편차가 큰 기온, 습도가 낮은 환경, 미세 먼지 등이 있습니다.

비염은 크게 급성 비염과 만성 비염으로 나뉩니다. 급성 비염은 주로 세균이나 바이러스에 의한 감염성 비염으로 흔히 감기라고 부릅니다. 한의원에서 진료를 하다 보면 본인의 증상이 감기인지, 비염인지 궁금해 하는 환자들이 많습니다. 광범위하게 보자면 감기도 일종의 급성 비염입니다. 하지만 우리가 보통 비염이라고 하는 것은 만성 비염을 의미하며, 이는 어떤 항원에 의해서 발생하는 알레르기성 비염이나 항원과 상관없이 찬 공기 · 냄새 · 자율신경계에 민감하게 반응하는 혈관 운동성 비염 등을 포함합니다.

비염은 코 점막이 부어있는 정도에 따라서도 나눌 수 있습니다. 코 점막이 지속적으로 부어있는 비후성 비염과 코 점막이 쪼글쪼글하게 수축되어 있는데도 코가 부어서 막힌 것처럼 느껴지는 위축성 비염으로 나뉩니다.

Q. 비염은 치료가 꼭 필요한 질환인가요?

비염은 꼭 치료해야 하는 질환입니다. 그 이유는 첫째, 비염을 제대로 치료하지 않으면 여러 가지 합병증이 유발됩니다. 비염이 오래되면 부비동에 농이 차는 만성 축농증인 부비동염으로 발전하거나, 콧물이 지속적으로 목 뒤로 넘어가면서 기관지를 자극해 만성 기침으로 이어질 수 있습니다. 또한 경우에 따라 천식으로 진행되기도 합니다.

둘째, 비염을 앓고 있으면 코 점막이 항상 부어있게 됩니다. 이 때문에 코가 막혀 코로 숨을 쉬기 어렵고, 냄새를 잘 못 맡게 되어 미각이 떨어지게 됩니다. 미각이 떨어지면 식욕이 저하되고, 밥을 잘 먹지 않게 되어 영양 불균형을 초래할 수 있습니다. 특히 성장기에는 성장 발달에 여러 가지 악영향을 미칠 수 있습니다.

셋째, 코로 숨을 쉬는 비강 호흡이 어려워 입으로 숨을 쉬는 구강 호흡을 하게 됩니다. 이로 인해 턱과 입이 비정상적으로 튀어나오거나 치열이 고르지 못하게 되고 얼굴형이 길어지는 '아데노이드형 얼굴'로 변형될 수 있습니다. 그렇기 때문에 소아·청소년기의 비염은 반드시 치료해주어야 합니다.

치료 전   치료 후

▲ 아데노이드 비대 치료 사례

넷째, 비염으로 호흡이 불규칙해지면 산소 포화도가 떨어져서 뇌에 산소 공급이 제대로 이루어지지 않습니다. 집중력이 떨어지고 기억력이 나빠져 학습 장애로 이어질 수 있기 때문에 혹시 자녀가 공부에 집중을 하지 못한다면 비염이 원인일 수도 있습니다.

Q. 한의학에서 보는 비염은?

한의학에서는 비염을 단순히 코와 기관지만이 아닌 인체 내부의 문제로 판단합니다. 비장, 폐, 신장 등 장부 기능적으로 이상이 있거나 허약한 사람에게서 비염의 발생 빈도가 높은 경향이 있습니다. 따라서 비염은 코의 기능을 주관하는 폐의 기능을 안정화시키고, 전신의 면역력을 높이는 방향으로 치료를 시행합니다. 비염의 유형은 병의 기전에 따라 풍한형風寒型, 풍열형風熱型, 비허형脾虛型으로 나뉠 수 있습니다.

1. 풍한형

재채기와 콧물의 양이 많으면서 콧물이 맑고 투명한 편입니다. 코 점막이 찬 공기, 찬 음료 등 차가운 환경을 접하면 증상이 더 심해집니다. 환자의 손발도 찬 경우가 많습니다.

2. 풍열형

역시 재채기와 콧물이 납니다. 콧물은 노란색을 띠고 *끈끈한* 형태이며 코 막힘과 동반되어 자주 나타납니다. 인후부와 코 점막이 붉고 염증성 경향을 띠는 경우가 많습니다.

3. 비허형

재채기가 나고 코 막힘 증상이 있는데 이는 소화기 중 비장의 허약함으로 인해 폐의 기능이 떨어진 것입니다. 잘 먹지 못하고 설사를 자주 하며, 늘 기운이 없고 쉽게 피로감을 느낍니다.

비염의 여러 가지 유형에 있어서 면역력의 회복과 전신 기능의 균형을 조율하여, 비염 치료뿐 아니라 몸의 전반적인 건강을 향상시키는 것이 한의학적 비염 치료의 궁극적인 목표라고 할 수 있습니다.

Q. 비염의 한의학적 치료법은 무엇인가요?

한의학에서 환자를 진단하는 방법으로는 맥진脈診, 설진舌診, 복진腹診, 문진聞

診 등이 있습니다. 필자의 한의원에서는 청비탕清鼻湯 복용을 통한 비염 치료가 70~80%를 차지하고, 비점막을 직접적으로 안정시켜주는 통비법通鼻法이 20~30%를 차지합니다.

1. 청비탕

정확한 진단을 통해 코 질환에 탁월한 청비탕을 체질에 맞게 처방합니다. 청비탕은 환자의 체질에 따라 풍한형, 풍열형, 비허형으로 구분해 처방 구성을 다르게 합니다.

① 풍한형 : 몸 안의 찬 기운을 없애주고 증상을 멈추게 하는 방향으로 치료합니다. 환자의 체질에 따른 기본 처방에 계지 · 신이 · 형개 · 방풍 · 생강 등을 상황에 맞게 더하여 사용합니다.

② 풍열형 : 몸 안의 열을 식혀주는 치료입니다. 환자의 체질에 따른 기본 처방에 갈근 · 승마 · 시호 · 금은화 · 연교 등을 상황에 맞게 더하여 사용합니다.

③ 비허형 : 소화기관을 보강해주는 치료입니다. 환자의 체질에 따른 기본 처방에 인삼 · 백출 · 산약 · 진피 · 반하 등을 상황에 맞게 더하여 사용합니다. 필자의 한의원에 소화불량, 설사 등 위장 문제를 치료받은 후 덩달아 비염 등의 호흡기 증상이 나았다고 신기해하는 환자들이 있습니다. 소화기관을 치료했는데 더불어 비염이 낫는다니 놀라운 일이 아닐 수 없지만, 한의학적 관점으로 보면 그 연관성을 이해할 수 있습니다.

2. 통비법

첫째, 침 · 뜸 · 부항 치료입니다. 비염에 도움이 되는 영향迎香 · 인당印堂 · 대추大椎, 소화에 도움이 되는 중완中脘 · 내관內關 · 족삼리足三里 등의 혈 자리에 침을 놓습니다. 소아의 경우에는 침에 대해 공포심을 갖는 경우가 많기 때문에 해당 혈 자리에 통증이 없는 레이저침이나 자석 분구침으로 치료합니다.

둘째, 통비약봉通鼻藥棒을 시행합니다. 통비약봉이란, 황련 · 천포 등의 한약재를 증류 · 추출하여 약물을 면봉에 흡수시킨 후, 그 면봉을 코 안에 10분 정도 삽입하는 치료 방법입니다. 비강 내 혈 자리를 자극하여 코 점막의 부기를 줄여주고, 비강 내의 농이 쉽게 배출되도록 돕습니다.

셋째, 통비젤을 이용하여 치료합니다. 통비젤은 신이, 세신 등의 한약재를 끓인 후 젤라틴에 녹이고 주사기에 주입시켜 만든 젤 형태의 치료제입니다. 비점막을 진정시켜 코 막힘 및 코의 답답함을 개선시켜줍니다.

넷째, 온열 요법과 레이저 요법입니다. 온열 요법을 통해 따뜻한 적외선을 코 주변부에 쬐여 코 주변의 기혈 순환을 활성화시킵니다. 레이저 요법은 비강 내에 저출력 레이저를 쬐여 비점막의 재생과 염증 완화에 도움을 줍니다.

다섯째, 향기 요법 및 비강 세척입니다. 향기 요법은 비강 내와 기관지에 적절한 습기를 공급하고, 아로마 향을 통해 호흡기를 튼튼하게 해줍니다. 이어서 비강 세척을 통해 비강 내의 농이나 노폐물을 밖으로 배출시킵니다.

여섯째, 통비 추나요법입니다. 만성 비염이나 부비동염 환자들 상당수에서 경추 배열이 고르지 않고 틀어진 경우를 볼 수 있습니다. 경추의 문제가 생기면 코에 작용하는 신경이 압박을 받고, 이로 인해 비염이 발생하기도 합니다. 일반적으로 경추 3~4번의 문제로 발생하는 비염이 많으며, 통비 추나를 통해 경추를 교정해주는 것만으로도 비염 완화에 큰 도움이 됩니다.

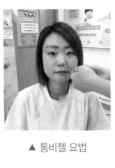
▲ 통비젤 요법

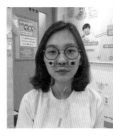
▲ 면역 뜸, 산소 요법

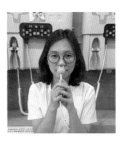
▲ 비강 레이저 요법

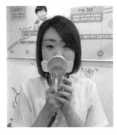
▲ 향기 요법

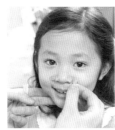
▲ 분구침 요법

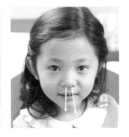
▲ 통비 약봉 요법

또한 가정에서도 지속적으로 비염 관리를 할 수 있도록 천연 한약재를 추출해 만든 통비 스프레이, 통비고(비염 연고), 인후 가글액, 코코 · 튼튼 패치(아로마 패치) 등의 홈 케어 제품을 처방해서 수시로 사용하면 치료 효과를 높일 수 있습니다.

Q. 비염을 완화하는 생활 수칙은?

첫째, 가장 중요한 것은 올바른 음식물 섭취입니다. 밀가루에 포함된 글루텐과 유제품에 들어있는 유당이 알레르기 반응을 유발하는 대표적인 원인이므로 이러한 음식물 섭취를 되도록 줄이는 것이 좋습니다. 합성 조미료, 식품 첨가물이 들어있는 인스턴트식품이나 가공식품은 비염에 매우 좋지 않습니다. 되도록 찬 음식, 찬 음료 등도 많이 먹지 않도록 해야 합니다.

둘째, 항상 실내 온도와 습도를 일정하게 유지하고, 실내 청결에 신경 써야 합니다. 겨울철 실내 온도는 20~22℃, 습도는 40~60%를 유지하는 것이 가장 바람직합니다. 냉장고에서 바로 꺼낸 찬물은 삼가고 미지근하거나 따뜻한 물을 자주 마셔 수분 섭취를 함으로써 호흡기 점막을 촉촉하게 유지시켜주는 것이 좋습니다.

셋째, 규칙적인 생활, 적절한 운동, 충분한 수면 및 휴식입니다. 과로하게 되면 외부 자극에 대한 체내 저항력이 떨어지고, 여러 가지 상황에 신체가 예민하게 반응하게 되어 비염이 더욱 악화될 수 있습니다. 운동은 등산이나 빠른 걸음 등의 가벼운 유산소 운동이 좋습니다.

- 만성 비염을 앓고 있는 16세 남학생
- 10년 가까이 비염
- 누런 콧물을 수시로 풀어냄
- 코 안에서 냄새가 많이 남
- 비염 양약 복용했으나 효과가 별로 없음

환   자 : 저희 아들이 어렸을 때부터 비염으로 지금까지 고생하고 있는데요. 방안에 휴지를 달고 삽니다. 코를 수시로 풀어대는데 콧물이 잘 나오지도 않아요. 보면 화장지에서도 냄새가 많이 나고, 코에서도 이상한 냄새가 난다고 해요. 이비인후과에 다니면서 콧물 약이나 비염 약을 먹어왔는데 그때뿐이고 잘 낫지를 않아요.

사 회 자 : 김민주 원장님, 진료하실 때 한의원에 비염으로 내원하시는 분들이 많다고 들었습니다. 비염 환자의 경우 원장님께서는 어떻게 치료해주시나요?

김 원장 : 비염 증상이 있을 때 부비동염도 있는지 고려해야 합니다. 요즘에는 비부비동염이라고도 하는데요. 부비동염의 증상은 코 안 중비도, 하비도에 비내시경상으로 콧물이 심하게 보입니다. 콧물로 인해 비충만감이 심해서 수시로 풀어내지만 그것이 다시 코 점막에 자극을 주고 콧물을 많이 나게 합니다. 또는 비강내에 악취가 있고 코가 건조하다면 위축성 비염도 의심해봐야 합니다.
실제로 환자의 상황을 보지 못해서 정확히 감별하기는 어렵습니다만 내원 시에 각각의 증상과 원인에 맞게 한약을 처방하고 비점막을 안정화시켜주는 비

강 레이저, 온열, 허브 요법, 약봉 요법, 비염젤 요법 등을 진행하면 비염 증상을 완화시킬 수 있습니다.

치료 전

치료 후

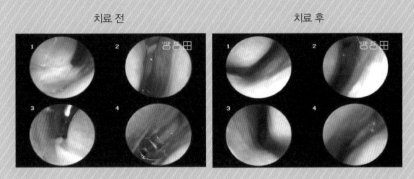

▲ 만성 비염의 치료 사례

외형편 外形篇 : 피부 질환

습진

― 면역탕, 청염수

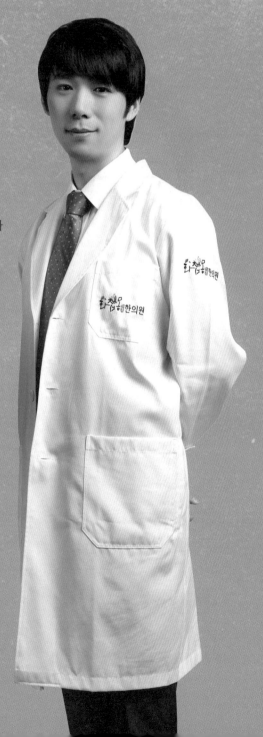

이 원 행 원장

- 가천대학교 한의학과 석사(방제학)
- 대한 동의방약학회 학술이사
- 화접몽한의원 네트워크 피부질환치료 학술이사
- 원광대학교/가천대학교 한의과대학
  임상실습 지도한의사
- 미래창조과학부 지원 아토피 피부염
  임상관리프로토콜 개발과제 자문위원
- 일산 화접몽한의원 대표원장

화접몽한의원

주소 경기도 고양시 일산동구 중앙로 1195
　　　로스텔 203호
전화 031-902-0221

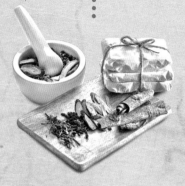

굵을수록 전신으로 퍼져요

피부염의 대명사
습진을 치료해야 하는 이유

습진, 인체의 습한 부위에 생기는 병이 아니라 '피부병의 모양이 습하게 보인다'라고 하여 붙여진 이름이다. 그러나 사실 습진은 건조하고 메마른 양상을 보이는 경우가 많아, 오히려 각질이 일어나고 거칠어지면서 가려움이 심해 긁고 난 자리에는 딱지가 앉는 경우가 많다. 습진은 나이부터 직업, 개인의 체질이나 면역 반응에 따라 발병의 형태가 다르며 손, 얼굴, 사타구니 등 전신에 걸쳐 나타나기도 한다. 이처럼 각기 다른 이유로 발병하는 습진을 일괄적으로 통용되는 스테로이드나 항생제 등의 약물로만 치료하려고 한다면 과연 그 결과가 효과적으로 나타날까? 면역력에 이상이 생기면 쉽게 생길 수 있는 대표 질환 습진! 습진을 근본적으로 해결하기 위해서는 먼저 인체의 좋은 면역력까지 엉망으로 만드는 스테로이드와 항생제의 굴레로부터 벗어나야 한다.

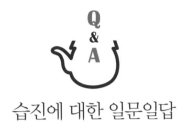

습진에 대한 일문일답

Q. 습진이란?

습진은 광범위한 피부 질환입니다. 습진을 뜻하는 영어 단어인 eczema의 어원은 그리스어 ekzein으로 물이 끓어오르는 것 같은 모양이라는 뜻을 가지고 있습니다. 대개 피부염과 거의 같은 뜻으로 쓰이지만 완전히 같지는 않습니다. 피부염은 어떠한 이유로든 피부에 생겨난 모든 염증을 말하는 것입니다. 하지만 습진은 초기에 가려움, 물집, 구진, 홍반, 부종 등이 관찰되며 만성기에는 부기, 물집은 줄어드나 피부가 두꺼워지는 현상, 색소 침착 등의 임상 증상을 나타내는 양상을 가진 모든 피부질환을 말합니다.

습진은 모든 부위에 생겨날 수 있으나, 때로는 특정 부위에 집중될 때가 있습니다. 예를 들면 손에 생겨나는 주부습진, 한포진이 대표적입니다. 때로는 피지가 잘 분비되는 '지루 부위'에 집중적으로 발생하기도 합니다. 이를 지루성 피부염이라고 합니다.

습진은 때로 특징적인 모양을 띠기도 합니다. 대표적인 것이 화폐상 습진입니다.

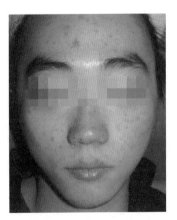

▲ 지루성 피부염

습진은 발생 원인에 따라 분류하기도 합니다. 대표적으로는 접촉성 피부염이 있습니다. 습진의 모든 양상이 복합되어 나타나는 질환으로서 아토피성 피부염도 습진으로 분류합니다.

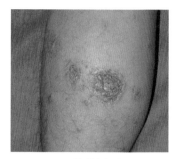

▲ 화폐상 습진

Q. 습진으로 인한 피부 변화는?

가장 큰 변화는 급성·아급성기의 해면화spongiosis, 그리고 만성기의 태선화 lichenification입니다.

1. 해면화

간단히 말해 피부가 스펀지처럼 되어 방어 기능을 잃어버리는 것입니다. 표피 세포 사이에 부종이 생겨 각질형성세포 사이에 부종액이 축적되어 각질형성 세포가 분리되고 스펀지 모양과 같이 피부 조직이 손상됩니다. 그에 따라 습진 부위가 붉어지고 가려워집니다. 부종액의 축적으로 인하여 물집과 구진이 생겨나기도 합니다.

피부가 제대로 보호 기능을 유지할 수 없기 때문에 수분 증발량이 많아지며 외부 감염에 취약해집니다. 피부가 건조해지고 각질이 비늘과 같이 일어납니다. 가려워서 긁은 자리에는 딱지가 생겨날 수 있습니다. 심한 경우에는 긁어서 손상된 부위를 중심으로 세균, 진균, 바이러스에 의한 2차 감염이 발생하여 복합적인 피부 손상이 일어나게 됩니다.

2. 태선화

장기간에 걸쳐 반복적으로 자극받은 피부가
거칠어지고 가죽같이 두꺼워지는 현상을 말
합니다. 가렵다고 계속 긁으면 피부는 각질을
더 많이 만들어냅니다. 장기적으로 피부는 두
터워지고 유연성을 잃어버리게 됩니다. 피부
가 가진 중요한 기능 중 하나인 체온 조절 기
능이 제대로 발휘되지 못하여 땀이 나지 않고
열이 제대로 방출되지 못하게 됩니다. 역시 피부는 더욱 건조해지고 가려워지
게 됩니다.

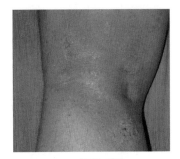

▲ 태선화 상태

Q. 습진은 왜 자꾸 번지는 걸까요?

습진은 이차파종secondary dissemination 혹은 Id 반응Id reaction이라는 특유의 현상
을 나타냅니다. 이는 처음 습진이 생겨난 부위에서 멀리 떨어진 부위에도 전파되
는 경향을 말하는데, 습진이 처음 생겨난 부위가 악화된 후 폭발적으로 생겨나는
것이 특징입니다. 대개 이 병변은 대칭적으로 나타납니다. 아토피성 피부염에서
흔하게 볼 수 있는 현상이며 한 부위에 있던 습진이 전신으로 파급되는 경우도
있습니다.

그 원인은 외부 알레르기 원인 물질의 접촉 때문일 수도 있고, 때로는 습진을 치
료하기 위한 약재에 대해 과민반응이 일어나기 때문인 경우도 있습니다. 많은 경
우에는 피부염 부위에서 만들어진 면역 물질이 혈액을 따라 돌아다니다가, 신체

의 다른 부위로 옮겨 가서 피부에 지나친 흥분을 일으켜 염증이 쉽게 일어날 수 있는 조건을 만들기 때문일 수도 있습니다. 어떤 경우에는 습진 부위에 이차적으로 감염된 박테리아 혹은 그 생성 물질에 의한 인체의 과민반응에 의하여 습진이 다른 곳에 번져나갈 수도 있습니다. 원인이 무엇이든 분명한 사실은, 습진은 그 존재 자체만으로도 다른 부위로 확산되는 원인이 될 수 있다는 것입니다. 습진은 가급적 심해지기 전에 빨리 치료해야만 합니다.

Q. 습진의 원인은 무엇인가요?

습진은 크게 둘로 나눌 수 있습니다. 하나는 인체 내부의 문제보다 외부 악화 요인이 관여하는 '외인성 습진'이고, 다른 하나는 외부 환경보다 체내에서 일어나는 면역 생체 반응에 의한 '내인성 습진'입니다.

대표적인 외인성 습진이 화장품을 바르고 생겨나는 접촉성 피부염입니다. 물을 많이 만지는 사람에게 생겨나는 주부습진 역시 외인성 습진의 양상을 나타냅니다. 그 외의 대부분의 습진은 내인성 습진에 속하지만, 이 둘을 딱 나누어 설명할 수는 없습니다. 외인성 습진이더라도 증상이 악화되면 내인성 인자와 서로 상호작용을 하며, 내인성 습진이 심해지면 외인성 자극에 취약해집니다. 따라서 대부분의 습진은 정도의 차이는 있지만 외인성, 내인성 인자를 모두 가지고 있다고 생각하는 것이 좋습니다. 예를 들면 주부습진은 전형적인 외인성 습진으로서 처음에는 물과 세제의 반복 접촉으로 생겨납니다. 하지만 습진이 잘 낫지 않고 오래도록 지속된다면 컨디션이 좋지 않을 때 습진이 심해질 수 있습니다.

특수한 물질은 외인성 접촉 피부염을 일으키는 것 이외에도 전신 장기에 심한 염증 반응을 일으키기도 합니다. 대표적인 물질이 우리에게 친숙한 전통 칠기의 주재료이자, 삼계탕에 넣어먹는 옻입니다. 옻 알레르기의 주성분인 우루시올 urushiol은 휘발성이기 때문에 과민한 사람이라면 직접 닿지 않고도 공기 중에 휘발되어 있는 우루시올에 의해서 습진이 생겨나는 경우가 있습니다. 이 성분은 림프관을 타고 이동하므로 닿은 그 자리뿐만 아니라 전신에 걸쳐 심한 염증 반응을 일으킵니다. 아토피성 피부염은 대부분 내인성 습진입니다. 하지만 습진이 잘 낫지 않고 악화되는 경우에는 긁는 행위나 옷의 마찰 등에 의해 습진 부위가 넓어지고 더욱 심해집니다. 극단적인 경우에는 같은 부위를 지속적으로 긁는 행위만 가지고도 습진이 생겨날 수 있고, 이차 파종을 통해 신체의 대칭 부위로 퍼져 내인성 습진으로 바뀌어나갈 수 있습니다.

Q. 습진의 양의학적 치료법과 부작용은?

양방에서의 습진 치료는 크게 나누어 '가려움, 진물, 염증, 건조증'의 네 가지 부분으로 나누어 접근합니다. 가려움증은 일차적으로 항히스타민제를 사용하여 누그러뜨립니다. 보통 최초에 개발된 1세대 항히스타민제들은 효과도 크지만 졸음과 같은 부작용이 뚜렷한 편인데, 가려움이 극심한 습진에서는 오히려 이 부작용을 수면제처럼 활용하여 가려움을 잊고 잘 수 있도록 저녁에 복용하라고 처방하는 경우도 있습니다.

진물은 대개 습진이 급성으로 심해질 때 혈장액이 새어나오는 것입니다. 생리식염수, 과망간산칼륨 용액이나 부로우액Burow's solution으로 냉습포를 하여 진물을 흡수시킨 후 로션을 발라줍니다. 습진에 의해 생겨난 국소 부위의 염증은 대개의 경우엔 스테로이드 성분의 국소도포제를 사용합니다. 이때 중요한 것은 염증의 정도에 적합한 강도의 국소도포제를 선택하는 것입니다. 강도가 높을수록 효과는 더 강력하지만 부작용 역시 커집니다. 이러한 스테로이드 부작용 때문에 선택하는 것이 피메크로리무스(엘리델)나 타크로리무스(프로토픽) 제제입니다.

이차 감염에 의해 생겨난 염증은 감염체에 따라 사용되는 제제가 다릅니다. 박테리아라면 항생제, 진균(곰팡이)이라면 항진균제가 함께 사용됩니다. 만일 염증이 한 부위만이 아니라 전신에 발생했을 때는 면역 억제제가 사용됩니다. 대표적인 것이 소론도정과 같은 먹는 스테로이드 제제입니다. 이 먹는 스테로이드 단계에서 염증이 해결되지 않는다면 사이클로스포린 같은 면역 억제제가 사용됩니다. 또한 건조증을 해결하기 위해 다양한 보습제들이 사용됩니다. 시중에서 흔히 구할 수 있는 아토피용 로션들은 피부에서 물과 친한 구조와 기름과 친한 구조들이 층을 이루어 분포하는 라멜라 구조Lamella structure를 유지시키는 데 중요한 역할을 하는 세라마이드ceramide 성분이 함유되어 있는 경우가 많습니다. 그 외, 광선치료 요법이나 입욕 치료 등 다양한 치료 방법들이 병행되기도 합니다.

문제는 이러한 치료는 증상 개선만을 위한 관습적인 치료이거나 대안이 없어서 시행하는 처치라는 것입니다. 치료 후 생겨나는 다양한 부작용들이 존재하며 치료를 그만두는 순간 오히려 병변이 급속도로 심해지는 경우가 아주 많이 일어납니다. 대표적인 경우가 먹는 스테로이드 제제를 사용할 때 생겨나는 쿠싱 증후군, 그리고 내복이든 외용이든 스테로이드 제제를 사용하다 중지한 후 습진 증상이 더욱 심해지는 스테로이드 리바운드 현상입니다. 항생제 역시 항생제 내성 및 장내 미생물microbiome의 기능 문란과 떨어뜨려놓고 생각할 수 없습니다. 항생제 복용 후에 생겨나는 소화장애, 설사 등이 흔히 관찰되는 예입니다. 그리고 유·소아 아토피성 피부염의 경우에는 항생제 복용 후 습진이 악화되는 경우도 관찰

됩니다. 보습제 역시 염증이 있는 한 아무리 피부에 바르더라도 건조감이 해결되지 않는 경우가 많습니다. 보습제에 함유된 세라마이드 성분 역시 순간적인 효과는 좋지만, 지속적으로 사용하면 그 보습제를 사용하지 않게 되는 순간 오히려 피부가 더욱 건조해지는 경우도 생겨납니다.

Q. 습진의 한의학적 치료법은?

한의학적 습진 치료의 목적은 크게 피부 재생력 증가, 내부 장기의 안정이라는 두 측면으로 나뉩니다. 습진의 원인을 크게 외인성과 내인성으로 분류해보겠습니다. 외인성 습진의 치료에서는 피부 재생력 증가의 측면이 조금 더 강조되고, 내인성 습진에서는 내부 장기의 안정 측면이 조금 더 강조됩니다. 이 둘을 한의학적으로 보자면, 피부를 뜻하는 '표表'에 더 가까운 병과 내부 장기, 특히 면역계를 뜻하는 '리裏'에 더 가까운 병이라고 볼 수 있습니다. 당연히 가까운 곳에서부터 치료해야 합니다.

하지만 이 둘은 서로 복잡하게 뒤섞여 있습니다. 피부의 염증은 면역계의 이상을 이끌어내고, 다시 면역계의 이상은 피부에 나타납니다. '단순히 가려운 병이네', '금방 낫겠지' 하고 안일하게 생각하면 피부의 증상은 다시 면역계에 파급되어 서로 상호작용하면서 악화됩니다. 따라서 좋은 생활습관을 유지하고 습진을 악화시키는 인자들을 교정함과 동시에 전문가의 치료를 받아야 하는 것입니다.

습진의 좌우 대칭성 및 전신 파급 상태를 보면 어떤 것이 우선시되는지 치료법을 나누어 볼 수 있습니다. 대칭성이 없거나 전신에 파급되지 않는 습진은 좀 더 표에 가까운 병, 대칭성이 있거나 전신에 파급되는 습진은 조금 더 리에 가까운 병이라고 생각할 수 있습니다. 표에 가까운 습진의 치료 원칙은 피부로의 혈류 순환 증가를 통한 피부 재생력 향상이며, 리에 가까운 습진의 치료 원칙은 면역계를 안정시키는 것입니다.

꾸준히 한의학을 연구하면서 많은 습진 환자를 치료하고 있는 필자는 한의학적 습진 치료의 원칙을 크게 발표發表, 청열淸熱, 리습利濕, 보허補虛, 화울발지火鬱發之의 다섯 가지로 정리해보았습니다. 각각의 의미는 다음과 같습니다.

1. 발표 : 피부로의 혈류 순환 증가를 통해 치료하는 방법

대표적인 것이 땀을 내는 치료법입니다. 아토피성 피부염에서 흔히 볼 수 있듯이 습진이 전신에 퍼져 있는 경우에는 땀이 나지 않는 것이 보통입니다. 정확한 이유는 잘 알려져 있지 않지만, 진물이 나오는 것을 줄이기 위해 피부로의 혈류량을 감소시키는 인체의 대응이 아닐까 생각됩니다. 대개 습진은 진물이 나는 상태에서는 땀을 내면 증상이 악화되는 경우가 많습니다. 하지만 진물이 특별히 보이지 않는 상태에서 내인성 악화 인자가 뚜렷하지 않은 조건이라면 땀을 내어 호전되는 경우가 있습니다. 이때는 다음의 조건을 따릅니다.

땀을 내어 치료할 수 있는 조건	=	자극을 통해 피부로 혈류 공급이 증가하면서 피부 재생력 증가	>	염증 증가 가능성

이 경우를 한의학에서는 표증表證이라고 합니다. 피부로의 혈류 공급을 강제로 열어 피부 회복력을 증가시켜 치료를 시도할 수 있는 경우입니다. 이때 땀을 내기 위한 자극으로서 가장 권장할 만한 방법은 족욕 내지 15분 내외의 반신

욕입니다. 몸 전체를 담그는 목욕은 권장하지 않습니다. 오히려 피부 지질층이 손상되어 방어 기능이 저해될 수 있기 때문입니다. 마찬가지로 사우나 등의 열기 자극 역시 적합하지 않습니다. 오히려 피부에 자극을 주어 염증을 더욱 심하게 만드는 이유가 되기도 합니다. 중요한 것은 반드시 물을 마시고 땀을 내어야 한다는 것입니다.

한의학에서 사용하는 모든 처방의 시작이 되는《상한론(傷寒論)》이라는 문헌에는 '땀을 내기 전 따뜻한 미음을 마시라'라는 권유가 있습니다. 땀을 내기 전에 따뜻한 미음은 마시지 못하더라도 따뜻한 물은 마시고 땀을 내는 것이 좋습니다. 속을 따뜻하게 하여 땀이 나기 쉬운 상태로 만들며, 땀이 나면 피부의 혈류 순환 증가에 도움이 됩니다. 이러한 경우 사용하는 대표적인 한약재는 마황, 계지, 강활, 독활, 진교 등이 있습니다.

치료 전   치료 후(3개월 뒤)

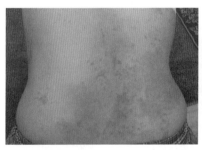 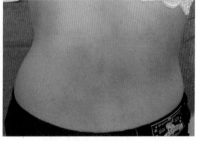

▲ 땀을 내면 낫는 습진의 치료

2. 청열, 리습, 보허 : 피부의 염증을 해소시킨 후에 땀을 내어야 하는 경우

땀을 내는 치료법을 모든 경우에 시행할 수 있는 것은 아닙니다. 진물이 솟아나오는 중이거나 이차 감염이 있는 경우, 그리고 피부의 회복력이 원래 떨어지는 사람들은 땀을 내기 위해 자극을 주거나, 피부로 공급되는 혈류량을 갑자기 증가시키면 습진이 더욱 심해집니다. 이때는 각각의 원인에 따른 세 가지의 치료 패턴이 있습니다. 진물로서 새어 나오는 세포외액을 조절하는 습열濕熱, 이차 감염에 의한 염증을 우선적으로 제어하는 온열溫熱, 피부의 신생 혈관 생성을 점차 증가시키면서 혈류 공급을 조금씩 증가시켜 피부 재생력 회복을 시도하는 표허表虛를 해야 합니다. 이러한 각각의 치료법을 한의학에서 칭하는 단어가 바로 청열, 리습, 보허입니다.

피부의 염증을 제거하기 위해 한약 팩으로 찜질을 하기도 합니다. 필자는 고삼, 황금, 포공영과 같은 항진균, 항균 작용이 있는 약재들로 구성된 '청염수淸炎水'라는 처방을 만들어 사용하고 있습니다. 습열을 치료하는 대표적인 약재로는 의이인, 반하, 복령, 백출, 택사, 저령 등이 있고, 온열 치료에는 금은화, 연교, 포공영, 감국, 지정초, 황금, 황련 등이 있습니다. 표허를 치료하기 위해서는 황기, 방풍 등이 쓰입니다.

치료 전	치료 후(6개월 뒤)
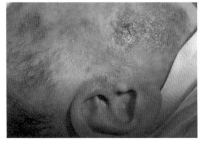	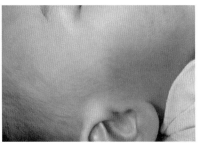

▲ 습열의 형태를 띠는 아토피의 치료

이 시점부터는 피부의 문제뿐만 아니라 면역계의 문제가 함께 생겨나기 시작합니다. 음식 및 섭생 관리가 동시에 필요합니다. 정도의 차이는 있지만 이 경우에 이르면 대부분 소화기능이 약화되어 있거나 음식물 섭취에 따라 습진이 심해지는 것을 관찰할 수 있습니다. 잘 체하거나 속이 자주 불편한 경우, 혹은 변비나 설사가 동반되는 경우가 있습니다. 이러한 현상을 설명하는 유력한 가설이 '장내 미생물의 불안정성 이론'입니다. 습진에 있어 장내 미생물의 가장 큰 역할은 면역계의 반응성을 조절하고 장 벽을 보호하는 역할을 하는 것입니다.

인간은 몸을 이루고 있는 세포 숫자의 10배에 이르는 미생물 공생체와 함께 살아갑니다. 이 중 장 내부에 공생하는 미생물들을 장내 미생물이라 합니다. 장내 미생물은 4,000여 종에 이르며 총 무게는 대략 1.5kg으로써 간이나 뇌의 무게와 비슷한 정도입니다. 인간은 스스로 얻기 힘든 혈액 속의 화학물질 중 절반 이상을 미생물 활동을 통해 얻습니다. 인간의 생존에 있어서도 미생물이 필요하기에, 인체는 자기에게 유익한 미생물에게는 함께 공생할 수 있는 면허증을 부여합니다. 따라서 인체의 각 부분마다 미생물들이 있습니다. 하지만 이러한 미생물들도 면역계의 감시는 피할 수 없기 때문에, 미생물들은 스스로를 위해 면역계가 과잉 반응하지 않도록 조절하는 물질을 만들어냅니다.

예를 들어 박테로이데스 프라질리스Bacteroides fragilis는 장내 미생물 중 가장 개체수가 많은 종으로서, 사람의 출생과 동시에 장 속에서 가장 먼저 자리를 잡습니다. 이들은 PSA라는 물질을 분비하여 면역계의 반응성을 조절하는 조절T세포의 활성을 유도합니다. 조절T세포는 염증 반응의 중단 명령으로써 이것이 늘어날수록 면역계의 염증 반응성이 줄어들고, 조절T세포가 줄어들수록 염증 반응성이 늘어납니다. 즉 장내 미생물이 조절T세포의 활성을 유도할수록 습진이 생겨나지 않게 됩니다.

또한 정상적인 장내 미생물이 장 벽에 자리 잡고 있을 때는 미생물에 의해 장이 자극받지 않습니다. 하지만 항생제에 의해 장내 미생물이 손상을 받으면, 원래 그 자리를 잡고 있는 미생물들이 사라지고 다른 미생물들이 접근해오기 때문에 장벽이 자극받게 됩니다. 이때 그 미생물을 씻어내기 위해 장벽에서는 장액을 분비하고, 장벽의 틈새가 벌어지면서 원래는 세균의 잔해들처럼 혈관 내로 진입할 수 없는 이물질들이 혈액 내로 들어옵니다. 일단 이러한 이물질들이 혈액 내로 유입되면, 그 후부터는 여러 염증 인자들이 분비되면서 몸 전체에 염증을 일으킵니다. 이러한 염증 반응의 피부 증상 중 하나가 습진입니다. 인간의 장내 미생물이 완성되는 시기는 만 3세 정도입니다. 항생제 치료는 안정적인 장내 미생물 형성에 치명적일 수 있으므로, 불가피한 경우가 아니라면 만 3세 이전에는 항생제 사용을 피하는 것이 좋습니다.

한약을 통해 장내 미생물의 불안정성이 교정된다는 연구 결과는 많이 발표되고 있습니다. 다만 미생물의 불균형이 개선되고 올바른 미생물이 자리 잡기 위해서는 시간이 걸립니다. 다소 시간이 걸리더라도 인체의 미생물 균형을 정상으로 만들지 못한다면 면역계는 계속해서 과민하게 반응합니다. 자연히 습진은 올바로 치료될 수가 없게 됩니다.

3. 화울발지 : 습진이 오래되어 면역계의 이상 반응이 고착화된 경우

습진이 오래된 경우에 흔히 볼 수 있는 경우입니다. 습진 부위가 몸 상태에 민감하게 반응합니다. 다소 증상이 나아지더라도 습진 부위가 고착화되어 항상 가렵고, 피부가 두터워지거나 색소가 끼는 경우가 많습니다. 때로는 피부 조직이 웃자라 올라오기도 합니다. 그리고 연고를 사용한 부위 외의 다른 피부에서 습진이 꾸준히 생겨나는 경우도 흔히 관찰됩니다. 위의 경우를 한의학에서는 한열착잡寒熱錯雜이라 합니다.

염증을 치료하면 피부 재생력이 떨어지고, 피부 혈류량을 증가시키면 염증이 심해지며, 환부에 열은 계속 오르지만 몸은 차가운 등, 치료가 쉽지 않은 습진의 단계입니다. 이 경우에는 피부의 보습력을 증가시켜 염증을 제어하고, 몸을 따뜻하게 하여 피부로의 순환을 증가시키는 간접적인 치료 방식을 사용합니다. 이러한 치료법을 한의학에서는 순환이 막혀서 생긴 염증火鬱을 풀어준다發之는 뜻의 '화울발지火鬱發之'라고 합니다.

피부의 보습력을 증가시켜주는 약재로는 지황, 맥문동, 아교와 같은 약재들이 있고, 차가운 몸을 따뜻하게 해 주는 약재로는 건강, 부자와 같은 약재가 대표적으로 사용됩니다. 다만 이러한 약재들은 함부로 쓸 수 없고 전문가에 의해 아주 신중하게 사용해야 합니다. 또한 염증 후에 생겨난 피부의 색소가 잘 사라지지 않고 거친 상태가 회복되지 않는 경우에는 피부의 미세 순환을 증가시키는 치료법을 사용합니다. 한의학에서는 이를 어혈이라 부릅니다. 대표적인 약재로는 당귀, 도인, 홍화, 계혈등, 단삼 등이 있습니다.

치료 전   치료 후(4개월 뒤)

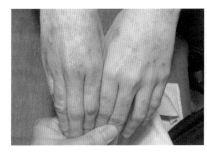 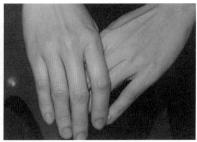

▲ 오래된 손의 습진 치료

습진은 몸 상태에 민감하게 반응하기 때문에 특히 스트레스에 취약합니다. 스트레스를 받거나 잠을 자지 못하면 습진이 갑작스레 악화하는 경우가 잦으며, 습진의 부위가 넓을수록 그 정도가 큽니다. 아토피성 피부염이나 지루성 피부염에서 자주 나타납니다. 이때는 스트레스에 의해 과민 반응하지 않도록 호르몬 조절 기능을 향상시키는 치료가 더해져야 합니다. 이때 사용하는 약재들이 시호, 향부자, 모려, 음양곽 등과 같은 종류들입니다.

Q. 습진을 호전하는 생활 수칙은?

첫째, 피부를 민감하게 하는 원인을 스스로 파악합니다. 화장품, 세제, 시멘트 등 다양한 요건에 의해 피부가 민감해질 수 있습니다. 원인을 알아냈다면 우선적으로 차단합니다.

둘째, 평소 물을 충분히 마십니다. 특히 아토피성 피부염을 앓고 있는 아이들의 경우에는 더욱 그렇습니다. 가급적 차나 음료수 대신 미지근하거나 따뜻한 맹물을 최대한 자주, 많이 마시게끔 합니다. 충분한 수분 섭취는 피부의 혈액순환을 증가시키는 데 필수적이며 피부의 보습층 유지에 매우 중요한 역할을 합니다. 또한 물은 인체의 해독 과정에도 매우 중요한 역할을 하기에 수분 공급이 충분히 이루어져야 합니다. 아이들이라면 소변이 투명해질 만큼 물을 마시게 하는 것이 좋습니다.

셋째, 염증을 일으키는 음식들을 피합니다. 식용유로 조리한 튀김, 구이 및 닭고기, 삼겹살과 같은 것들은 보통 열량이 높거나 몸의 염증 회로를 구성하는 아라키돈산이 많이 함유된 음식들입니다. 또한 히스타민이 많이 함유된 음식들은 가려움을 유발합니다. 대표적으로는 조개류(특히 홍합), 게, 새우, 고등어와 같은 등 푸른 생선류가 있습니다. 이러한 음식들은 특별한 알레르기가 있지 않더라도 습진이 있는 경우에는 피하는 것이 좋습니다.

넷째, 피부 조직을 보호하는 데 신경을 씁니다. 습진은 피부의 조직이 해면화되어 혈장액이 조직으로 새어나오는 상태입니다. 여기에 물을 적셔 놓고 있으면 습진이 더욱 확대되는 경향을 보입니다. 따라서 가급적 물이 닿은 후에는 잘 닦아내고 로션이나 바셀린 등으로 피부 조직을 보호해주는 것이 좋습니다.

여드름

— 청안탕, 청안화침

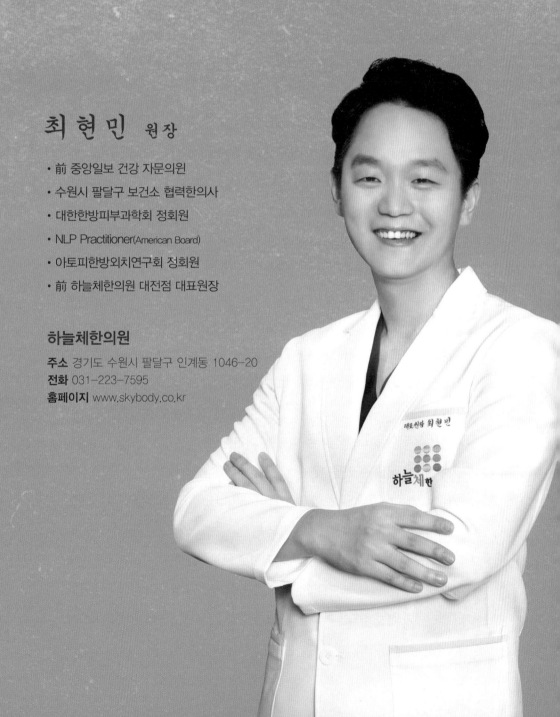

최현민 원장

- 前 중앙일보 건강 자문의원
- 수원시 팔달구 보건소 협력한의사
- 대한한방피부과학회 정회원
- NLP Practitioner(American Board)
- 아토피한방외치연구회 정회원
- 前 하늘체한의원 대전점 대표원장

하늘체한의원

주소 경기도 수원시 팔달구 인계동 1046-20
전화 031-223-7595
홈페이지 www.skybody.co.kr

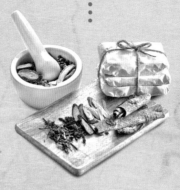

여드름 뿌리를 뽑자!

몸속을 들여다보면
여드름의 근원을 알 수 있다

'청춘의 꽃', '젊음의 상징'으로 이야기하던 여드름. 하지만 현대에 들어 여드름은 단순히 사춘기에만 피었다 지는 것이 아니라 20대를 지나 30대, 혹은 40대를 넘어서도 안고 가야하는 난치성 질환이 되었다. 실제 여드름 환자 5명 중 1명은 30대와 40대 중년 환자이며, 특히 가슴이나 등과 같이 얼굴 외의 부위에 나타나는 특징을 보이고 있다. 호전과 재발의 반복으로 얼굴과 신체 여기저기 움푹 팬 흉터를 남기는 여드름! 과연 언제까지 이 지긋지긋한 여드름과의 전쟁을 끝낼 수 있을까?

"원장님, 왜 여드름 치료는 한 번에 끝나지 않나요?" 필자의 한의원에 내원하는 환자들이 가장 많이 하는 질문이자 이 글을 보고 있는 독자들 역시 궁금해하는 부분일 것이다. 여드름 치료의 핵심은 근본 원인을 해결해 재발을 방지하는 것! 다각도에서 보는 여드름의 원인과 일시적인 호전이 아닌 재발을 차단하는 한방 전문 여드름 치료법, 그리고 흉터 관리에 대해 낱낱이 알아보자.

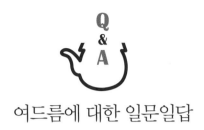

여드름에 대한 일문일답

Q. 양방에서 바라보는 여드름이 생기는 이유는?

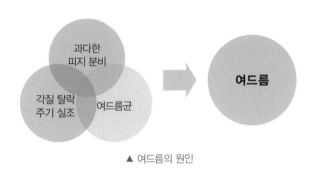

▲ 여드름의 원인

여드름의 원인을 피부의 문제로 접근해 본다면, 크게 3가지로 나누어 설명할 수 있습니다.

첫 번째는 과도한 피지 분비입니다. 가장 널리 알려진 여드름의 원인이 바로 피지, 즉 얼굴의 기름입니다. 사실 사춘기에 나는 여드름의 대다수가 바로 남성호르몬인 안드로겐의 증가에 따른 피지 과다 분비 때문이라고 할 수 있는데, 최근에는 남성호르몬이 분비되는 시기가 앞당겨져 초등학교 4~5학년인 고학년부터 여드름이 나는 경우가 많습니다.

두 번째는 P.AcnePropionibacterium Acnes라는 세균에 의해서인데, 여드름의 영어 표기인 Acne가 바로 이 세균의 이름에서 나온 것입니다. 보통 잘 씻지 않아서 생기는 여드름이나 손을 자주 얼굴에 대는 습관으로 생기는 여드름은 대부분 이 세균이 과도하게 번식해서 생깁니다. 다만 P.Acne란 세균은 우리 피부에 항상 상주하는 세균 중 하나로서 누구에게나 조금씩은 있지만, 피부의 면역력에 따라 혹은 세균의 번식력에 따라 여드름이 나거나 나지 않는 결과로 나타납니다.

마지막 세 번째는 각질 순환의 저하입니다. 우리 피부의 제일 바깥층인 각질층에는 0.02mm의 얇은 피부 껍질이 존재합니다. 각질층은 평균적으로 28~32일 주기로 순환하며 탈락하게 됩니다. 그런데 각질 순환이 잘 되지 않을 경우 모공 입구를 막게 되어 피지 배출을 억제하고, 산소가 없는 곳에서 생활하는 혐기성 세균인 P.Acne의 번식 속도를 높이게 됩니다. 이 때문에 여드름이 더 많이 생기게 되는 것입니다.

위와 같은 원인을 치료하기 위해 일반 피부과에서는 첫 번째 원인인 과도한 피지를 없애는 피지 억제제를 처방합니다. 하지만 우리 몸의 피지는 불필요한 것이 아니기 때문에 약을 먹는 동안 눈이나 코의 점막 또는 입술이 함께 마르는 부작용을 유발하기도 합니다. 더불어 피지 억제제를 끊었을 때는 그동안 억제되었던 피지가 한 번에 폭발하는 리바운드 현상이 발생할 수 있습니다. 또한 가장 많이 사용하는 피지 억제제 중 하나인 로아큐탄은 구순염(90%), 안구 건조로 인한 결막염(약 40%), 기형아 유발 등의 매우 심한 부작용이 동반되기도 합니다.

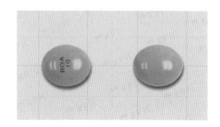

▲ 로아큐탄 제제

피부과에서는 두 번째 원인인 P.Acne 세균의 번식을 줄이기 위해 항생제 및 소염제를 투약합니다. 다만 세균을 완전히 없애는 것이 아닌 일시적으로 번식을 늦추는 것에 불과하기 때문에 약을 끊게 되면 염증이 재발하는 경우가 많습니다.

끝으로 각질 순환이 느린 경우에는 각질 제거제를 사용하거나 레이저 토닝 혹은 필링을 진행하여 각질층을 청소해줍니다. 하지만 보통 2개월 정도 지나면 다시 각질 순환이 느려지면서 염증이 생기게 됩니다.

이렇듯 피부과에서는 모든 여드름 환자를 위 세 가지 원인만으로 진단하여 치료하기 때문에 개인에 맞는 섬세한 치료가 이루어지지 않는다는 한계가 있습니다. 필자의 한의원에 내원하는 여드름 환자들을 보면 사실 위 세 가지 원인 외에도 몸의 내부나 피부 자체의 다양한 문제에서 여드름의 근본 원인을 발견하는 경우가 많습니다.

Q. 한방에서 바라보는 여드름이 생기는 이유는?

여드름이 몸 내부의 원인으로 생기는 경우 중 많은 비중을 차지하는 몇 가지를 알아보겠습니다.

1. 면양증面陽證, 상열하한증上熱下寒證

면양증이란 얼굴에 열이 쉽게 오르는 증상으로써 위경胃經, 양경락陽經絡에 열이 많이 몰리는 현상입니다. 상열하한증이란 횡격막을 기준으로 위로는 열이 몰리고 아래로는 열이 전달되지 않아 복강과 손발이 차면서 몸의 기운이 둘로 나뉘는 증상을 말합니다. 신체 중 얼굴 부위는 유난히 추위를 잘 타지 않는 부

▲ 체열불균형 상열하한

위입니다. 겨울이 되면 손에는 장갑을, 발에는 여러 겹의 양말과 신발까지 신어도 시리지만, 찬 바람에 그대로 노출되는 얼굴만큼은 비교적 덜 춥습니다. 그 이유는 우리의 얼굴에는 경락 중에 열이 많이 포함되어 있는 양경陽經이 많이 흐르기 때문입니다. 여드름이라는 질병의 어원이 '열+들음'의 합성어로써 '열이 속에 들었다'라는 뜻을 가지고 있기 때문에 열이 쉽게 몰리는 얼굴 부위에 여드름이 잘 생기는 것입니다.

또한 점점 줄어들고 있는 현대인들의 수면 시간과 스마트폰, 컴퓨터 등 전자기기의 열이 얼굴에 전달되는 현상 등이 몸의 열을 상체로 몰리게 하는 원인으로 작용하기도 합니다. 얼굴에 열이 많이 몰리는 사람은 광대뼈 쪽으로 빨갛게 염증이 다발하는 열성 여드름이 자주 생깁니다.

2. 대장의 문제

많은 분들이 한번쯤은 아주 심한 변비 때문에 얼굴에 뾰루지가 올라오는 것을

경험해봤을 것입니다. 대장은 우리 몸의 노폐물을 여과하고 독소를 배출하는 기능을 가지고 있습니다. 하지만 현대인의 식습관이 서구화되면서 밀가루, 튀긴 음식, 기름진 음식 등의

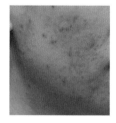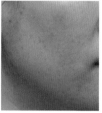

▲ 대장 여드름(청안탕 + 외부 치료 3개월)

과다 섭취로 대장의 기능이 떨어지고 해독이 제대로 되지 않은 독소들이 혈액을 타고 피부 쪽으로 침범하게 됩니다. 이로 인해 여드름 외에도 아토피 건선, 지루성 피부염 등의 만성 피부 질환이 생기는 것입니다. 대장 여드름은 얼굴의 입술 아래와 뺨 등 U라인에 잘 생기며, 관리 및 치료 시기를 놓치는 경우 목과 턱 쪽으로 번질 수 있습니다.

3. 간기울결肝氣鬱結로 인한 문제

간기울결이란 한방에서 말하는 스트레스성 질환이라고 이해하면 쉬운데, 남성보다는 여성의 유병률이 높다는 특징이 있습니다. 스트레스는 만병의 근원이며, 특히 염증을 유발하는 주요 요인입니다.

수면 시간이 늦어지거나 정신적인 자극을 받으면 우리 몸의 부신피질에서는 코르티솔cortisol이라는 스트레스 호르몬을 분비하는데, 이 호르몬은 안드

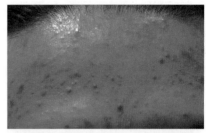
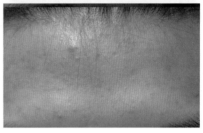

▲ 스트레스성 여드름(청안탕 + 외부 치료 2개월)

로겐이라는 남성 호르몬을 자극시키고 안드로겐이 피지선을 자극하여 피지가 많이 분비되면서 여드름이 생기게 됩니다. 최근 20대들에게 많이 생기는 지루성 피부염도 이와 같은 원인이 크게 작용하기 때문에 간기울결 즉, 스트레스를 풀어주지 않으면 여드름과의 악연을 끊기 어렵습니다. 스트레스성 여드름은 이마 및 관골에서 주로 시작하여, 치료가 늦을 시 관자놀이 및 볼로 번지게 됩니다.

이 밖에도 중기하함中氣下陷, 비위의 기능실조 및 소화 장애, 어혈 등 여러 가지의 원인이 복합적으로 작용하기 때문에 환자마다 몸 내부의 원인을 파악해 맞춤 치료로 접근해야 합니다.

Q. 한방 피부과에서 바라보는 여드름 피부의 원인은?

여드름이 생기는 피부의 원인은 앞서 설명한 피지의 과다 분비, P.Acne 세균의 번식, 각질 순환의 문제도 있지만, 피부 자체의 면역력, 모공과 주름의 발산력도 매우 중요한 요인입니다.

여드름은 단순하게 설명하면 모피지낭염 즉, 피부 모낭의 염증이라고 할 수 있습니다. 우리 몸에서 염증이 위에 생기면 위염, 장에 생기면 장염, 상기도나 하기도에 생기면 상기도염, 하기도염이 됩니다. 즉, 염증이란 각 장기에 걸리는 감기라고 표현할 수 있습니다.

위와 같이 생각하면 여드름 역시 일종의 '피부 감기'라고 비유할 수 있습니다. 보통 감기는 우리 몸의 면역력이 떨어졌을 때 잘 걸리게 되는데, 여드름을 비롯한 피부 질환 역시 피부 면역력이 떨어졌을 때 잘 생깁니다. 태어날 때부터 선천적으로 피부 면역력이 약하다면 자외선, 화장, 히터 바람 등 누구에게나 똑같은 외부 자극과 음식, 수면, 스트레스, 피로 등 내부 자극에 대해 다른 사람보다 더 민감하게 반응하여 여드름이 쉽게 생길 수 있습니다.

다음은 모공과 주름의 발산력입니다. 바로 피지를 배출하는 능력입니다. 피지는 트리글리세라이드 50%, 자유지방산 10%, 왁스에스터 25% 등으로 이루어져 있고 수분 증발을 조절하여 보습 작용을 합니다. 또한 피지는 pH 4.5~5.5의 약산성을 띠고 있어 미생물 발육을 억제시켜 세균으로부터 피부를 보호하고, 체내의 독성 물질을 배출하는 작용을 합니다. 다만 피지가 너무 과다하게 분비되면 앞서 설명했듯이 세균과 박테리아의 먹이가 되어 여드름을 더 유발할 수 있기 때문에 피지를 적당량 배출하는 것이 중요합니다. 이 조절 능력은 바로 모공과 주름의 발산력에 달려있는데, 기허 및 간기울결 증상이 있으면 이러한 발산력이 감소되므로, 피지가 잘 배출되지 않고 오히려 역류하여 피지선을 자극하고 염증을 유발하는 것입니다.

Q. 피부 전문 한의원에서 처방하는 여드름 치료법은?

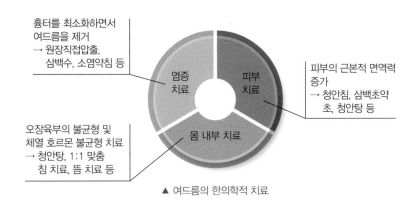

▲ 여드름의 한의학적 치료

피부 전문 한의원에서는 환자의 정확한 피부 및 몸 내부의 원인을 파악하여 그 증상과 원인에 따라 1:1 맞춤 치료를 진행합니다. 치료를 크게 세 가지로 설명드리겠습니다.

1. 염증 치료(단순 여드름 치료)

여드름 염증 치료의 핵심은 압출입니다. 따라서 한의원에서는 전문 한의사가 직접 압출을 시술합니다. 또한 염증을 조금이라도 빨리 가라앉히기 위하여 항염약물치료, 소염약침 그리고 집에서 사용하는 한방 외용제인 홈케어를 사용합니다.

2. 피부 자체의 기능 회복 치료

피부 자체의 기능 회복을 위하여 청안침 및 약초 팩 치료 등을 통해 피부 면역력을 증진하는 치료를 함께 시행합니다.

3. 몸 내부의 원인 치료

몸 내부의 원인을 치료하기 위하여 1~2주마다 맞춤 처방되는 청안탕과 함께 몸의 원인 증상에 맞춘 청안침과 뜸 치료가 함께 진행됩니다.

Q. 한방 치료로 여드름 재발을 막을 수 있나요?

환자들이 가장 궁금해하는 것이 바로 여드름 재발 부분입니다. 앞서 설명한 것처럼 여드름은 피부 감기의 일종이라고 할 수 있습니다. 한방 프로그램으로 치료를 받는다고 해서 여드름이 단 한 개도 안 나는 것은 아닙니다. 다만 많은 분들이 피부 자체나 몸 내부에 자리 잡은 근본 원인을 치료받지 못한 채로 피부의 겉에 드러난 염증만 치료하였기 때문에 여드름의 원인 치료가 부족한 경우가 많습니다. 보다 정확한 원인 치료를 통해 재발을 억제하고, 혹시 재발하더라도 증상을 80% 이상 줄이는 것이 한방 치료의 목적 중 하나입니다.

예를 들어 밤을 새거나 화장을 지우지 않고 잠들어 얼굴에 여드름 및 뾰루지가 한두 개 생겼다면 이것은 '생리적인 여드름'이라고 할 수 있지만, 피부 관리를 열심히 하고 신경을 쓰는데도 지속적으로 여드름이 생긴다면 '병리적인 여드름'이라고 볼 수 있는 것입니다. 그러므로 한방 여드름 치료의 궁극적인 목적은 병리적인 여드름 상태를 생리적 여드름 상태로 되돌리는 것입니다.

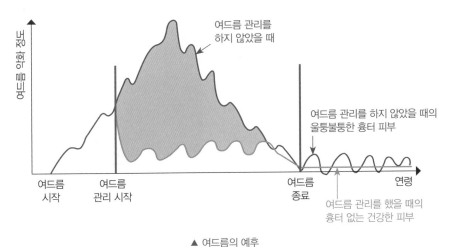

▲ 여드름의 예후

Q. 한의원에서 시행하는 여드름 흉터 치료법은?

한의원에서는 여드름 흉터를 크게 '청안
화침(고주파+침)'과 '청안평침(AST, 진피재생
술)'을 통해 시술합니다. 기본적으로 흉터
를 치료하는 원리는 작용과 반작용의 원

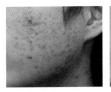 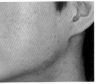

▲ 청안화침 3회 + 청안평침 3회 시술 후 효과

리로 설명할 수 있습니다. 흉터는 이미 피부 조직이 없어진 반흔성 질환이기 때
문에 자극이 없이는 새로운 피부의 재생을 유도하기 어렵습니다. 그러므로 환자
의 피부 상태에 맞춘 청안화침과 청안평침 시술을 진행하고 있습니다. 또한 흉터
치료에 있어서 시술만큼 중요한 것이 피부 재생 부분이기 때문에 피부 재생 치료
에 많은 노력을 기울이고 있습니다. 단순히 고주파로만 피부 재생을 하는 것이
아니라 맞춤 피부 재생 약물과 재생 약침을 통해 재생에 집중하는 노력을 기울이
고 있습니다.

Q. 등·가슴 여드름의 치료법은?

등·가슴의 여드름 치료는 여드름 색소
를 치료하는 경우가 더 많습니다. 등·가
슴 여드름의 특징은 염증이 얼굴 여드름
처럼 크게 나지 않지만 옷의 자극, 이불
등의 자극에 의해 색소가 잘 남는 특징이

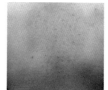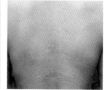

▲ 한방 필링 3회 시술 후 효과

있습니다. 또한 등의 경우 확인이 잘 안 되는 부위이기 때문에 염증 단계가 지나
색소가 많이 남아 있는 상태에서 내원하는 경우가 많습니다. 이런 경우에는 간단
한 염증 치료와 함께 한방 필링 시술이 필요합니다.

등·가슴 여드름의 관리법으로는 무엇보다 매일매일 염증 부위를 체크하고 신경
써주는 것이 중요합니다. 보습과 진정은 기본 중의 기본이므로 본인 피부에 맞는
바디 로션이나 진정제를 잘 바르고, 여드름이 난 부위는 심하게 때를 밀거나 스
크럽 등의 자극을 주지 않는 것이 좋습니다. 또한 목, 어깨, 등 근육 등이 뭉쳐 혈
액순환이 잘 되지 않으면 여드름이 나기 쉽기 때문에, 스트레칭을 생활화하고 만
성 통증이 있을 시에는 가까운 한의원에서 물리치료, 침, 부항 치료를 받는 것이
좋습니다.

Q. 내 얼굴에 난 것은 여드름인가요? 모낭염인가요?

많은 환자들이 자신의 얼굴에 난 염증이 여드름인지 모낭염인지 궁금해하는 경우
가 많습니다. 사실 모낭염 외에도 여성의 경우 구주위염과 여드름을 구분하지 못

하는 경우도 있습니다. 여드름과 모낭염은 단순히 육안만으로 구분하기는 쉽지 않습니다. 염증이 생기는 부위, 생기는 시기, 염증 속 피지의 여부가 중요합니다. 만약 피지가 없이 빨간 염증 및 농이 올라온다면 모낭염으로 생각하시면 됩니다.

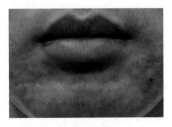

▲ 모낭염

구주위염은 입술 주변이나 턱에 염증이 생기는 증상입니다. 구주위염 대부분은 염증 부위가 아프면서 염증 자체가 빨갛고 크게 올라오며, 가임기 여성에게 주로 생기는 특징이 있습니다. 이런 모낭염과 구주위염의 경우 정확한 원인은 밝혀져 있지 않으나, 몸과 피부 자체의 면역력과 연관이 있다고 여겨지기 때문에 정확한 진단을 통해 치료를 받아야 하며 몸이 피곤하지 않게 관리하는 것 또한 중요합니다.

- 사춘기 때는 여드름이 전혀 심하지 않았는데 20대 중반부터 심해짐
- 특히 턱 부분과 볼 부분이 심함
- 현재 여드름 외에 여드름 색소 흉터로 고생 중

시 청 자 : 원장님. 도대체 우리 딸은 나이가 30살도 넘었는데 왜 여드름이 계속 생기는 건가요?

최 원장 : 네, 어머님. 요새 여드름은 사춘기에만 생기지 않고 몸 내부의 문제와 피부 면역력에 따라서 30대 혹은 40~50대까지도 생길 수 있는 피부질환입니다. 여드름 외에 따님분의 몸에는 큰 문제는 없나요?

시 청 자 : 생리통이 좀 심하고, 만날 소화가 안된다고 해요.

최 원장 : 네, 보통 생리적인 문제가 같이 있을 때 턱으로 여드름이 같이 올라오고, 대장과 소화기 이상이 있을 때에는 볼 부분에 여드름이 생길 수 있습니다. 이런 경우에는 단순하게 피부 치료만으로는 여드름 억제가 쉽지 않고, 내부적인 부분까지 함께 치료를 받아야 합니다. 또한 현재 여드름 흉터 색소도 있다고 하셨는데요.

시 청 자 : 네. 얼굴 보면 막 곰보자국처럼 패이고 많이 지저분해요. 딸이 아직 결혼도 안했는데 얼굴만 보면 속상해요.

최 원장 : 네, 맞습니다. 여드름의 경우 무서운 건 여드름 자체보다 흉터와 색소를 남기게 되는 것입니다. 그렇기 때문에 여드름 흉터가 생기기 전에 치료하는 것이 가장 중요하고, 어쩔 수 없이 흉터가 남았을 때는 흉터 색소 치료를 빨리 하는 것이 흉터 치료에 유리합니다.

시 청 자 : 그리고 특별히 생활 관리로 조심해야 할 건 없나요, 원장님?

최 원장 : 네, 일단 따님분의 경우 자궁 부분과 소화기 부분의 이상이 함께 있으니, 음식의 경우 밀가루 음식, 기름진 음식 등 GI 수치(탄수화물이 몸 안에서 당으로 바뀌는 속도)가 높은 음식은 피해주시고, 야식이나 술도 최대한 조심하셔야 합니다. 그리고 족욕이나 반신욕도 도움이 될 수 있는데, 이 부분은 체질마다 좀 다를 수 있기 때문에 가능하시면 가까운 피부 전문 한의원에 내원하셔서 정확한 체질 및 문제점을 진단받고 정확한 치료를 받아보셨으면 좋겠습니다.

이명

– 청이명탕, 청이명추나

정 영 진 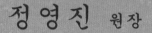 원장

- 한의학박사
- 경희대학교 동서의학대학원 졸업
- 미시간주립대학교 정골의학대학 OMM 과정 연수
- 서울대학교 보건대학원 보건의료정책과정 수료
- 척추신경추나의학회 학술위원 및 교육위원
- 대한면역약침학회 대의원

서초경희한의원

주소 서울시 서초구 방배로36 2층
전화 02-2055-1075

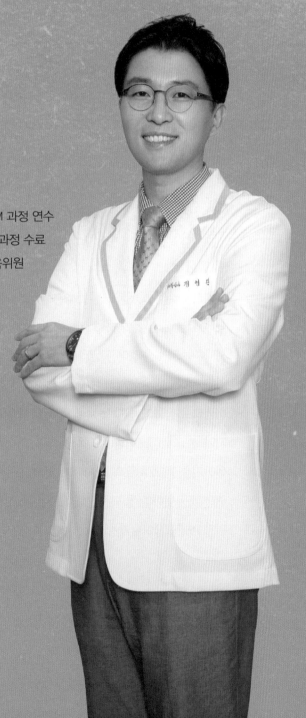

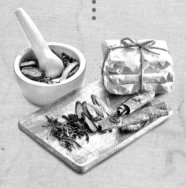

나에게만 들리는 소리

한방 치료로
이명을 잠재운다

우리는 세상에 존재하는 다양한 소리를 귀라는 기관을 통해 듣는다. 그러나 큰 충격을 받거나, 잘못된 생활습관 등에 의해 귀에서 '삐~', '윙~'하는 의미를 알 수 없는 소리에 시달리는 경우가 있다. 이것을 귀 울림 또는 이명耳鳴이라고 한다.

이명으로 잠을 이루지 못해 삶의 질이 떨어지거나 점차 심신이 쇠약해지는 환자가 늘고 있다. "이명은 난치병이다", "평생 끌어안고 가야 할 질환이다"라는 이야기를 듣고 치료의 의지마저 잃고 있는 이명 환자들, 이명의 병증은 과연 귀에서만 찾아야 할까? 인체의 근본을 이루는 오장육부의 기능에서 이명의 연결고리를 풀어보자.

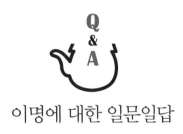

이명에 대한 일문일답

Q. 이명이란 무엇이며 증상에 따라 어떻게 분류하나요?

이명은 한자로 귀 이耳와 울림 명鳴, 즉 귀 울림 증상을 말합니다. 외부의 자극 없이 환자 자신의 신체 내부 귀 주변에서 소리가 들리는 주관적 느낌의 청각 증상을 뜻합니다. 예를 들면 밤에 자려고 눕거나 아무도 없는 조용한 방 안임에도 불구하고 내 귀에만 바람소리와 귀뚜라미 소리가 들린다든지, '삐~', '윙~' 소리와 같이 아무런 의미 없는 소리가 반복적으로 들리는 경우 이명증을 의심해볼 수 있습니다. 이러한 잡음이 자신을 괴롭히는 정도로 작용할 때 이명이라 할 수 있습니다. 이명은 개인적인 증상이어서 환자 홀로 고민하고 괴로워할 수밖에 없기 때문에 환자가 느끼는 고통의 무게는 더욱 크게 작용합니다.

이명은 크게 '타각적 이명'과 '자각적 이명'으로 나뉩니다. 타각적 이명은 혈류 소리나 근육의 경련 소리와 같은 체내의 소리가 몸을 통해 귀에 전달되어, 외부로부터 청각 자극이 없는데도 들리는 소리로서 검사자도 그 소리를 들을 수 있습니다. 자각적 이명이란 어떠한 방법으로도 다른 사람들은 듣지 못하고 본인만이 주관적으로 호소하는 소리입니다. 여기서 필자는 자각적 이명을 중심으로 설명하고자 합니다.

Q. 이명과 환청은 다른 증상인가요?

환청은 음악이나 목소리와 같은 의미 있는 소리가 들리는 증상입니다. 환청은 조현병(정신분열증)과 같은 정신질환에서 드물게 나타나는 증상인데 반해 이명은 완전히 방음된 조용한 방에서는 약 95%의 사람이 20dB 이하의 이명을 느낄 정도로 매우 흔하게 나타난다는 보고도 있습니다.

Q. 이명은 꼭 치료해야 하는 증상인가요?

이명은 귀 질환의 중요한 징후 중 하나로 증세에 따라 계속해서 이명이 들리는 경우도 있지만, 자연스럽게 있다가 없어지는 경우도 존재합니다. 또한 단독 증상으로 나타나기도 하지만 난청이나 청력 상실 등 청각 질환 증상의 초기 형태로 나타나기도 하므로, 이명증이 발생하면 가볍게 여기지 말고 서둘러 한의원에 내원하여 치료를 받는 것이 회복에 많은 도움이 됩니다.

Q. 이명증을 방치하면 어떻게 되나요?

한 연구 자료에 의하면 총 인구의 약 15%가 이명을 경험한다고 합니다. 이중에는 심한 수면장애로까지 이어지는 중등도 이상의 이명이 약 8%, 일상생활을 하기 어려운 정도로 극심한 지장을 주는 이명도 약 1%에 이르는 것으로 나타났습니다. 또한 악화되면 불면증, 신경쇠약 등의 상태로 발전하기도 합니다. 그 외에도 환자들을 진찰할 때 두통이나 항강증(경추의 뻣뻣함), 요통과 소변 장애 및 성기능의 저하, 또는 위장 장애나 만성 피로 등을 함께 호소하는 경우가 많습니다. 특히 이명과 함께 청력이 저하되어 난청 증상이 나타나거나, 청력에는 영향을 미치지 않지만 심한 어지러움, 메스꺼움, 구역감이 함께 나타나는 메니에르병이 나타나는 경우도 있습니다. 다시 말해 이명이 오래 지속되면 난청이 오거나, 거기서 더 진행되면 청력을 상실하게 될 수 있습니다. 또한 청력에는 영향을 미치지는 않으면서 머리가 울리는 두명증頭鳴症으로 발전하는 경우도 있습니다.

Q. 한의학에서는 이명증의 주된 원인을 무엇으로 보나요?

한의학에서 귀는 오장육부 가운데 신장과 밀접한 관련이 있는 것으로 봅니다. 아울러 신장은 선천지본先天之本이라 하여 태어날 때부터 우리 몸의 근원을 관장하는 내장 기관입니다. 한의학 서적인 《동의보감》 및 《황제내경皇帝內經》에서는 '신장이 손상되어 정精이 허약해지면 뇌수가 부족하게 되면서 뇌의 노화 현상이 빨라져 머리가 어지럽고 귀에서 소리가 나며 잘 듣지 못하게 된다'라고 이야기하고 있습니다.

신장 기능이 약화되는 원인은 크게 세 가지 정도 설명할 수 있습니다.

첫째, 타고난 본인의 기운보다도 더 많이, 더 빨리 에너지를 소모한 경우입니다. 과로·피로·스트레스로 인한 정신적인 소모, 과도한 육체노동, 성생활로 인한 육체적인 소모를 원인으로 들 수 있습니다.

둘째, 타고난 기운 자체가 적은 경우입니다. 주로 어려서부터 잔병치레가 많고 체력이 약한 경우를 들 수 있습니다.

셋째, 선천적으로 타고난 기운은 좋은데 후천적으로 영양과 기력 공급이 부족해서입니다. 주로 큰 병을 앓거나 큰 수술, 지속적인 소화 흡수력 저하 등으로 발생합니다. 신장의 기氣는 귀와 통하므로 신장이 조화로워야 귀가 다섯 가지 소리를 들을 수 있다고 하였습니다. 신장은 오장육부의 정기正氣를 저장하는데, 정기가 몹시 허약한 사람은 잘 듣지 못하게 됩니다. 귀는 안으로 뇌수와 연결돼 있는데, 뇌수를 관장하는 신장이 허약하면 뇌수의 부족으로 이어져 반드시 청력에 영향을 줍니다. 한의학적으로 볼 때 이명은 뇌수의 이상에서 생기는 것으로써 신장의 기운이 부족할 경우 발생합니다.

한의학에서 질병의 원인을 파악하는 것을 변증辨證이라고 합니다. 여러 변증법 중 가장 먼저 고려해볼 수 있는 허실 변증에 대해 알아보겠습니다. 허虛는 부족하다는 의미이며 실實은 부족함이 없이 차고 넘친다는 의미입니다. 이명증을 허실 변증에 의해 분류한 '허증이명'과 '실증이명'의 특징을 살펴보겠습니다.

1. 허증이명

귀 울림이 간헐적으로 느껴집니다. 손으로 귀를 막았을 때는 소리가 잦아들면서 약해지는 경향이 있고, 피로할 때, 조용한 한밤중 또는 영양 섭취가 부실할 때는 증상이 좀 더 심하게 나타납니다. 허증의 이명은 대개 신허, 기허, 혈허, 비위허약脾胃虛弱에 의해 발생합니다.

신허	귀 주위의 영양물질 공급이 충분치 못해 발생	신장에 정혈精血을 보충해주는 처방
기허	귀 주위의 기 순환을 저하시키는 소화 장애와 만성피로 등의 원인으로 발생	기를 보강해주는 처방
혈허	혈액공급과 순환이 원활하지 못해 발생	혈액을 보충해주는 처방
비위허약	비·위장의 소화·흡수력 저하와 전신으로 기운을 보내주는 기능이 원활하지 못해 발생	비·위장의 기운을 북돋아주는 처방

2. 실증이명

귀 울림과 귀가 막히는 듯한 느낌이 자주 들고 손으로 귀를 막았을 때 소리가 커지는 경향이 있습니다. 시끄러운 소음 속에서 이명음이 더욱 예민해지고 이명이 돌연 발생하는 경우가 많습니다. 실증의 이명은 대개 간화, 담화로 인해 발생합니다.

간화	자주 화를 내거나 스트레스를 많이 받는 등 간 기능의 지나친 항진 즉, 간의 화火기운에 의해 발생	간의 울체된 기운과 화를 내려주는 처방
담화	기름지고 자극적인 식사, 음주 등 담열痰熱이 발생하는 음식을 과다하게 섭취한 경우 발생	몸 안의 적체된 노폐물인 담을 삭히고 순환을 촉진하는 처방

Q. 구체적인 이명 증상에 따른 원인은 무엇인가요?

1. 신허

앞서 언급한 바와 같이 한의학에서는 신장이 귀의 기능을 주관한다고 봅니다. 과도한 성생활이나 자위행위 그리고 과로 등으로 인해 신장의 정밀한 기운인 신정腎精이 부족해지면 귀 쪽으로 가는 기혈 순환이 원활하지 못하게 되어 이명 증상이 나타납니다. 실제로 임상에서 변증을 해보면 이명 환자 중에는 신허 증상이 원인인 경우가 가장 많습니다.

신허이명의 특징은 몸이 수척하고 얼굴에 검은 빛이 돌며, 허리와 무릎이 시큰거리면서 잦은 통증이 있을 수 있고, 소변이 자주 마렵거나 성기능이 원활하지 못한 특징이 있습니다. 또한 오후에 상열감과 허열이 생기며, 성교를 하지 아니하고 무의식중에 정액이 몸 밖으로 나오는 유정遺精 증상이 일어나기도 합니다. 여성의 경우에는 폐경이 오는 갱년기에 이명을 호소하는 경우가 많습니다. 갱년기 역시 진액과 신정이 고갈되면서 호르몬의 불균형이 오는 시기이므로 이 시기에 이명이 생기거나 더욱 심해졌다면 신허이명일 가능성이 높습니다.

2. 기허

큰 병을 앓았거나 만성 피로가 누적되어 전신의 기운이 쇠약해져도 이명이 오게 됩니다. 사지에 힘이 없고, 얼굴색도 피곤해 보이기 쉽습니다. 매사에 쉽게 피로하고 식은땀을 흘리거나 소화불량을 동반한 식욕부진을 보이는 것이 특징입니다. 즉, 이명 증세가 발생하기 전에 오랜 질환을 앓았거나 몸이 매우 힘든 시기를 경험하고 나서 이명이 생긴 경우에 해당합니다.

3. 혈허

큰 수술이나 출산 등으로 혈액이 많이 소모되어 귀 쪽으로 혈액이 원활하게 공급되지 않아 생기는 경우입니다. 얼굴이 창백하면서 혈색이 없거나 심계, 정충같이 심장이 갑자기 두근거리기도 하고 쉽게 어지럼증을 느끼는 빈혈 증세를 보이기도 합니다.

4. 비위허약

선천적으로 비·위장의 기능이 허약하여 만성 소화불량 증세를 보이거나 불규칙한 음식 섭취로 인한 소화 정체 현상인 식적食積, 음식을 절제하지 못해 비위의 기능 저하가 일어난 경우 생깁니다. 비위가 약해지면 음식물을 통해 섭취한 맑은 기운을 눈이나 귀로 보내지 못해 귀 울림이 생기게 됩니다. 더불어 소화불량, 더부룩함, 사지 무력감 등을 함께 호소하기도 합니다.

5. 간화

한숨을 잘 쉬면서 이유 없이 화를 잘 내거나 스트레스를 잘 받는 사람, 또는 정신적인 충격을 받았을 경우에 오는 이명입니다. 화를 내게 되면 간화의 기운이 머리와 상체 쪽으로 상승하면서 귀 쪽으로 화가 상충하며, 성을 잘 내고 얼굴이 쉽게 붉어지며, 깊은 수면을 취하지 못하면서 꿈을 많이 꾸는 등의 수면장애를 동반하기도 합니다.

일례를 들자면 날씨 좋은 5월의 어느 날, 필자의 한의원에 중년의 아주머니 한 분이 갑작스러운 왼쪽 귀의 울림을 호소하시며 내원한 적이 있습니다. 환자에게 문진과 진맥을 하는 과정에서 언제부터 어떻게 이명증이 생겼는지 물어보니, 며칠 후에 결혼하는 큰아들과 결혼 문제로 크게 다투고 난 뒤 왼쪽 귀에서

'삐'하는 소리가 들리기 시작해 점점 더 커진다고 호소했던 사례입니다. 바로 이 경우가 간화이명증에 해당할 가능성이 크다고 할 수 있습니다.

6. 담화

기름지고 자극적인 음식물을 과다 섭취했을 때 우리 몸에는 담화가 생깁니다. 담화가 머리와 상체 쪽으로 상충해 귀 주변의 순환을 방해하여 이명을 일으킵니다. 정수리 부분의 두통 및 어지럼증이 잦고 만성소화불량, 가슴의 오목한 부위에 불편감을 호소하기도 합니다.

Q. 이명의 효과적인 치료법은 무엇인가요?

1. 청이명탕淸耳鳴湯 : 체질과 병증을 고려한 한약 치료

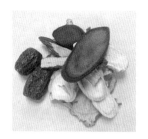

이명 치료에 있어 단순히 귀의 문제로만 접근하는 것은 근본 치료가 될 수 없습니다. 오장의 균형이 깨져 귀 울림이라는 증상으로 드러나는 것이므로 오장의 불균형을 회복하는 것이 이명 치료의 핵심입니다. 따라서 몸의 균형을 점차 회복되게 되면 우리 몸의 전반적인 컨디션 향상과 아울러 귀에 울리는 소리가 줄어드는 치료 효과를 볼 수 있습니다.

▲ 청이명탕 한약재

앞서 살펴보았듯이 이명의 원인은 매우 다양합니다. 효과 면에서 이명증의 가장 좋은 치료법은 한약 처방입니다. 같은 이명증이라 하더라도 사람마다 개개인의 체질과 오장육부의 허증 · 실증이 모두 다르기 때문에 세부 변증에 따라

각자의 원인에 맞는 한약 처방으로 귀 울림 증상의 근본을 치료하는 것을 목표로 합니다.

2. 침 치료

오장육부의 기능을 향상해 근본 원인을 해결하는 침 치료는 크게 두 가지로 나눌 수 있습니다. 귓바퀴 부분과 귀 주변 부위에 직접적으로 치료하는 방식과, 12경락을 조절하는 사암침舍岩針 시술입니다. 사암침은 12경락이 시작되고 끝나는 경혈이 모여 있는 팔꿈치와 무릎 아래를 비롯한 손발의 혈 자리에 자침하여 경락을 조절함으로써 오장육부의 균형을 맞춰줍니다.

3. 청이명추나淸耳鳴推拿 : 추나교정요법

이명 환자에게서 턱 관절과 상부 경추에 문제가 있는 경우를 많이 보게 됩니다. 상부 경추는 두개골 아래 부분인 후두골과 환추라고 하는 경추 1번을 일컫습니다. 후두골과 환추 사이에 부정렬이 있는 경우 상부 경추의 이상으로 진단할 수 있습니다. 상부 경추의 이상은 뇌혈관 및 뇌신경의 문제를 야기할 수 있는데 이명증 역시 아래턱뼈의 하악 관절 돌기와 외이도 사이의 공간이 좁아지게 되는 턱 관절의

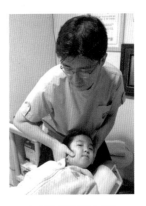

▲ 상부 경추 추나 치료

문제가 발생한 경우에 귀 주변 부위의 혈관과 신경이 눌려 호전이 더디게 됩니다.

이런 경우 추나 치료와 함께 턱관절 보조기를 착용해 이 부위의 공간을 넓혀 외이도 주변으로 충분한 혈액이 공급될 수 있도록 도와야 합니다. 또한 상부

경추와 턱 관절의 부정렬뿐만 아니라 반듯하지 못한 척추(경추, 흉추, 요추)를 교정해줌으로써 머리와 뇌, 귀로 향하는 뇌척수액의 흐름을 원활하게 하고 뇌신경을 회복하는 데 많은 도움이 됩니다.

<table>
<tr><td></td><td>착용 전</td><td>착용 후</td></tr>
</table>

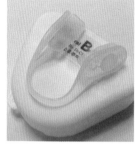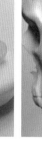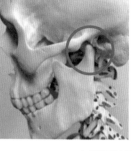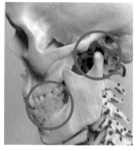

▲ 턱관절 보조기   ▲ 턱관절 보조기 착용 효과

4. 면역약침요법

약침은 한약 성분 제제를 정제 및 추출하여 환부나 경혈에 직접 약물을 주입하는 치료 방법입니다. 이명증에 시술하는 약침법 역시 크게 두 가지로 나눌수 있는데 귀 주변의 예풍翳風, 풍지風池, 풍부風府혈과 같은 혈 자리에 직접적으로 자침하는 방식과, 부족해진 장부의 불균형을 개선하고 전신에 윤기를 공급하는 전신 치료 방법입니다. 귀 주변 치료는 혈류 순환을 원활히 하기 위해녹용약침을 주로 시술하고, 전신 치료는 전신의 순환을 돕기 위한 '수승화강약침요법'과 전신에 윤기를 공급하여 기혈을 보충하는 '전신치료약침'을 주고시술합니다.

Q. 이명을 예방하고 증상 완화에 도움이 되는 생활수칙은 무엇인가요?

이명의 예방과 치료를 위해서는 먼저 이명의 원인이 되거나 이명을 악화시킬 수 있는 요소들을 피하는 것이 가장 중요합니다.

이명 생활수칙

1. 콘서트장, 극장, 나이트클럽, 공사장, 사격장 등의 잦은 출입을 삼가하고, 귀마개 등을 착용하는 등 이명 증세를 유발하거나 악화시킬 수 있는 소음 피하기
2. 음악을 크게 켜고 헤드폰 혹은 이어폰으로 듣지 않기. 혹, 소음을 듣고 일시적이나마 이명을 경험했다면 이명이나 청력 장애 발생률이 높아지므로 주의
3. 아스피린, 항생제, 이뇨제 등 이명이 발생할 수 있는 특정 약물 피하기
4. 과식이나 편식을 하지 말고 음식을 골고루 섭취하기
5. 혈관의 흐름을 방해하는 음주와 흡연 자제하기
6. 이명의 원인이 될 수 있는 고지혈증이나 고혈압 관리하기
7. 과로하지 않기
8. 편안한 마음과 긍정적인 사고방식을 가지도록 노력하기

- 이명증을 앓고 있는 62세 여성
- 마치 큰 종 속에 들어가 앉아 있는 것과 같이 귀울림이 있음
- 2개월 전 증상이 생김
- 잠을 잘 때 악몽으로 잠을 깨며 불면증이 심함

환　자 : 제가 2개월 전에 큰 충격을 받은 후 이명 증상이 생겼습니다. 오른쪽 귀에서 큰 소리가 들리는데 마치 큰 종 속에 들어가 앉아 있는 것 같아서 아주 괴롭습니다. 아직도 받은 충격에서 벗어나지 못한 상황인데요, 거의 매일 밤 무서운 악몽을 꾸고 가위에 눌려 잠에서 깨어납니다. 그 후에는 쉽게 잠을 자기가 어려워 수면제를 반 알씩 복용해서 잠을 자고 있는데, 최근에는 반 알로 안 되어서 점차 양을 늘려야할 것 같아요. 귀의 소리도 점점 더 커지면서 심해지고 있는데 고민이 되어 전화 드렸습니다.

사 회 자 : 심한 이명증과 불면증으로 고생하시는 환자분이신데요, 정영진 원장님, 이분의 증상 어떻게 보시나요?

정 원장 : 문의주신 시청자분의 증상은 불면증, 귀울림, 악몽 등 여러 가지로 나타나고 있는 형태입니다만, 증상 발생의 근본적인 원인을 생각해볼 때, 외부로부터 정신적인 충격을 받은 후에 생겼다는 점에 주목할 필요가 있습니다.
실제로 한의원에서 임상을 하다 보면 시청자분처럼 병의 원인에 기인한 연관 증상이 굴비 엮듯이 줄줄이 딸려 나오는 경우를 많이 볼 수 있는데요, 이런 경

우 스트레스 즉 간화로 인한 병증으로 진단할 수 있습니다. 특히 평소 내성적이면서 예민한 성격의 소유자분이시라면 적은 스트레스와 충격이라도, 외향적이고 낙천적인 성격을 가진 분들과 비교해본다면 더 많은 스트레스 반응 양상을 겪게 됩니다.

스트레스성 간화이명의 경우에는 몸의 순환을 돕는 수승화강 약침 그리고 간의 울체된 기운을 풀어 간화를 내려주는 침 처방과 한약 처방을 응용해볼 수 있습니다. 많은 경우 노화로 인해 진행되는 신허이명에 비해 호전과 회복이 빠릅니다.

누구나 마음이 불편하면서 생각이 꼬리에 꼬리를 무는 경우에는 불면증에 빠지게 됩니다. 잠이 안온다고 수면제를 용량을 높여 복용하는 것은 우선 잠깐은 도움이 될지는 모르나 점점 더 약에 의존성을 높이는 결과를 초래할 수도 있습니다. 좀 더 근본적이며 몸의 기울어진 균형을 회복해주는 침, 약침, 한약 치료를 겸하여 받으시고, 아울러 턱 관절 등 신체에 불균형이 존재한다면 추나 치료를 통해 불균형을 해소하여 건강을 회복하시기를 적극 권해드립니다.

어떤 병이든 한방이 답이다

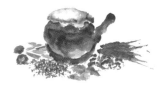

제3부

잡병편
雜病篇

신경정신 질환 · 여성질환

공황장애

– 안심탕, 안정침

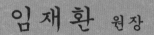

임재환 원장

- 경희대학교 한의과대학 학사 · 석사 · 박사
- 경희대학교 한방병원 한방신경정신과 전문의
- 국방부 의무실 한방과장
- 대한한방신경정신과학회 전문의 회원
- 서울특별시 한의사회 의무이사

경희밝은마음한의원

주소 서울시 서초구 방배로 107
　　　　신대명빌딩 2층
전화 02-3472-1075
홈페이지 www.brightmind.co.kr

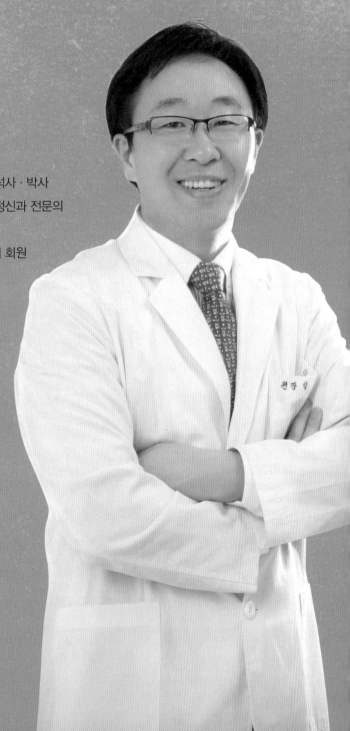

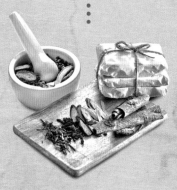

숨 막히는 공포, 나도 혹시 공황장애?

안심탕과 안정침으로
공황장애 극복하기

화려해 보이는 스타들마저 공황장애를 호소하는 요즘. 어느 날 필자의 한의원에 젊은 여성이 창백한 얼굴을 하고 내원했다. 6개월 전, 출근하던 지하철에서 갑자기 가슴이 답답하고 숨이 막혀 곧장 인근 병원 응급실로 향했고, 여러 가지 검사를 받았지만 특별한 이상 소견이 발견되지 않았다고 했다. 하지만 그 후에도 두세 차례 같은 증상이 나타나 공황장애를 의심하게 된 것이다.

우리는 그 어느 때보다 복잡하고 각박한 현실과 마주하고 있다. 따라서 특별한 이유 없이 극단적인 공포감이 밀려오면서 심장의 두근거림, 숨 막힘, 가슴의 답답함, 어지럼증 등의 신체 증상을 호소하는 사람들이 늘어나고 있다. 도대체 내 가슴 속에, 내 머릿속에 무슨 일이 일어나고 있는 걸까? 누구도 예외일 수 없는 공황장애를 슬기롭게 극복하는 방법은 무엇일까? 이제부터 한의학을 통해 마음의 안정을 찾아보자.

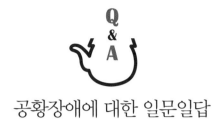

공황장애에 대한 일문일답

Q. 공황장애는 어떤 질환이며, 얼마나 많은 사람들이 앓고 있나요?

공황장애는 이유 없이 갑자기 불안감이 극도로 심해지며 숨이 막히거나 심장이 두근거리고 죽을 것만 같은 극단적인 공포 증상을 보이는 정신장애입니다. 대부분의 공황장애 환자는 죽을 것 같은 공포감과 쓰러질 듯한 어지럼증으로 응급실을 자주 방문해 각종 검사를 받아보지만, 매번 신체적 원인을 찾을 수 없어 공황장애로 진단받게 됩니다.

공황장애의 평생 유병률은 1.5~3%이며, 공황장애 진단을 받을 정도는 아니지만 한 번 이상 공황발작을 경험하는 경우는 전 인구의 3~4%가량입니다. 공황장애는 남성보다 여성에게서 2~3배 많이 발병합니다. 전 연령층에서 나타날 수 있으나 청년기에 주로 발병하며 평균 발병 연령은 25세입니다.

Q. 공황장애를 일으키는 원인은 무엇인가요?

공황장애는 다양한 요인들에 의해 복합적으로 발생합니다. 크게 생물학적 요인, 유전적 요인, 심리 · 사회적 요인 등으로 요약할 수 있습니다.

1. 생물학적 요인

① 뇌의 이상

편도핵, 대뇌 피질, 교감신경계와 내분비계 자극을 담당하는 시상하부, 신경전달물질인 노르에피네프린이 분비되도록 자극하는 청반 등의 구조적·기능적 이상으로 인해 공황장애가 나타납니다.

② 자율신경계 이상

공황장애 환자에게서 자율신경계 기능의 과활동성이 관찰되기 때문에, 자율신경계 이상이 공황장애의 한 원인으로 지목되고 있습니다. 다만, 이와 같은 자율신경계의 과활동 상태가 불안이나 공황의 원인인지 결과인지는 아직 논란이 있습니다.

③ 공황 유발 물질

카페인, 요힘빈, 콜레시스토키닌 등의 물질에 노출되면 중추신경계의 노르에피네프린, 세로토닌, GABA 수용체가 과민하게 작용하여 공황발작을 일으킵니다. 젖산나트륨, 이산화탄소 등에 노출되어도 과호흡을 유발하거나 생체 내 산·염기 균형을 깨뜨려서 공황발작으로 이어지게 됩니다.

2. 유전적 요인

공황장애는 유전적 요인도 영향을 끼칩니다. 공황장애 환자의 직계 가족에게서 공황장애가 발생할 확률은 다른 정신과 장애에 비해 4~8배 높으며, 일반 인구에 비해서는 10배 정도 높은 것으로 알려져 있습니다. 또한 이란성 쌍둥이에 비해 일란성 쌍둥이 사이에서 공황장애 발병 일치율이 훨씬 높다고 보고됩니다.

3. 심리·사회적 요인

정신분석 이론에 의하면 감정의 지나친 억압이 공황발작과 관련된다고 하며, 행동주의 이론에 의하면 공황은 부모의 행동을 학습한 결과, 또는 전형적인 조건화 반응을 통해 나타난다고 합니다. 예를 들어 사람이 붐비는 지하철 안에서 처음으로 공황발작을 경험한 환자는 그 후 지하철만 타면 이전에 겪었던 공황발작이 떠올라 쉽게 불안해진다는 이론입니다.

Q. 공황장애는 어떠한 형태로 나타나나요?

공황장애 증상은 크게 공황발작과 정신과민(예기불안)으로 나뉩니다. 예기치 못한 공황발작이 있고 정신과민이 있을 때 공황장애라고 진단합니다. 〈정신장애의 진단 및 통계 편람 제4판〉을 참고하여 살펴보겠습니다.

1. 공황발작의 증상

비정기적인 강한 두려움이나 불쾌감이 있고, 아래의 13개 증상 가운데 적어도 4개 이상의 증상이 갑작스럽게 나타나며 10분 이내에 그 증상이 최고조에 도달하는 경우 공황발작이라고 합니다.

- 불규칙하거나 빠른 심장 박동
- 땀 흘림
- 떨림 또는 전율
- 숨이 가쁘거나 막히는 느낌

- 질식감

- 흉부 통증 또는 가슴 답답함

- 토할 것 같은 느낌 또는 어지럼증

- 현기증, 불안감, 머리 띵함 또는 어지럼증

- 비현실감 또는 자신이 낯설게 느껴지거나 자신과 분리된 느낌

- 자제력 상실에 대한 두려움 또는 미칠 것 같은 두려움

- 죽음에 대한 두려움

- 마비감 또는 찌릿찌릿한 느낌 등의 감각 이상

- 오한 또는 얼굴이 화끈 달아오름

2. 정신과민의 증상

아래의 세 가지 증상 가운데 한 가지 이상이 1개월(또는 그 이상) 동안 한 번 이상 나타날 시 정신과민이라고 합니다.

- 공황발작이 추가로 나타나는 데 대한 지속적인 걱정

- 공황발작과 관계가 있을 여러 가능성에 대한 근심 걱정, 또는 공황발작의 결과에 대한 근심 걱정(예: 자제력의 상실, 심장마비가 오지나 않을까 걱정함, 미치지는 않을까 걱정함)

- 공황발작과 관련되는 뚜렷한 행동 변화(예: 갑자기 직장을 그만둠, 누군가와 같이 있거나 또는 혼자서는 외출을 하지 않음, 휴대폰을 항상 옆에 둠, 병원 근처로 미리 감)

Q. 공황장애 환자들이 흔히 하는 걱정은 어떤 게 있나요?

공황장애 환자들이 일상생활에서 많이 호소하는 정신과민 관련 증상은 다음과 같습니다. 특별한 이유 없이 아래와 같은 걱정을 하며 불안과 공포감을 느낀다면 공황장애를 의심해보고 진료를 받아보는 것이 좋습니다.

- '이렇게 숨쉬기 어려우면 갑자기 죽을지 몰라.'
- '나는 곧 토하게 될 거야.'
- '나는 심장마비가 올지 몰라.'
- '이러다 기절하고 말거야.'
- '난 미치고 말 거야.'
- '난 소리를 지르거나, 허튼 소리를 해서 창피를 당할 거야.'
- '아무도 날 도와주지 못할 거야.'

Q. 공황장애 환자들이 두려워하는 상황이나 장소가 있나요?

공황장애는 특별한 이유 없이 시간과 장소를 가리지 않고 공황발작이 발생하기 때문에 환자들은 항상 두려움을 갖고 생활합니다. 특히 공황발작 시 도움을 구할 수 없는 상황이나 비행기와 같이 탈출이 불가능하다고 생각되는 곳을 피하게 됩니다. 이런 경향을 광장공포증이라고 하며 공황장애 환자의 대부분이 광장공포증을 동반하고 있습니다. 특별한 이유 없이 아래와 같은 상황을 피하고 무서워하는 경우는 공황장애를 의심해봐야 합니다.

- 운전 중 고속도로, 터널, 지하도, 다리를 지남
- 지하철, 버스, 택시 등의 대중교통 이용
- 비행기 탑승
- 줄 서서 기다리기
- 백화점, 미용실, 슈퍼마켓 등 사람 많은 곳
- 영화관, 경기장, 공연장, 강당
- 지하실 등 닫힌 공간
- 집에 혼자 있기
- 엘리베이터, 에스컬레이터 탑승

Q. 공황장애, 과호흡증후군, 공황발작의 차이점은 무엇인가요?

공황장애에서 나타나는 여러 증상들 중 일부는 과호흡증후군의 증상들과 관련되어 있습니다. 과호흡을 하지 않는 공황장애 환자들도 있으나 약 50~60%의 공황장애 환자는 과호흡을 하게 됩니다. 과호흡증후군은 빠른 호흡으로 인해 이산화탄소가 과도하게 배출되어 호흡곤란, 어지럼증 등이 나타나고 심하면 마비, 실신, 경련, 부정맥, 심근허혈 증상 등이 나타나는 병입니다.

과호흡증후군은 폐렴, 천식, 기흉 등의 폐질환과 심부전과 같은 심장질환, 대사성 산증, 갑상선기능항진증 등 신체적 문제가 원인이 되기도 하지만, 대부분 스트레스 등 정신적 원인에 의해 발생합니다. 다양한 검사에도 불구하고 과호흡증후군의 신체적 원인을 찾지 못하는 경우는 대부분 공황장애로 진단하게 됩니다. 과호흡증후군이 유발되는 원인 질환 중의 하나가 공황장애입니다. 단, 모든 공황장애 환자에서 과호흡증후군이 일어나는 것은 아니고 일부 공황장애 환자들이 과호흡증후군을 경험하게 됩니다.

한편, 공황발작은 공황장애가 아니더라도 나타날 수 있습니다. 사회공포증, 특정 공포증, 외상 후 스트레스 장애, 급성 스트레스 장애에서도 공황발작은 나타날 수 있습니다. 예기치 못한 상황에서 느닷없이 발생하는 공황발작이 공황장애의 전형적인 특징이라면, 뱀이나 개를 보거나 면접, 발표, 공연, 악기 연주 등 특정 상황에서 발생하는 공황발작은 특정 공포증, 사회 공포증의 주된 특징입니다. 즉, 공황발작을 유발시키는 원인 질환 중의 하나가 공황장애입니다.

Q. 한의학에서는 공황장애를 어떻게 보고 있나요?

한의학에서는 인간의 감정을 희喜, 노怒, 우憂, 사思, 비悲, 공恐, 경驚 등 칠정七情으로 나누어 각각 오장의 기능과 연관시켜 감정의 발현을 설명하고 있습니다. 이 중 공과 경이 공황장애와 가장 가까운 의미로 통하고 있습니다. 감정의 이상으로 발현되는 정신질환은 주로 오장 및 오장의 기능실조로 발생한 병리산물病理産物을 다스림으로써 치료합니다. 공황장애와 관련된 한의학적 병증은 경계驚悸, 정충怔忡, 공경恐驚, 초려焦慮 등이 가장 대표적입니다.

Q. 공황장애의 한의학적 원인과 치료법은 무엇인가요?

임상에서 공황장애는 경계와 정충의 병인病因, 병기病機에 준하여 치료하며, 좋은 효과를 보이고 있습니다.

1. 탕약 치료

원인에 따라 음양과 오장의 허실을 조절하고 병리산물을 다스리는 처방을 선택하여 치료합니다.

원인	치료법	처방
사려과도思慮過度	비장脾臟의 기운을 보충하여 정신을 안정시킴	귀비탕, 향부자팔물탕
기혈의 부족	혈을 보충하여 정신을 안정시킴	보혈안신탕, 사물안신탕
음허陰虛하여 화왕火旺	음陰을 보충하고 화火를 내림	천왕보심단, 보혈청화탕
담음	담을 제거함	거담청신탕, 가미정지환
크게 놀람	정신을 안정시킴	우황청심원, 온담탕

2. 침구 치료

주로 마음을 조절하는 수궐음심포경手厥陰心包經과 수소음심경手少陰心經의 혈 자리를 이용하여 치료합니다. 노궁, 용천, 대릉, 신문, 풍륭, 내관, 삼음교, 통리 등의 혈 자리에 침이나 뜸을 시술합니다.

Q. 안심탕과 안정침은 어떤 치료법인가요?

안심탕安心湯과 안정침安靜針은 공황장애와 관련된 여러 의학 서적의 내용과 필자의 임상 경험을 결합하여 필자가 직접 창안한 공황장애 치료법입니다.

안심탕은 공황장애 증상을 치료하고 재발을 방지하는 한약 처방으로써 공황장애 환자에게 가장 많이 투여하고 있는 치료법입니다. 인삼, 백출, 백복령, 감초, 당귀, 숙지황, 천궁, 백작약 등의 약재로 기혈을 보강하고, 반하, 진피 등의 약재로 담음을 제거하며, 향부자, 후박 등의 약재로 가슴의 답답함을 제거합니다.

안정침 역시 공황장애 환자에게 많이 시술하는 침 치료법으로 노궁, 대릉, 신문, 내관, 통리 등의 수궐음심포경, 수소음심경의 주요 혈 자리와 우리 몸에서 기혈의 순환이 이뤄지는 관문인 합곡, 태충 등의 혈 자리에 침 치료를 시행하여 공황장애를 치료하는 침 치료법입니다.

안정침   합곡혈   태충혈

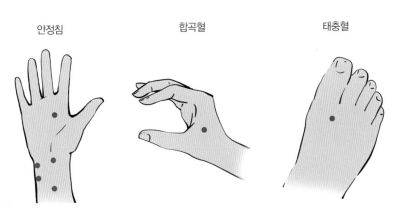

▲ 안정침 시술을 시행하는 주요 혈 자리

Q. 공황장애를 치료하는 데 심리요법은 도움이 되나요?

공황장애의 근본 치료를 위해서는 공황장애의 여러 증상들을 제거하는 것도 중요하지만 환자의 자신감을 회복하는 것이 더 중요합니다. 예기치 못한 여러 증상들로 인해 공포감과 불안감에 휩싸이게 되는 정서적 위축을 극복하고, 설령 공황장애 증상이 다시 발생하더라도 침착하게 물리칠 수 있다는 자신감의 회복이 무엇보다 중요합니다. 다만, 공황장애의 증상들이 감당할 수 없이 강할 때에는 약물과 침구 치료 등의 요법으로 증상을 약화시키는 치료가 선행되어야 합니다. 심각한 증상들이 호전된 이후 소소한 증상들이 나타날 때에는 여러 심리요법을 통해 환자 스스로 공황장애를 극복해나가려는 자신감과 실천이 필요합니다.

공황장애 치료와 재발 방지에 효과적인 심리요법으로는 상대에 대해 보증, 설득, 재교육 등으로 안정시켜 자신을 되찾도록 용기를 주는 지언고론至言高論 요법, 마음과 정신이 불안하여 잘 놀라는 것을 진정시키는 원칙에서 치료하는 경자평지驚者平之 요법, 인간의 행동과 그에 따른 인지적 변화를 강조하는 인지행동認知行動 요법 등이 있습니다.

Q. 공황장애를 예방하는 데 도움이 되는 생활수칙이 있나요?

공황장애 환자들은 젖산에 민감하여 젖산이 체내에 조금만 쌓여도 공황 증상을 유발할 수 있으므로 젖산을 억제해야 합니다. 또한 필수 오메가-3 지방산인 알파리놀렌산 결핍이 자주 관찰되고, 스트레스에 의해 칼슘, 마그네슘, 인, 칼륨 등의 미네랄이 쉽게 고갈되므로 이를 보충해줄 필요가 있습니다.

- 술과 담배를 줄이고, 카페인이 들어있는 커피, 홍차, 초콜릿 등을 피한다.

- 설탕과 탄산음료를 피한다.

- 식사를 거르지 말고 하루 3회 규칙적으로 식사한다.

- 바나나, 콩, 두부, 살구, 무화과, 연어·고등어 등의 생선류, 마늘, 녹색 채소, 현미, 견과류, 아몬드, 요구르트, 브로콜리 등을 섭취한다.

- 매일 2회 이상, 최소 5분간 이완 운동 및 복식호흡을 한다.

- 걷기와 같은 가벼운 운동은 좋으나 숨이 찰 정도의 심한 운동은 피한다.

공황장애 자가 진단표

아래의 증상들은 공포감을 느낄 때 동반될 수 있는 증상들입니다. 각 증상을 잘 읽어보시고 공포감을 느낄 때 같이 발생했던 증상들을 모두 체크해보시기 바랍니다.

	증상	√
1	가슴이 두근거리고 맥박이 빨라진다.	
2	땀을 흘린다.	
3	몸이 떨리면서 전율을 느낀다.	
4	숨이 가쁘고 숨이 막히는 느낌이 든다.	
5	숨을 못 쉬어서 질식될 것 같은 느낌이 든다.	
6	가슴 부위에 통증이 나타나거나 답답함과 같은 불쾌감이 든다.	
7	속이 메스꺼워 토할 것 같은 느낌이 들거나 복부에 불쾌감이 든다.	
8	어지러워서 휘청거리거나, 머리가 띵하거나, 기절할 것 같은 느낌이 든다.	
9	현실 감각이 없어지고 내가 다른 사람인 것 같은 느낌이 든다.	
10	자제력을 상실할 것 같은 두려움이나 미치는 것은 아닌가 하는 두려움이 든다.	
11	죽을 것 같은 두려움이 든다.	
12	마비감이나 찌릿찌릿한 느낌이 드는 등 감각이 이상하다.	
13	오한이나 얼굴이 화끈 달아오르는 것을 느낀다.	

* 0~3개 : 공황장애 여부는 확실치 않습니다. 다만, 증상이 지속될 경우 전문가에게 추가 검사를 받아보는 것이 좋습니다.
* 4~8개 : 공황장애가 의심됩니다. 전문가의 추가 검사 및 치료가 필요합니다.
* 9~13개 : 공황장애가 강하게 의심됩니다. 속히 전문가의 추가 검사 및 치료가 필요합니다.

- 공황발작을 호소하는 40대 여성
- 3년 전 지하철을 타고 가다 지하철이 고장 나서 멈춰선 후 처음 발생
- 가슴이 심하게 두근거리고 숨쉬기 힘들어짐. 죽을 것 같은 공포감
- 비행기, 지하철, 버스 등을 타기가 너무 무서움
- 백화점, 대형 마트, 영화관같이 사람이 많은 곳을 피함

환　자 : 제가 몇 년 전부터 특별한 이유 없이 구불구불한 산길이나 터널 등을 지날 때 불안감, 공포감이 밀려와서 고생했습니다. 그러던 중에 3년 전 지하철을 타고 가다 지하철이 고장으로 멈춰 섰을 때, 가슴이 심하게 두근거리고 숨쉬기 힘들 어지면서 죽을 것 같은 두려움이 처음 발생하여 병원에 방문하기 시작했습니 다. 병원에서는 공황장애라고 하던데 정말 공황장애가 맞나요?

임 원장 : 평소 건강하셨고 특히 심장질환이나 호흡기 질환이 없으신데 가슴 두근거림, 숨 막히는 느낌, 죽을 것 같은 공포감, 어지러움 등의 증상이 반복적으로 나타 나는 경우는 공황장애일 가능성이 매우 높습니다.

환　자 : 그럼 저처럼 평소 건강하던 사람에게 왜 공황장애가 발생하게 된 건가요?

임 원장 : 공황장애는 유전적 원인이나 뇌의 구조적 · 기능적 이상으로 발생할 수도 있습 니다만, 감정의 억압, 과도한 스트레스로 인한 자율신경계의 이상 반응으로 발 생하는 경우가 대부분입니다. 심리적 원인으로 인해 교감신경과 부교감신경의 균형 조절 작용이 파괴되면 교감신경의 과잉 항진으로 인해 공황장애가 발생

하게 됩니다.

환　자 : 버스, 지하철, 비행기 등을 타기가 너무 무섭고, 백화점, 대형 마트, 영화관같이 사람이 많은 곳에 가기 힘든 것도 공황장애의 증상인가요?

임 원장 : 엄밀히 말하면 지금 말씀하신 증상들은 공황장애라기보다는 광장공포증에 속하는 증상들입니다만, 대부분의 광장공포증은 공황장애로 인해 발생하게 됩니다. 즉, 이전에 한번이라도 공황발작을 경험하게 되면 버스, 지하철, 비행기, 백화점, 대형 마트, 영화관 등과 같이 위험 상황이 발생했을 때 벗어나기 어렵거나 도움을 받기 어렵다고 생각되는 상황을 피하게 되는 것입니다. 부득이 위와 같은 장소에 가야 한다면 위험 상황에서 자신을 도와줄 수 있는 믿음직한 친구나 가족과 동행하길 간절히 원하게 됩니다. 공황장애 환자의 대부분은 광장공포증도 같이 동반하여 겪습니다.

환　자 : 공황장애 예방과 재발 방지를 위해 스스로 노력할 수 있는 부분은 어떤 게 있나요?

임 원장 : 한약과 침 치료 이외에 긴장을 풀고 이완할 수 있는 방법들을 수련하는 것이 좋습니다. 대표적으로 복식호흡법과 근육이완법이 있습니다. 또한 공황장애 환자들은 성격적으로 완벽주의적이고 자신에게 엄격한 경우가 많습니다. 이런 성격으로 인해 쉽게 긴장하게 되어 공황장애가 발생하므로 주의해야 합니다.

불면증

− 숙면탕, 추나요법

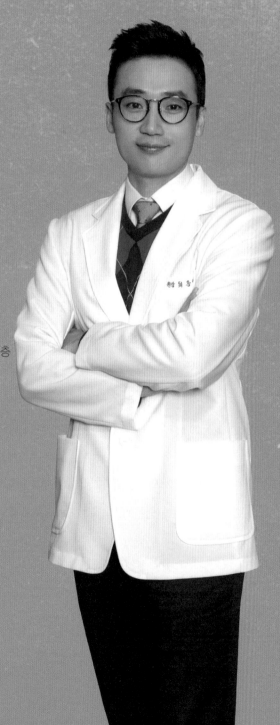

최 용 석 원장

- 경희대학교 동서의학대학원 박사과정
- 자생한방병원 본원 수련
- 심리치유센터 '와락' 심리상담 및 치료
- 대한경혈추나학회
- 미르한방병원 병원장

미르한방병원

주소 인천시 부평구 장제로 153 부흥빌딩 4, 5층
전화 032-501-7582

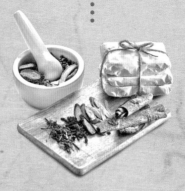

숙면탕과 추나요법으로 치료하는 불면증

건강의 기초, 잠을 잘 자야
인생이 행복하다

'잠이 보약이다'라는 말이 있듯이 충분한 수면, 질 좋은 수면은 건강한 삶을 위한 필수 요소이다. 사람은 하루만 잠을 자지 못해도, 아니 잠을 설쳐도 얼굴빛이 안 좋아지고 정신이 멍해지기 마련이다. 정상적인 생활을 위해서는 하루 평균 6~8시간의 잠을 잘 것을 권장하지만, 현대인들은 '잠자는 시간조차 아깝다'라는 말을 달고 살 정도로 잠의 중요성을 망각하고 있다. 신체와 뇌의 휴식을 통해 다음날 활동에 필요한 에너지를 만드는 시간, 수면! 우리 삶의 3분의 1을 차지하는 잠이 평생 건강에 어떠한 영향을 미치는지, 불면증을 일으키는 숨은 원인은 무엇인지 한의학으로 접근해본다.

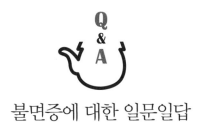

불면증에 대한 일문일답

Q. 최근 불면증 환자 증가율은?

불면증으로 고생하는 환자 수가 빠르게 증가하고 있습니다. 건강보험심사평가원에 따르면, 2015년 국내에서 불면증으로 진료받은 환자가 505,685명으로 지난 2013년 420,577명보다 19% 증가하였다고 합니다. 연령대별 불면증 환자는 70세 이상이 27.6%로 가장 많았고, 50대(21.5%), 60대(18.8%) 순으로 50대 이상 장·노년층이 전체의 67.9%를 차지하고 있습니다. 거기에 불면증에 시달리고 있지만 별다른 진료를 받지 않고 있는 분들까지 고려한다면 그 수가 훨씬 더 많을 것으로 추정됩니다.

주거 환경의 개선과 의학의 발달 등으로 100세 시대가 도래하면서 주변에서 심심찮게 80~90대 어르신들을 볼 수 있습니다. 허나 수명이 늘어났다고 해서 늘어난 수명만큼 더 행복한 것도, 더 건강한 삶을 사는 것도 아닌 듯합니다. 몸과 마음이 건강하지 않다면 앞으로 살아야 할 날들이 오히려 고통스러울 수도 있기 때문입니다. 그럼 우리에게 주어진 삶 동안 건강하게 살려면 어떻게 해야 할까요? 첫 번째가 바로 자연의 순리대로 '잘 먹고 잘 싸고 잘 자는 것'입니다. 당연하다고 생각할 수 있지만 요즘 같은 환경에서는 잘 실행하지 못하는 분들이 많습니다.

Q. 다른 질환이나 통증으로 인해 잠을 못 자는 것도 불면증일까요?

그렇습니다. 불면증의 원인이 다른 질환이나 통증에서 비롯된 경우 이를 '이차성 불면증'으로 분류합니다.

필자는 사실 경추부·요추부 통증, 어깨·무릎 통증, 수술 후유증 등의 질환을 전문으로 진료하는 한의사입니다. 그런데 이런 한의사가 환자들에게 수면이나 불면에 대해 이야기하면 약간 의아해합니다. 물론 한의사가 환자를 볼 때 질병의 관점에서 보는 것도 중요하지만, 전인적인 관점에서 하나의 유기체로 보는 것 또한 매우 중요한 부분입니다.

표면적으로는 근골격계의 통증 및 회복 정도가 불면과 큰 상관이 없어 보이지만, 입원 환자 중 유독 다른 환자보다 통증 회복 지수의 변화가 미미하거나 운동 능력 회복 정도가 느린 경우, 잠을 잘 못 잔다는 사실을 확인하면서 수면과의 인과관계가 매우 깊음을 임상으로 경험하게 되었습니다. 건강한 사람도 잠을 푹 자지 못하면 금방 몸이 피곤해지는데 아픈 사람의 경우에는 그 상태가 더욱 심각하게 나타나기 때문입니다. 다시 말해 잠을 잘 자야 회복이 빠르고 치료 효과도 더욱 좋아지는 것입니다.

Q. 불면증이란?

불면증이란 말 그대로 잠을 잘 못 자는 증상을 말합니다. 수면은 외부 환경을 인식하고 반응하는 능력이 가역적, 반복적, 정상적으로 정지되어 있는 즉, 움직이지 않는 상태로 정의할 수 있습니다. 여기서 중요한 부분이 외부 환경과 어느 정도 단절된 상태라는 것입니다. 절대적인 단절이 아닌 가역적이고 정상적인 단절을 말합니다. 그럼 왜 우리는 이런 수면이라는 생리적인 활동을 해야 할까요?

인류 역사상 수면을 비생산적으로 인식하고 수면 시간을 최대한 줄이려고 했던 시기도 있었습니다. 하지만 현대에는 수면이라는 개념을 허투루 보내는 시간이 아닌, 우리 몸에 꼭 필요한 생명 활동으로 인정하고 수면의 질을 최상으로 올려주려는 노력을 하고 있습니다. 양질의 수면을 취할 때 우리의 신체와 정신이 더욱 건강해진다는 사실들이 속속 증명되고 있기 때문입니다.

그렇지만 양질의 수면은 고사하고 불면에 시달리면서 고통받는 분들이 주변에 꽤 많습니다. 불면증은 충분한 기회가 있는데도 불구하고 만성적으로 잠을 자지 못하는 것을 말하며, 일반적으로는 수면의 깊이와 기간에 관여하는 모든 이상 증상을 말합니다. 불면증은 수면 시작의 장애, 지속의 장애, 너무 일찍 잠을 깨는 경우, 너무 자주 깨는 경우가 있고 혹은 이 증상들이 복합적으로 나타나기도 합니다.

Q. 불면증 진단 기준은?

어느 정도 수면 부족일 때 불면증인가에 대해 단적으로 정의하기는 쉽지 않습니다. 다만 미국 정신의학회American Psychiatric Association의 정신장애 진단 통계편람인 DSM-Ⅳ-TR의 진단 기준에 따르면 다음과 같은 증상들을 보일 시 일차성 불면증으로 진단합니다.

1. 적어도 1개월 동안 수면의 시작이나 수면 유지의 어려움 또는 원기 회복이 되지 않는 수면을 주로 호소한다.

2. 수면장애 또는 연관되는 낮 동안의 피로감이 사회적, 직업적 또는 중요한 기타 기능 영역에서 심각한 고통이나 장애를 일으킨다.

3. 수면장애가 기면증, 호흡 관련 수면장애, 일주기 리듬 수면장애 또는 수면수반증 parasomnia으로 인한 것이 아니다.

4. 장애가 주요 우울장애, 범불안장애, 섬망 등 다른 정신장애로 인한 것이 아니다.

5. 장애가 남용 및 투약 약물이나 일반적인 의학적 상태의 직접적인 생리적 효과에 의한 것이 아니다.

그리고 아래 설문을 통해서 현재 자신의 상태를 좀 더 명확하게 확인할 수 있습니다.

피츠버그 수면의 질 척도Pittsburgh Sleep Quality Index, PSQI

다음 질문들은 여러분의 지난 한 달 이내의 수면에 관한 것입니다. 한 달간의 낮과 밤에 관한 가장 정확한 대답을 나타내야 합니다. 모든 질문에 대답하여 주십시오.

1. **지난 한 달 동안 보통 밤 몇 시쯤 취침하셨습니까?**
   평소 취침 시간 :

2. **지난 한 달 동안 밤마다 누워서 잠이 들 때까지 얼마만큼의 시간이 걸렸습니까?**
   걸리는 시간(분) :

3. **지난 한 달 동안 보통 아침 언제쯤 일어났습니까?**
   평소 기상 시간 :

4. **지난 한 달 동안 밤에 실제로 몇 시간 주무셨습니까?**
   밤중 수면 시간 :

아래 사항에 가장 적당한 답 하나를 골라주십시오. 모든 질문에 대답하여 주십시오.

5. 지난 한 달 동안 다음과 같은 이유로 얼마나 자주 문제가 있었습니까?

(a) 30분 이내 잠이 들지 못한다.
지난 한 달간 없었다 ___   주당 한 번 이하 ___   주당 한두 번 ___   주당 세 번 혹은 그 이상 ___

(b) 한밤중이나 아침 일찍 깨게 된다.
지난 한 달간 없었다 ___   주당 한 번 이하 ___   주당 한두 번 ___   주당 세 번 혹은 그 이상 ___

(c) 화장실에 가려고 일어나야 한다.
지난 한 달간 없었다 ___   주당 한 번 이하 ___   주당 한두 번 ___   주당 세 번 혹은 그 이상 ___

(d) 숨을 편히 쉬지 못한다.
지난 한 달간 없었다 ___   주당 한 번 이하 ___   주당 한두 번 ___   주당 세 번 혹은 그 이상 ___

(e) 크게 코를 골거나 기침을 한다.
지난 한 달간 없었다 ___   주당 한 번 이하 ___   주당 한두 번 ___   주당 세 번 혹은 그 이상 ___

(f) 오한 기운을 심하게 느낀다.
지난 한 달간 없었다 ___   주당 한 번 이하 ___   주당 한두 번 ___   주당 세 번 혹은 그 이상 ___

(g) 열감을 심하게 느낀다.
지난 한 달간 없었다 ___   주당 한 번 이하 ___   주당 한두 번 ___   주당 세 번 혹은 그 이상 ___

(h) 악몽을 꾼다.
지난 한 달간 없었다 ___   주당 한 번 이하 ___   주당 한두 번 ___   주당 세 번 혹은 그 이상 ___

(i) 통증이 있다.
지난 한 달간 없었다 ___   주당 한 번 이하 ___   주당 한두 번 ___   주당 세 번 혹은 그 이상 ___

(j) 다른 이유가 있다면 자세히 적어주십시오.

_____
_____
_____
_____

위 이유(j) 때문에 얼마나 자주 잠이 드는 데 문제가 있었습니까?
지난 한 달간 없었다 ___   주당 한 번 이하 ___   주당 한두 번 ___   주당 세 번 혹은 그 이상 ___

6. 지난 한 달간 여러분의 수면의 질을 전반적으로 평가한다면 어떻게 매기겠습니까?
아주 좋다 ___   대체로 좋다 ___   대체로 나쁘다 ___   아주 나쁘다 ___

7. 지난 한 달간 잠이 들기 위해 얼마나 자주 약을 복용하였습니까(처방전을 받았거나 처방전 없이 모두)?

지난 한 달간 없었다 ___ 주당 한 번 이하 ___ 주당 한두 번 ___ 주당 세 번 혹은 그 이상 ___

8. 지난 한 달간 운전 중이나 식사를 할 때나 사회적 활동에 참여할 때 얼마나 자주 깨어 있는 상태에서 문제가 있었습니까?

지난 한 달간 없었다 ___ 주당 한 번 이하 ___ 주당 한두 번 ___ 주당 세 번 혹은 그 이상 ___

9. 지난 한 달간 어떤 일에 있어 충분한 의욕을 지니는 데 얼마나 큰 문제를 가졌습니까?

아무 문제없었다 ____   단지 작은 문제만 있었다 ____
어느 정도 문제가 있었다 ____   아주 큰 문제가 있었다 ____

10. 동거자나 한 방에서 같이 자는 사람이 있습니까?

아무도 없다 ____   다른 방에 있다 ____
같은 방에 있으나 다른 침대를 쓴다 ____   같은 침대를 쓴다 ____

11. 만약 같이 자는 사람이 있다면, 다음과 같은 문제가 여러분께 얼마나 자주 있었는지 물어보십시오.

(a) 크게 코를 골았다.

지난 한 달간 없었다 ___ 주당 한 번 이하 ___ 주당 한두 번 ___ 주당 세 번 혹은 그 이상 ___

(b) 자는 사이 긴 시간 동안 숨을 멈췄다.

지난 한 달간 없었다 ___ 주당 한 번 이하 ___ 주당 한두 번 ___ 주당 세 번 혹은 그 이상 ___

(c) 다리가 수축되거나 경련이 있었다.

지난 한 달간 없었다 ___ 주당 한 번 이하 ___ 주당 한두 번 ___ 주당 세 번 혹은 그 이상 ___

(d) 자는 사이 지남력 장애나 착란이 있었다.

지난 한 달간 없었다 ___ 주당 한 번 이하 ___ 주당 한두 번 ___ 주당 세 번 혹은 그 이상 ___

(e) 다른 수면 중 불편한 사항이 있다면 자세히 적어주십시오.

_____
_____
_____

지난 한 달간 없었다 ___ 주당 한 번 이하 ___ 주당 한두 번 ___ 주당 세 번 혹은 그 이상 ___

일반적으로 위와 같은 사항을 토대로 환자들의 상태를 측정해 치료에 임할 수 있습니다. 이 표는 단순히 수면 시간만 체크하는 것이 아니라 수면의 질과 관계된 다양한 부분을 확인할 수 있습니다.

Q. 불면증의 주요 원인은?

1. 일차성 불면증의 종류

- 스트레스에 의한 일시적 불면증
- 정신생리학적 불면증 : 여러 스트레스에 의하여 시작된 불면증을 환자 스스로가 악화시켜서 만성화되는 불면증
- 역설적 불면증 : 실제로 잠을 자는데도 환자는 못 잔다고 느낌
- 특발성 불면증 : 어려서부터 높은 각성 상태로 2~3시간밖에 못 자는 불면증
- 불량한 수면 위생에 의한 불면증
- 소아에서 나타나는 행동 증상을 동반하는 불면증

2. 이차성 불면증의 종류

정신질환, 약물이나 물질, 신체 질환, 이외의 다른 원인으로 인한 불면증과 기질적 불면증

Q. 불면증의 한의학적 치료법은?

1. 한약

2009년 대전대학교 한의학연구소 논문집에 실린 〈가미온담탕加味溫膽湯으로 호전된 자율신경실조증 환자 1례〉에 따르면 경계, 정충, 불안, 상열감의 증상을 호소한 환자에게 임상증상과 병력에 근거하여 가미온담탕을 처방하여 증상의 호전을 보였다는 보고가 있습니다. 또한 2001년에 대한예방한의학회지에 실린 〈가미온담탕이 스트레스성 뇌신경전달물질의 변화에 미치는 영향〉에 따르면 뇌 내 각 부위에서 신경전달물질의 농도가 상승하는 것을 억제하였고, 따라서 가미온담탕은 실험적 스트레스로 인한 여러 가지 병적 상태를 개선시킬 수 있을 것으로 사료된다는 결론도 있습니다.

위와 같이 다수의 논문에서 한약이 불면증에 효과적이라는 임상 근거들을 찾을 수 있습니다. 실제로 필자의 병원에서도 숙면탕이라고 불리는 처방을 자주 사용합니다. 숙면탕은 심신을 안정시켜주고 뇌의 활동을 편안하게 해주어 숙면을 취하는 데 도움을 주며, 수면의 질을 높여주는 처방입니다. 천왕보심단, 귀비탕, 온담탕 등의 주요 약재에 복신, 산조인, 백자인, 목향, 인삼, 당귀, 원육, 황기, 원지, 천문동, 맥문동 등을 환자들의 증상에 맞춰 새롭게 구성하는 처방입니다. 이 외에도 산조인탕, 시호계지탕, 영계출감탕, 감맥대조탕, 가미소요산 등 불면증 치료에 효과적인 처방들이 많이 있습니다.

2. 추나요법

추나 치료는 일반적으로 근골격계 동통 질환에 상용하는 것으로 알려져 있습니다만, 단순히 골격을 맞추는 데만 사용하는 치료법은 아닙니다.

① 두개천골요법

두개골과 척추, 천골을 중심으로 두개천골계를 교정하는 방법입니다. 두개천골계는 뇌와 척추, 뇌척수액의 순환을 말하는 체계입니다. 두개골에서 천골까지는 뇌척수액이 흐르는데, 이 액이 흐르는 관이 바로 척수관입니다. 척추나 천골, 두개골의 움직임에 따라 관내에 있는 뇌척수액의 흐름이 바뀌게 됩니다.

불면증이 있는 분들은 뇌척수액의 흐름이 원활하지 못한 경우가 많아, 두개골부터 천골까지 필요한 부위에 두개천골요법을 시행하여 뇌척수액의 흐름을 원활하게 하는 것입니다. 치료 초반에는 두통이나 불안, 초조 등이 사라지게 되며, 치료가 지속될수록 점차 불면증에도 효과를 보입니다. 더 나아가 틱 치료나 집중력 향상 치료에도 효과를 볼 수 있습니다.

② 전신조정술

인체의 균형을 양쪽 어깨 관절과 골반의 움직임을 기초로 걸음걸이와 연계해서 분류하고 치료합니다. 전신조정술을 불면증 치료에 직접 사용한다기보다는, 두개천골요법을 사용할 때 전신조정술에 입각하여 시행한다고 보면 됩니다. 다시 말해 두개골-척추-천골에 이르는 척추 라인을 교정한 후에도 계속 어그러지는 상황이 나타나면, 전신조정술로 어깨-골반-사지의 교정 치료를 해야 하는 것입니다.

3. 침구鍼灸

침구 치료 역시 환자의 신체와 정신을 안정시키는 효과가 좋아 다양하게 사용합니다.

상용하는 혈 자리로는 신문, 삼음교, 음릉천, 합곡, 태충, 내관, 공손, 족삼리, 중완, 곡지, 태연 등을 취혈하여 증상에 맞게 침구 치료를 합니다. 그리고 사암침법으로는 심정격, 신정격, 간정격 등을 증상에 맞게 치료합니다.

서두에 언급했듯이 우리는 늘어난 수명민큼 더 건강해져야 할 의무가 생겼습니다. 사람은 인생의 1/3 정도를 잠을 자면서 보내기 때문에 잠을 잘 못 자거나 수면의 질이 나빠지면 건강한 삶, 더 나아가서는 행복한 삶을 누리기 힘들수도 있습니다. 가장 좋은 것은 자연스럽게 숙면을 취하는 것이지만, 그렇게되지 않을 경우에는 적당한 치료로 도움을 받는 것이 좋습니다. 숙면이 100세까지 평생 건강을 좌우하는 중요한 요소라는 사실을 꼭 기억하면서 오늘 밤은꿀잠을 이루시길 바랍니다.

- 마른 체격(173cm, 60kg)의 78세 남성
- 20년 전부터 불면증 증세 있어 수면제 복용 중
- 저녁 식사 시 수면제와 소주 1병을 먹어야 수면 가능
- 살이 안 찌고 항상 피곤함

환　자 : 제가 20년부터 잠을 잘 못 자서 그 때부터 수면제를 처방받아서 먹고 자고 있어요. 그러니 한 20년 동안 약을 먹은 거 같아요. 이렇게 먹다 보니 이제 수면제도 잘 안 들어서 약 복용량도 점점 많아져요. 약을 좀 안 먹고 자면 좋을 것 같은데요.

최 원장 : 네, 아버님. 20년 동안 불면증에 시달렸으면 굉장히 힘드셨을 텐데요. 20년 전에 뭔가 특별한 일이 있으셨나요?

환　자 : 네 그게, 사실 제가 사업을 해요. 그때 믿고 있던 부하 직원이 있었는데 그 친구한테 큰 배신을 당했어요. 물론 금전적으로도 손해를 많이 봤고요. 그때 많이 힘들었죠. 그때부터 잠을 잘 못 잤어요.

최 원장 : 네, 아버님. 무슨 병이든 원인이 있기 마련입니다. 불면증도 다 이유가 있고요. 아버님 같은 경우는 아버님 말씀처럼 부하 직원의 배신이 아마 큰 원인 중 하나로 판단되네요.

사실 불면증의 원인 중 아버님처럼 이런 심리적인 큰 상처가 중요한 원인의 하

나로 나타납니다. 그리고 거기에 불면증을 악화시키는 다른 요인들이 더해져서 불면증을 만성적으로 이어가게 만듭니다. 예를 든다면 술을 마시는 습관이 생겼다거나 모든 일에 과민하게 반응을 하게 되는 것들입니다.

환　자 : 맞아요. 그 이후로 술을 안 마시면 잘 수가 없고 누워서도 밤새 생각만 하고, 이제는 누구를 믿을 수도 없어요. 20년이나 지났으니 좀 떨쳐내야 한다고 생각하고, 또 어느 정도 떨쳐냈다고 생각하는데 그게 잘 안 돼요.

최 원장 : 맞습니다, 아버님. 마음먹기가 쉽지 않습니다. 그게 잘 된다면 좋겠지만 말이죠. 말씀처럼 그 사건을 떨쳐버려야 하는데, 아마 큰 사건이기에 그렇게 쉽게 안 되는 것이겠지요. 그리고 무작정 잊는다는 것 자체가 힘들 수도 있습니다. 그럴 때는 우선 그때 그 사건을 처음부터 끝까지 정말 자세하게 다시 한 번 누군가에게 이야기를 해보세요. 그렇게 하면서 그때의 안 좋은 기억을 다시 기억하라는 건 아니고요. 그렇게 하게 되면 어느 정도 상대방을 용서하거나 이해할 수 있는 실마리를 찾게 되는 경우가 있습니다. 그리고 무엇보다 중요한 건 그렇게 하면서 그 일이 아버님께서 잘못하신 일이 아니라는 걸 스스로 알게 되는 것이 중요합니다. 아버님께서 잘못하신 일이 아닌데 지금 고통받고 계신 겁니다. 아버님께서 잘못하신 일이 아니라는 걸 우선 아셔야 합니다.

그리고 한약 처방과 추나요법을 같이 받으시면 좋을 듯합니다. 아마 불면증과 신경쇠약 증세로 체중도 많이 빠져 있으신 것으로 판단되네요. 상담 치료로 어느 정도 응어리를 풀고 한약으로 마음을 안정시켜 숙면을 유도할 수 있도록 하시고, 그 후에 쇠약해진 몸과 마음도 보강하는 것이 필요해 보입니다. 그리고 추나 치료로 뇌척수액의 흐름을 좀 더 원활히 하여 수면에 들기 편안하게 같이 계속 치료하시면 차차 좋은 효과를 보시게 될 것입니다.

어떤 병이든 한방이 답이다

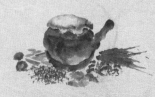

잡병편 雜病篇 : 신경정신 질환

화병

— 정통맥진, 청심탕

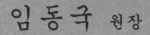

임 동 국 원장

- 원광대학교 한의과대학 및 동대학원 졸업
- 한의학박사 – 진단학 전공(세부전공 : 맥학)
- 미국응용근신경학 인정의
- 대한경방의학회 회장
- 맥경연구집성 편집위원

임동국한의원

주소 서울시 송파구 올림픽로435
   파크리오A상가 3층
전화 02-479-1375
홈페이지 blog.daum.net/spineclinic

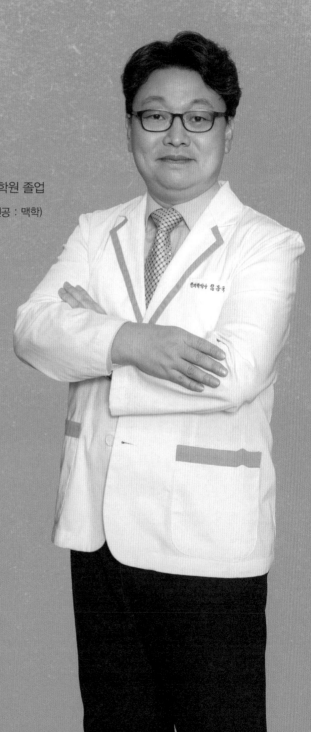

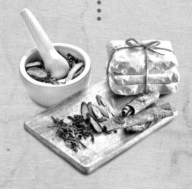

가슴에 뭔가 걸려 있는 것 같아요

꺼뜨려야 할 마음의 불씨,
화병

'너무 화가 나', '기가 막혀 못 살겠다'와 같이 우리는 살면서 누구나 분노를 느끼는 상황을 맞이하게 된다. 분노와 화는 다른 여러 가지 감정들처럼 자연스럽게 나타나는 심리적 방어 수단이다. 이를 적절히 표출하는 것은 스트레스를 푸는 순기능 역할을 하기도 하지만, 이성을 잃을 정도로 조절되지 못한다면 폭력성이나 질병 등 어떤 형태로든 결국 나 자신을 해치는 무기로 작용하기도 한다. 한국인에게 유독 취약한 질병인 화병火病, 내 안에 들끓고 있는 화는 어떻게 다루고 풀어야 할까? 마음을 치료하고 근본 원인을 해결하는 한의학으로 화의 불씨를 꺼뜨리자.

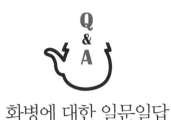

화병에 대한 일문일답

Q. 화병이란 무엇인가요?

"사또, 소녀는 억울하게 죽은 혼이옵니다. 부디 저의 원한을 풀어주시옵소서."

'전설의 고향' 같은 드라마 속 귀신들이 사또나 선비에게 나타나서 꼭 하는 말입니다. 한恨이란 억울하고 원통한 일을 당하

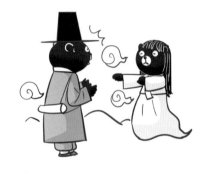

여 원망이 응어리진 마음을 말합니다. 즉 귀신들은 사또나 선비에게 복수를 해달라고 하는 것이 아니라, 억울하고 원통한 마음을 풀어달라고 나타나는 것입니다. 바로 그 억울하고 원통한 마음을 울화鬱火라고 합니다.

울화는 한의학에서 억울한 감정이 제대로 발산되지 못하고 억누르는 가운데 발생하는 '신경성적인 화火'를 가리킵니다. 이런 울화로 인해서 나타나는 모든 증상을 울화병이라고 하는데, 보통 '울'자를 빼고 그냥 화병이라고 합니다. 그러고 보면 우리나라의 귀신들은 모두 화병 환자라고 할 수 있겠습니다. 평소에 "울화가 치민다" 또는 "화병이 생겼다"라는 말을 자주 들어봤거나 사용하는 분들이 계실 겁니다. 그렇다면 화병은 왜 유독 한국인에게 많은 걸까요?

화병은 우리나라에서 나온 개념이긴 하지만, 우리나라에만 국한된 병은 아닙니

다. 최근 화병이 전 세계적으로 확산되면서 미국정신의학회에서도 관심을 갖고 화병이라는 우리말을 그대로 'Hwabyung'이란 영문으로 공식 표기하고 있습니다. 화병은 주로 마음의 상태가 원인이 되어 심리적 쇼크나 정신적인 갈등에 의해 뇌의 기질적인 변화나 인격의 변화가 없이 일어나는 정신적·신체적인 증상을 수반하는 병입니다. 따라서 정신병과 산실 등은 포함되지 않으며, 임상적으로는 우울증, 공황장애, 강박증 등과 같은 병들을 화병과 같은 맥락으로 볼 수 있습니다. 이 증상들은 대개 억눌린 마음에서 발생되었다는 공통점이 있으며, 실제 환자와 상담을 해보면 속상했던 경험 즉, 울화가 내부 장기에 쌓여 있음을 환자가 자각하고 있는 경우가 대다수입니다. 이런 경우 화병으로 접근해 치료하면 매우 좋은 효과를 볼 수 있습니다.

Q. 화병은 왜 생기는 건가요?

화병은 마음에 정신적 스트레스를 줄 수 있는 모든 것으로부터 유발될 수 있기 때문에 그 원인은 무척 다양하고 복잡합니다. 대표적인 예로 '시월드'라는 말을 들어본 적 있으시죠? 드라마에서도 단골 소재이듯, 요즘도 그렇지만 과거에는 주로 시댁과의 문제에서 화병이 많이 발생했습니다. 더 나아가 시대가 변하고 경기도 어렵다 보니 배우자와의 갈등, 자녀의 학교생활 문제나 시험 낙방, 과도한 업무, 사업 실패, 성취욕의 좌절, 자신의 오랜 지병, 가족의 갑작스러운 사망, 정보의 홍수, 교통 체증, 정치에 대한 불만, 나날이 치솟는 물가 등이 모두 화병의 원인으로 작용하기도 합니다.

《동의보감》에서는 '남자는 양에 속하므로 기氣(스트레스)를 받아도 잘 흩어진다. 여자는 음에 속하므로 기를 받으면 대개 맺힌다. 그러므로 남자는 평소 기와 관련된 병이 적고, 여자는 기와 관련된 병이 많다'라고 말합니다. 즉, 화병은 남성보다 여성에게 더 많이 발생한다는 것입니다. 예를 들어 친한 친구와 싸웠을 때 남성의 경우는 같이 술 한잔 하면서 풀고 나면 이전의 관계로 돌아가곤 합니다. 그러나 여성의 경우는 화해하더라도 대개 마음의 한 곳에는 서운한 마음이 남아 있습니다. 이는 남성과 여성의 심리적 반응이 다르기 때문입니다.

실제로 화병으로 한의원에 내원하는 환자도 여성의 비율이 높으며, 특히 30대 후반~50대 후반의 여성에게서 많이 발생하는 편입니다. 그러나 최근 남성의 화병 비율도 점차 증가하는 추세입니다. 직장에서 받는 스트레스뿐만 아니라, IMF 이후 감원이나 명예퇴직 등으로 직장에 대한 불안감이 증가하면서 40~50대 남성들도 화병으로 고통을 겪고 있는 경우가 늘어나고 있기 때문입니다. 앞에서도 언급했듯이 남성은 여성보다 스트레스에 강한 편이기 때문에, 만약 남성에게 화병이 생겼다면 그동안 쌓인 스트레스가 엄청났다는 뜻으로 해석할 수 있습니다. 심한 경우에는 돌연사까지 발생할 수 있기 때문에 남성의 화병을 쉽게 생각해서는 안 된다는 의미입니다.

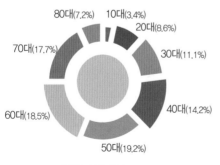

▲ 우울증 연령별 분포(2015년)

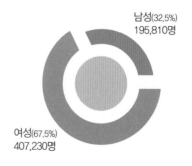

▲ 우울증 성별 분포(2015년)

(출처 : 국민건강보험공단)

현대에 이르러 화병은 젊은 층에서도 심각성을 보이고 있습니다. 취업 자체가 어려워지면서 대학생들과 청년층에서 취업과 진로에 대한 불안정이 스트레스로 작용하여 화병이 생기는 경향이 늘고 있습니다. 심지어 중·고등학생들도 과중한 학업에 대한 스트레스와 학교생활에서의 문제, 부모님과의 갈등 등으로 인해 화병을 앓고 있는 경우가 생각 외로 많습니다. 이렇듯 현대 사회는 가히 화병의 선성시대라고 할 만합니다.

Q. 화병이 생기면 어떤 증상들이 나타나나요?

우리가 정신적인 스트레스를 급격하게 받거나 혹은 오랫동안 받게 되면 화병의 증상들이 나타납니다. 그런데 감정은 우리 몸의 기의 작용과 밀접한 관계가 있으므로 화병은 정신적 증상과 신체적 증상을 모두 수반합니다.

1. 화병의 신체적 증상
- 가슴이 답답하고 아프다.
- 숨이 차 호흡이 곤란하다.
- 치밀어 오르는 느낌이 있다.
- 얼굴이 화끈거리고 달아오른다.
- 심장이 두근거린다.
- 머리가 무겁고 아프다.
- 잠이 잘 안 온다.
- 입안이 자주 마르고 갈증이 난다.

- 속이 메스껍고 어지럽다.

- 밥을 먹고 싶은 생각이 없다.

- 목과 명치에 뭔가 뭉친 덩어리가 있다.

- 눈이 침침하고 항상 피로하다.

2. 화병의 정신적 증상

- 마음에 응어리나 한이 맺혀 있다.

- 사소한 일에도 짜증과 신경질이 나고 울화가 치민다.

- 깜짝깜짝 잘 놀란다.

- 만사가 귀찮고 우울하다.

- 불안하고 초조하다.

- 쓸데없는 생각이 자꾸 떠오른다.

- 한숨을 많이 쉰다.

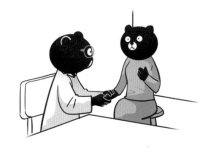

환자들이 한의원에 내원하여 호소하는 주
증상들을 보면 정신적 증상보다는 신체적
증상이 압도적으로 많습니다. 발병 초기에
는 증상들이 나타나지 않거나 미미하므로 인지하지 못한 경우나 또는 시간이 지
나면 없어 대수롭지 않게 생각해 흘러 보냈다가 마침내 신체적 이상을 감지하고
내원하는 경우가 흔하기 때문입니다. 신체적 이상이 나타났다면 이미 증상이 악
화된 상태이므로, 정신적 증상들이 본인에게 나타났다면 한의원에 내원하여 진
료를 받아보는 것이 현명합니다. 모든 병이 그렇듯이 하루라도 빨리 치료를 시작
해야 치료 기간도 단축할 수 있고 치료 효과도 극대화할 수 있기 때문입니다.

Q. 화병을 스스로 진단해볼 수 있나요?

화병은 뚜렷한 기질적 병변이 없기 때문에 진단하기에 어려운 점이 있습니다. 따라서 화병을 진단하기 위한 표준 진단 방법이 활발히 연구되고 있습니다. 대표적으로 화병면담검사, 화병 SCID, 화병척도 등이 있지만 이 진단 방법들은 전문가인 한의사가 환자를 대상으로 하는 것이기 때문에 환자 스스로 실시해보기에는 어려움이 있습니다. 따라서 간단히 본인의 화병 유무를 체크해볼 수 있는 자가 진단법에 대해서 알아보겠습니다. 아래의 화병 자가 진단표에서 자신에게 해당되는 항목이 있는지 체크해보시기 바랍니다.

화병 자가 진단표

아래의 증상들은 화병을 느낄 때 동반될 수 있는 증상들입니다. 각 증상을 잘 읽어보시고 화병을 느낄 때 같이 발생했던 증상들을 모두 체크해보시기 바랍니다.

	증상	√
1	가슴이 매우 답답함을 느낀 적이 있다.	
2	숨이 막히거나 목, 명치에 뭉쳐진 덩어리가 느껴진다.	
3	열이 치밀어 오르는 것을 느낀다.	
4	가슴이 심하게 두근거리거나 뛴다.	
5	입이나 목이 자주 마른다.	
6	두통이나 불면증에 시달린다.	
7	억울하고 분한 감정을 자주 느낀다.	
8	마음의 응어리나 한이 있는 것 같다.	
9	뚜렷한 이유 없이 화가 나거나 분노가 치민다.	
10	자주 두렵거나 깜짝깜짝 놀란다.	
11	자신의 모습이 초라하게 느껴진다.	
12	삶이 허무하게 느껴진 적이 있다.	

* 최근 1개월 이내에 5개 이상의 항목에 해당할 경우 화병이 있는 것입니다. 해당 항목이 많을수록 화병의 정도가 심한 상태입니다.

Q. 화병은 어떻게 치료하나요?

"○○가 화병으로 죽었다"라는 말을 들어본 적 있으시죠? 사실 화병은 죽음에 이를 수 있는 병이기도 합니다. 삼성서울병원 심장혈관센터 권현철 교수팀이 최근 "화병이 생기면 심장이 멈춰 돌연사할 가능성이 있다"라고 발표했듯이, 양방에서도 마음의 병이 고혈압·심장병·암과 연결되어 있을 가능성을 인정합니다. 또한 이에 대한 연구도 활발히 실시되고 있습니다. 그러나 아직까지는 양방에서 화병에 대한 실질적인 치료법이 마땅치 않다는 것이 현실입니다.

보통 정신적으로 억울한 감정이 있거나 마음속에 분노가 쌓여 있을 때 정신과적 상담으로 이를 풀어보려고 하지만, 일부분만 도움만 될 뿐 상당 부분에서 큰 효과를 보고 있지는 못합니다. 또한 병원에서는 마음이 우울하면 우울증 약을 주고, 머리가 아프면 두통약을 주며, 잠을 못 자면 수면제를 주는 대증치료를 할 뿐입니다. 중요한 것은 이와 같은 약이 화병의 근본 치료가 될 수는 없다는 것입니다. 겉으론 증상이 완화되어 보여도 속으론 병이 더 깊어지고 있는 것인지도 모릅니다.

화병은 한의학으로 생각보다 쉽게 치료할 수 있습니다. 한의학에서는 마음의 감정을 희, 노, 우, 사, 비, 공, 경의 7가지로 나누어서 봅니다. 이를 칠정이라고 하는데, 각 감정은 우리 몸의 오장과 밀접하게 관련되어 있습니다. 기쁨은 심心, 분노와 놀람은 간肝, 근심과 슬픔은 폐肺, 걱정은 비脾, 무서움은 신腎과 연결되어 있습니다. 따라서 지나친 감정은 오장에 영향을 주어 병변을 발생시키는데, 이를 칠정에 의해 상한 것이라고 하여 칠정상七情傷이라고 합니다. 칠정상으로 인한 병은 우리 몸의 어느 곳에서나 생길 수 있습니다. 따라서 한의학에서는 수천 년 전부터 이에 대해 연구하여 훌륭한 치료법들을 개발해놓았습니다. 이러한 보배와 같은 유산을 이용하여 치료하면 매우 좋은 효과를 볼 수 있습니다.

1. 화병의 초기 : 기체氣滯를 풀자!

황당한 상황에 처한 경우에 흔히 "기가 막힌다"라고 말합니다. 이 말은 한의학에서 나온 것으로, 처음 화병이 생겼을 때의 상황을 잘 표현해주고 있습니다. 교통사고가 났거나 공포영화를 보다가 갑자기 놀라는 경우, 사업에 실패하여 절망하는 경우, 상사나 부모에게 호되게 혼나거나 친한 친구가 갑자기 사망한 경우 등이 생기면 우리 몸에서 순환하는 기가 일시적으로 막히게 됩니다. 심한 경우에는 정신을 잃고 쓰러지는 기절을 하게 되는데, 기절 역시 기가 너무 심하게 막혀 돌지 않은 상태를 말합니다.

이렇게 화병 초기에 기가 막혀 순환이 안 되는 병리현상을 기체 또는 기울氣鬱이라고 하는데, 기체가 생겼다고 모두 화병이 되는 것은 아닙니다. 기가 막힌 것이 미약하거나 몸이 스스로 회복하는 경우에는 바로 정상으로 되돌아옵니다. 그러나 만약 막힌 상태가 심하거나 몸의 회복력이 약하여 안 풀어지고 악화되다 보면 마침내 화병이 됩니다. 기가 막히면 체액의 순환도 방해를 받게 되므로 담이라고 하는 병리 물질이 만들어지는데 이 담이 다시 기의 순환을 막는 악순환이 일어나면서 발병하게 됩니다. 따라서 몸이 붓거나 무겁고, 목이 막힌 듯이 답답하거나 가래가 나오며, 변비가 생기거나 소변을 자주 보고 싶어 하고 손발이 저린 등의 증상이 발생합니다.

또한 맥진脈診을 하면 혈관이 가라앉은 형태인 침맥沈脈이나 혈관이 콩알처럼 볼록 올라오는 활맥滑脈이 나오는데, 맥진을 통해서 현재 몸의 병리 상태를 매우 정확하게 알 수 있습니다. 이럴 때의 치료는 당연히 막힌 기를 뚫어주고 담을 제거하여 기가 잘 순환하게 만드는 것이 주가 됩니다. 이기거담理氣祛痰하는 처방을 위주로 하고, 겸해서 나오는 다른 증상을 참고하여 이에 맞는 약재를 가미하여 치료합니다.

2. 화병의 중기 : 화열火熱을 끄자!

펄펄 끓는 난로가 있습니다. 그러한 난로 곁으로 다가가면 다가갈수록 우리 몸은 뜨거워지겠죠? 난로 그 자체는 변한 것이 없지만, 다가갈수록 점점 뜨거워지는 것은 난로와 사람 사이의 거리가 가까워져 열의 양이 많아지기 때문입니다. 마찬가지로 우리 몸에서 기가 막혀 쌓이게 되면 기의 양이 많아지게 되므로 열이 발생합니다. 쌓인 기가 열로 변하는 것을 화열化熱이라고 하는데, 이렇게 해서 몸에 열이 발생하는 병리 현상을 화성火盛이라고 합니다.

화열 때문에 얼굴과 입술이 붉고, 얼굴에 열이 확 달아오르며, 가슴이 답답하고, 한숨을 내쉬며, 더운 것을 싫어하는 등의 증상이 나타납니다. 이때 맥은 혈관이 힘 있게 뛰는 홍맥洪脈이나 맥박이 1분에 108번 이상 뛰는 삭맥數脈이 나옵니다. 치료의 첫 번째는 일단 타오르는 열을 끄는 것입니다. 청열사화淸熱瀉火하는 처방을 위주로 하고, 함께 나오는 여러 가지 증상을 파악한 후 약재를 가미해 치료합니다.

3. 화병의 장기 : 혈을 보충하자!

화병이 장기간 지속되는 경우에는 소모성 병리가 진행됩니다. 여름에 날씨가 무더우면 물이 마르듯이, 우리 몸에서도 지나치게 커진 화열火熱로 인해 몸 안의 물인 진액津液이 마르게 됩니다. 진액이 마르면 물로 구성되어 있는 혈액도 당연히 마릅니다. 흔히 스트레스를 오래 받거나 신경 쓰는 일이 장기간 지속되면 "피가 마른다"라는 말을 하는데, 바로 이 상황에 해당하는 것입니다.

이렇게 혈액의 양이 부족해지는 병리 현상을 혈허라고 하는데, 이때 심장은 피가 부족하게 되므로 두근두근 잘 뛰고, 잘 놀라며, 잠도 쉽게 들지 못하면서 혹 잠이 들더라도 깊이 못자거나 잠귀가 밝은 등의 증상이 나타납니다. 또한 진맥을 하면 혈관의 직경이 정상보다 작아진 세맥細脈이나 혈관이 팽팽하게 느껴지는 현맥弦脈이 나옵니다. 치료는 부족해진 혈을 보충해주면서 진액도 함께 넣어줘야 합니다. 보혈보음補血補陰하는 처방을 위주로 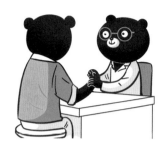 하고, 마찬가지로 다른 증상들을 참고해서 약재를 가미하여 씁니다.

이렇게 단계를 나누어 설명을 했지만 각 단계마다 병리가 딱딱 구분되는 것은 아닙니다. 만약 환자가 평소 혈허인 상태였다면 비록 화병 초기일지라도 기체에 혈허가 같이 나올 수도 있습니다. 그러면 막힌 기를 뚫어주면서 혈도 보충해야 합니다. 이렇게 여러 병리 상황이 섞여 있는 경우는 증상만으로 파악하기 힘든 면이 있으므로 맥진을 통해 정밀하게 분석해야 합니다.

Q. 화병을 치료하는 보조적 방법에는 무엇이 있나요?

화병의 치료는 각 단계에 맞춰 한약을 기본으로 투여하고, 보조적으로 침 치료나 뜸 치료, 부항 치료, 약침 치료, 정신 치료 등의 치료법을 상황에 맞게 함께 이용합니다.

1. 침 치료

침 치료는 경혈 자극을 통해 기의 순환을 촉진하고, 교감신경이 항진되어 있는 자율신경을 조절하여 교감신경과 부교감신경의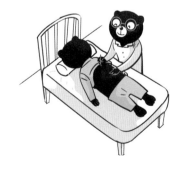

균형을 잡아주어 화병 치료에 도움을 줍니다. 일주일에 2~3회 정도 규칙적으로 침 치료를 받는 것이 좋습니다.

2. 뜸 치료

기운이 막히게 되면 한쪽은 열이 발생하지만 다른 쪽은 반대로 차가워집니다. 대표적인 것이 상열하한上熱下寒입니다. 이때 차가워진 쪽에 뜸을 떠서 따뜻하게 해주면 혈액순환이 촉진되어 한열寒熱이 고르게 되고, 동시에 원기를 왕성하게 만들어주는 효과가 있습니다.

3. 부항 치료

우리가 스트레스를 받으면 어깨 등의 부위가 잘 뭉쳐서 딱딱하게 되죠? 이는 근육이 긴장했기 때문인데 부항 치료로 딱딱하게 굳은 근육을 풀면 기혈 순환이 좋아집니다.

4. 약침 치료

약침은 한약재를 약액으로 만들어서 인체에 직접 주입하는 치료제입니다. 한약의 효과와 침의 효과를 동시에 갖고 있는 요법으로, 침의 효과를 극대화하기 위해 사용합니다.

5. 정신 치료

한의학에서의 정신 치료는 이도치심료병以道治心療病, 즉 도를 통해 마음을 다스리고 병을 치료하는 것을 기본으로 하고 있습니다. 진찰을 통해 환자의 마음 깊숙이 숨어 있는 병의 원인을 알아내고 그 마음을 어루만져줌으로써 마음의 상처를 치유하는 것입니다. 화병이 생겨 혼자 감당할 수 없고 일상생활에 지장을 받을 경우에는, 반드시 조기에 내원하여 병의 악화를 막으시기 바랍니다.

Q. 화병은 어떻게 해야 예방할 수 있나요?

우선 마음을 너그럽게 갖고, 아울러 매사에 긍정적인 생각과 태도로 가급적 화를 내지 않아야 합니다. 화라는 것은 한번 내기 시작하면 점점 타올라 걷잡을 수 없게 되기 때문에 처음부터 화를 내지 않으려고 노력해야 합니다. 만약 울화가 폭발한 경우라면 빨리 마음의 안정을 찾고 화를 풀어내야 합니다.

미국 하버드대학교의 패트리셔 엥 박사가 "분노를 웬만큼 드러내는 사람이 참는 사람보다 심장마비의 위험이 50% 이상 줄어들고 뇌졸중 발생률도 낮았다"라고 말했듯이, 마음을 다스리는 것도 중요하지만 스트레스를 받더라도 화가 맺히지 않게 풀어주는 것이 보다 현실적인 방법이라고 할 수 있겠습니다. 하지만 화를 푼다는 게 말처럼 쉬운 일은 아닙니다. 따라서 명상이나 참선, 단전호흡과 같이 마음의 안정을 찾을 수 있는 방법을 이용하거나 관심을 돌릴 수 있는 운동, 취미활동 등을 통해 노력하는 자세가 필요합니다.

또한 자극적이거나 기름지고 맛이 강한 음식, 인스턴트식품은 피하고 담백하면서도 소화에 부담을 주지 않는 부드러운 음식을 먹는 게 좋습니다. 채소菜蔬의 '소蔬'는 '풀 초艹'와 통한다는 뜻의 '소疏'가 합해진 의미로써 채소를 많이 먹으면 맺힌 기운을 뚫어 소통하는 데 도움이 됩니다. 마지막으로 최근 홍삼 제품 열풍이 불고 있지만 화병이 있는 경우 홍삼 제품을 오용하면 열을 조장하여 오히려 화병이 심해질 수도 있으니 반드시 한의원에서 자문을 받아보시기 바랍니다.

상 | 담 | 사 | 례

구체적인 사례를 통해서 화병을 어떻게 치료했는지 살펴보도록 하겠습니다. 최근에 일산에 사는 50대 초반의 여성분이 소개로 내원하셨습니다. 내원한 이유는 얼굴로 너무 열이 올라오고, 열이 올라온 다음에 식으면서 땀이 많이 나는 바람에 대인관계에 문제가 생겼기 때문이었습니다.

환　자 : 시도 때도 없이 얼굴로 열이 올라와서 미치겠어요. 열이 올라올 때면 얼굴이 너무 붉어져서, 사람들이 "술 먹었느냐"라고 자꾸 물어봐요. 창피해서 사람들을 못 만나겠어요.

임 원장 : 많이 힘드셨겠네요. 일단 제가 맥을 한번 보겠습니다.

진맥을 해보니 침沈하면서 세현細弦하고 힘이 없는 맥이 나왔습니다. 침하면서 힘이 없는 맥은 기가 많이 약해졌을 때 나오고, 세현하면서 힘이 없는 맥은 혈이 손상되어 부족해졌을 때 나옵니다. 따라서 이러한 맥이 나왔다는 것은 화병이 많이 진행되어 허로虛勞까지 진행되었다는 것을 의미합니다. 그래서 제가 화병의 증상을 문진했습니다.

임 원장 : 별것도 아닌 거에 잘 놀라시거나 무서움이 많아서 공포영화 같은 거 잘 못 보
시죠?

환　자 : 네.

임 원장 : 괜히 짜증이 나서 답답하시고 불안하거나 초조할 때도 있으시죠?

환　자 : 네. 맞아요! 그럴 때가 자주 있어요.

임 원장 : 혹시 갑자기 심장이 두근두근 뛸 때도 있나요?

환　자 : 네. 누가 쫓아오는 것처럼 심장이 자주 벌렁벌렁거려요.

임 원장 : 잠들 때까지 시간이 많이 걸리시지 않나요? 30분 이상 걸리시죠?

환　자 : 네. 잠이 안 와서 잠 올 때까지 TV를 봐요.

임 원장 : 잠에 들더라도 작은 소리나 인기척이 있으면 바로 아시죠?

환　자 : 네. 남편이 조금만 움직여도 바로 깨요.

임 원장 : 화병이 심하세요. 그동안 스트레스를 너무 많이 받아오신 것 같아요. 제가 치
료해드릴 테니까 걱정 마세요.

이 환자분은 전에 사업을 하면서 스트레스를 많이 받았었답니다. 그래서 결국 관뒀지만 예전에 받은 스트레스로 생긴 화병이 지금까지 괴롭히는 것이지요. 이렇게 한번 생긴 병은 지독합니다. 이 환자분은 위의 증상 이외에도 입에서 냄새가 나고 쓰며, 몸도 무겁고 기력이 없는 등의 전형적인 화병 증상이 나타나고 있었습니다. 특히나 갑자기 어떤 기억들이 송두리째 생각나지 않는 일과성 기억상실증까지 갖고 있었지요.

이는 오래된 스트레스로 인해 화병이 생겨 기혈이 부족해지면서 정신 기능과 심장 기능에 문제가 발생한 것이므로, 기혈을 보충하는 한약에 그 효과를 강화시켜주기 위해 녹용을 넣고, 화병의 여러 증상을 없애주는 약재를 가미해서 처방했습니다. 환자분은 약을 2달간 복용하고 내원했는데, 호소했던 증상의 80% 이상이 호전되어 수영을 하는 등 일상생활을 즐겁게 하고 있다고 말했습니다. 이렇게 오래된 화병이라도 맥진을 통해 정확히 진단하고 처방을 하면 매우 좋은 효과를 볼 수 있습니다.

잡병편 雜病篇 : 여성질환

난임·불임

— 착상탕, 난소강화면역약침

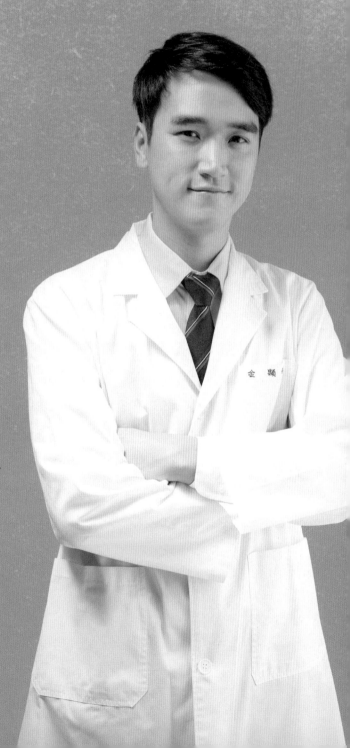

김현수 원장

- 동국대학교 한의과대학 졸업
- 대한한방부인과학회 정회원
- 대한동의보감학회 정회원
- 대한면역약침학회 정회원
- 한방발효제형학회 정회원
- 황정정통한의학회 정회원

자윤한의원 부산센텀점

주소 부산시 해운대구 센텀1로9
롯데갤러리움센텀 E동 202호
(센텀시티역 13번 출구)
전화 051-714-2789
홈페이지 www.jayoon-ct.co.kr
blog.naver.com/pratitya07

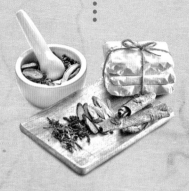

난임 · 불임 극복의 지름길

착상탕으로
건강한 임신과 출산을

경제적인 부담 등으로 일부러 임신을 하지 않는 부부가 있는가 하면, 아이를 간절히 원하지만 임신 자체가 쉽지 않아 가슴으로 눈물을 흘리는 부부도 있다. 불임과 난임으로 고통받는 국내 인구가 20만 명에 접어들었다고 한다. 열 쌍 중 한두 쌍 정도가 난임 문제를 안고 있으며, 남성 불임은 7년 새 67% 증가한 추세이다. 특별한 신체적 이상이 없음에도 불구하고 임신이 되지 않는다면 도대체 어디서부터 난임의 실마리를 풀어야 할까? 가임 능력의 열쇠를 쥐고 있는 월경에 대한 모든 것! 임신과 출산의 핵심 역할을 담당하는 자궁 건강의 중요성부터 짚어보자.

난임 · 불임에 대한 일문일답

Q. 난임 · 불임을 일으키는 근본 원인은 무엇인가요?

결혼 연령이 높아짐에 따른 생식 능력의 저하, 여러 가지 환경 문제, 과도한 스트레스 등으로 인해 임신이 어려워지고 있습니다. 또한 자궁내막증, 다낭성난소증후군, 자궁근종, 자궁선근증과 같이 임신율을 떨어뜨리는 각종 질환도 난임의 원인이 되고 있습니다. 그렇다면 한의학에서는 불임 및 난임의 원인을 어떻게 보고 있을까요? 한의학 서적에 기재된 내용을 살펴보겠습니다.

"자식을 얻으려면 먼저 월경을 고르게 해야 하는데, 자식이 없는 부인을 보면 월경이 빠르거나 늦고, 양이 많거나 적으며, 월경 바로 전이나 후에 통증이 있고, 색이 자줏빛이거나 검고 묽거나 덩어리가 많다. 월경이 고르지 않으면 기혈이 흐트러져 임신하지 못한다."

– 《단계심법》

"자식을 얻기 위해 부인은 월경을 고르게 하고, 남자는 신神이 넉넉해야 한다. 부인의 음혈陰血이 쇠약하면 좋은 정精이 들어와도 자궁으로 거둬들이지 못한다."

– 《의학입문》

"부인이 자식이 없는 것은 대부분 혈이 부족해서 정精을 거두지 못하기 때문이다."
– 《동의보감》

불임의 핵심 치료는 월경이 고르게 나오도록 돕는 것입니다. 앞의 내용을 보면 인체 내의 혈액과 진액을 뜻하는 음혈이 부족한 것이 주된 병리 중 하나임을 알 수 있습니다. 자궁에 음혈이 부족해지는 대표적인 이유가 바로 아랫배가 차가운 증상입니다. 이 때문에 옛 어른들이 "여자는 자고로 아랫배를 따뜻하게 해야 한다"라고 이야기해왔던 것입니다.

월경의 상태는 생리 주기의 일정함, 생리통의 여부, 생리 양의 적당함, 생리혈의 덩어리 등으로 확인할 수 있습니다. 실제 난임 환자의 생리적 대사 문제를 해결하다 보면 자연스럽게 임신이 되는 경우가 생기는 만큼, 월경과 관련된 문제를 정상화하는 것이 난임 여성 환자의 첫 번째 치료 단계라고 할 수 있습니다. 불임 문제에 있어 정자와 난자의 건강과 같은 국소적인 부분에만 초점을 맞추는 것이 아니라 월경 문제를 비롯한 전신적인 상호작용에 대한 치료가 병행되어야 합니다. 결국 자궁과 난소, 뇌하수체와 시상하부로 이어지는 연결 고리가 얼마나 잘 작동되느냐 하는 것이 여성의 가임 능력과 관련된 중요한 요소입니다.

옛 어른들은 체격이 있고 골반이 큰 처녀에게 "애를 순풍 순풍 잘 낳겠네~"라고 덕담을 하곤 했습니다. 구조적으로 골반이 크니 마른 여성들보다 출산이 수월하다는 의미도 있지만, 기본적으로 임신을 하는데도 유리한 점이 있다는 뜻을 포함하고 있습니다. 골반이 큰 체형은 작은 체형보다 자궁을 비롯한 골반 부위에 음혈이 충만합니다. 요새는 과도한 다이어트 이후 생리가 불규칙해지고 결국 난임으로 이어져 내원하는 경우가 흔한데 주로 음혈이 말라버린 경우가 많습니다. 이런 경우 운동이나 다이어트를 잠시 멈추고 충분한 영양 보충과 함께 음혈을 보충하는 숙지황이나 당귀, 녹각이 들어간 한약으로 음혈을 보충해줌으로써 가임력을 향상시킬 수 있습니다.

반대로 비만이거나 다낭성난소증후군의 경우 한의학 용어로 습담濕痰과 어혈이 많아 배란장애가 생긴 것으로 보고 있습니다. 이때는 적당량의 운동과 함께 창출이나 반하와 같이 습담을 말려주는 약재나 도인, 단삼과 같은 어혈을 없애주는 약재를 통해 배란장애를 치료할 수 있습니다. 따라서 너무 마르거나 너무 뚱뚱하지 않도록 BMI 기준 18.5~23 이내의 적당한 체중을 유지하고, 음혈이 풍부해질 수 있도록 아랫배를 따뜻하게 유지하는 것이 좋습니다.

Q. 난임 · 불임은 언제부터 치료해야 할까요?

일반적으로 정상적인 성관계를 함에도 불구하고 1년 이상 임신이 되지 않는 경우를 난임으로 보고 있습니다. 1년 동안 임신이 안 되면 그 후에도 임신 확률이 크게 증가하지 않기 때문입니다. 또한 여성이 35세 이상일 경우는 6개월 안에 임신이 되지 않을 시 난임 진단을 내리기 때문에, 하루라도 빨리 치료에 전념하는 것이 추후 임신 확률을 높이는 데 유리합니다.

여성은 연령이 증가할수록 가임 능력이 감소합니다. 35세 이후에는 그 감소 폭이 크게 나타나 임신을 했다고 해도 태아의 유전적인 결함 발생률이 높아지게 됩니다. 노산의 경우 난소의 기능이 빠른 속도로 떨어지기 때문에 임신 성공과 태아의 건강을 위해서 조기 치료가 반드시 필요합니다. 또한 무월경이나 희발월경, 골반염증성 질환과 같은 선행 위험 요인이 있다면 치료를 서두르길 권합니다.

Q. 한의학에서는 난임 · 불임을 어떻게 치료하나요?

어떤 문제로 임신이 이루어지지 않는가를 파악하는 것을 한의학에서는 '변증'이라고 합니다. 불임의 대표적인 6가지 변증을 정리해보겠습니다.

1. 신허형

월경 주기가 일정하지 않고 양이 적으며 색깔이 옅은 경향을 보입니다. 초경을 늦게 시작했거나 첫 생리부터 현재까지 생리 기간이 불규칙했을 가능성이 높습니다. 희발월경이나 무월경을 호소하는 경우도 많은데, 배란장애에 의한 난임의 경우 신허형에 해당하는 경우가 많습니다. 전신적인 증상을 살펴보면 허리와 무릎이 시큰거린다거나 어지럽고, 귀에 소리가 나는 이명증을 보이기도 하며, 눈 밑의 다크서클이 심하기도 합니다.

신허형은 크게 신양허형腎陽虛型과 신음허형腎陰虛型 두 가지로 나눌 수 있습니다. 신양허형은 양이 허하여 몸이 차가워지는 증상이 많아 아랫배가 차갑다고 호소하기 쉬우며, 찬 것을 먹으면 설사를 자주 합니다. 찬물을 먹더라도 한 번에 벌컥벌컥 마시지 않고 조금씩 마시게 됩니다. 이에 따라 소변이나 대변이 시원치 않고 잦은 경향을 보이기도 합니다. 신음허형은 음이 부족해지면서 체내의 수분 부족으로 나타나는 가짜 열인 허열虛熱이 위로 떠 목과 입, 눈이 마르고, 손발이나 가슴에 답답한 열이 느껴지는 번열煩熱이 있으며 대변이 굳는 경향이 있습니다.

2. 간울형肝鬱型

심리적인 스트레스가 난임을 유발하는 유형입니다. 월경전증후군으로 가슴이나 옆구리 부위의 불편함, 아랫배 통증 및 유방통이 심해지는 경우가 있습니다. 정서적으로 안정되지 못하여 예민하고 신경을 많이 쓰거나 마음이 약한 사람에게서 자주 나타나며, 작은 일에도 한숨을 많이 쉬거나 눈동자 주위의 핏줄이 자주 터지기도 합니다. 평소 변비가 있지만 스트레스를 받을 때에는 심한 설사를 한다고 호소하기도 합니다.

맥은 현맥弦脈이라고 하여 마치 기타 줄처럼 팽팽한 경향을 보입니다. 시간이 지나서 스트레스가 만성화되면 맥도 가라앉아서 힘이 없어져버려 약맥弱脈이나 침맥沈脈을 보이게 됩니다. 혀를 보면 전체적으로 붉은 경향인데 특히 혀끝이 더욱 붉습니다. 배를 누르면서 진단하는 복진을 해보면 양 유두 사이 한가운데에 위치한 혈 자리인 전중혈에 압통이 있거나 흉협부의 압력이 높습니다. 이는 가슴 한가운데를 눌러보거나 갈비뼈 아래쪽에서 위쪽으로 살며시 눌러보면서 진찰할 수 있습니다.

3. 습담형濕痰型

주로 비만인 체형에게서 많이 나타납니다. 희발월경 또는 무월경을 호소하는 경향이 있습니다. 사상체질로는 목이 비교적 굵고 허벅지나 위팔 부위에 살이 많은 태음인에 해당합니다. 묽은 가래가 많이 끼거나 늘 소화불량을 호소하며 어지러움이나 메스꺼움, 구역감을 호소하는 편입니다. 식욕의 변화는 크게 없지만, 식후 더부룩함이 잦고 무기력함, 피곤함을 많이 호소합니다. 평소 냉대하와 함께 체액에서 냄새가 나는 경우도 많습니다.

비가 오거나 날이 궂은 날 유독 몸이 무겁다고 하는 여성들이 있습니다. 수분대사가 잘 안 될 경우 습도가 높은 날 몸이 더 처지기 때문입니다. 이는 다낭성난소증후군에 의한 난임 환자에게서 빈번히 발생하는데, 운동을 통해 체중이 감소하면 자연스럽게 월경이 정상으로 돌아오는 경우도 있습니다.

우리의 혀를 보면 표면을 덮고 있는 하얀 것이 있는데 이것을 설태舌苔라고 합니다. 설태가 남들보다 많고 혀가 부어있으며 혀 위에도 침이나 물기가 많고 윤기가 있는 경우가 있습니다. 맥을 보면 활맥滑脈이라고 하여 맥이 크게 꿀렁꿀렁 넘어가는 형태를 보입니다. 담음증이 심한 경우 복압이 전체적으로 올라가 있어 배를 눌렀을 때 불편해하는 경우가 많습니다.

4. 혈어형血瘀型

혈어형에 해당하는 분들은 월경에 덩어리가 많고 월경의 색이 어두운 편입니다. 또한 생리통이 심하고, 생리 주기 때 전신이나 특정 부위에 열감이 있을 수 있습니다. 혀에 어반瘀斑이라고 하는 파란 점이 나타날 수 있고, 혀 밑을 봐도 설하정맥이 두드러지는 경향을 보이며, 손발톱 밑에도 어반이 있을 수 있습니다. 복진을 하기 위해 배꼽 바로 옆의 계령혈을 눌러보면 진찰자의 손에도 경결된 것이 만져지고 환자가 압통을 느끼기도 합니다.

자궁내막증, 자궁선근증과 같은 자궁질환이나 난관유착과 같은 질환에서 흔하게 나타나는 유형이 혈어형입니다.

5. 습열형濕熱型

골반 염증성 질환 등 염증이 동반된 난임에서 흔한 형태로, 앞에서 나온 습담형과 겹쳐지는 부분이 있으나 그보다는 열상이 더 강한 형태입니다.

습담형도 냉대하가 많은데 습열형은 냉대하가 더 많은데다 냄새가 좀 더 심하고, 색이 좀 더 짙은 노란색을 띱니다. 국소적이나 전신적으로 미열이 오르내릴 수도 있습니다. 혀를 보면 전체적으로 좀 더 붉은 경향이고, 설태도 황색을 띠며, 맥이 좀 더 힘이 있고 빨라지는 경향을 보입니다.

6. 기혈허약형氣血虛弱型

월경 양이 적고 색이 연하며, 조금씩 오래 이어질 수 있습니다. 기본적으로 체력이 약한 젊은 여성들에게서 나타나며 사상체질 중 소음인에 많은 유형입니다. 식욕도 줄고 소화불량을 호소하며, 무기력함과 낮밤을 가리지 않는 피곤함, 어지럼증, 가슴 두근거림을 호소합니다. 과도한 업무가 아님에도 너무 힘들어 하는 경향이 있습니다. 원래부터 허약한 사람이나 영양이 부족한 사람, 일시적으로 과로한 사람에게 자주 나타나는 난임 유형입니다.

신허형	– 생리 양이 적고 색깔이 옅은 경향 – 생리를 평균보다 늦게 시작했을 가능성 – 첫 생리부터 현재까지 날짜가 불규칙했을 가능성	배란장애에 의한 난임
간울형	– 월경전증후군이 심함 – 정서적으로 안정되지 못함, 예민하거나 평소 신경을 많이 쓰고 마음이 약함	심리적인 스트레스에 의한 난임
습담형	– 냉대하가 많고 비만한 경향 – 목이 굵고 허벅지나 위팔에 살이 많은 체형	다낭성난소증후군에 의한 난임
혈어형	– 생리에 덩어리가 많은 편 – 생리 색이 어두운 편 – 생리통이 심함	자궁이나 난관 질환에 의한 난임
습열형	– 냉대하 양이 많고 냄새가 심함 – 냉대하 색이 습담형보다 좀 더 짙은 노란색을 띰 – 미열이 오르내리기도 함	골반염증성 질환에 의 한 난임
기혈허약형	– 생리 양이 적고 색이 연함 – 생리가 조금씩 오래 이어질 수 있음	허약 체질이나 과로에 의한 난임

Q. 임신을 돕는 '착상탕'은 어떤 효과의 한약 처방인가요?

불임의 가장 기본적인 치료법은 한약입니다. 자궁의 상태와 전신의 기혈 순환, 그리고 오장육부의 조화를 고려한 약물 처방을 통해 임신에 유리한 자궁을 만들 수 있습니다.

착상탕은 수정란이 자궁 내막에 잘 착상할 수 있도록 돕는 한약입니다. 현대 의학에서는 시험관 아기 시술이나 인공수정을 통해 정자와 난자의 만남을 돕고 있습니다만, 수정란이 자궁 내막에 안전하게 착상하기까지의 효과는 미미한 실정입니다. 자궁과 그 내막이 건강하고 튼튼하지 않으면 착상 자체가 이루어지지 않기 때문에 몇 차례의 시험관 아기 시술에도 임신이 되지 않는 것입니다.

사막과 같은 척박한 땅이나 남극처럼 추운 땅에 씨를 뿌렸을 때 싹이 정상적으로 트지 못하는 것처럼, 임신을 잘 하려면 우선 자궁이라는 밭을 비옥한 상태로 만드는 것이 기본이 되어야 합니다. 착상탕은 위 6가지 변증에 따른 전신의 기능 개선과 함께 영양분을 제공해 착상력을 높여주고, 착상 이후 임신을 유지하여 출산까지 이르게 하는 데도 도움이 됩니다.

Q. 난임 · 불임에 있어 침 치료는 어떤 작용을 하나요?

침 시술도 불임 치료에 도움이 되지만 아쉽게도 한약을 제외한 침 치료만으로는 불임 치료에 한계가 있습니다. 침의 기전은 기본적으로 혈관, 신경, 근막 등의 종합 통로인 경락의 순환을 좋게 하기 때문에 근육 통증이나 소화불량처럼 일시적으로 막혀서 문제가 된 경우에는 놀라울 정도로 빠른 효과를 보입니다. 하지만 난임으로 고통받는 경우 일시적인 경락 순환의 장애를 넘어서는 경우가 대다수입니다.

일반적으로 임신을 하려고 노력하는 시기가 20대 후반이나 30대를 지난 경우가 많은데, 생리를 시작하면서부터 오랜 시간 동안 자궁 쪽으로의 혈류나 경락 순환이 막혀서 나타난 결과이기 때문입니다. 이처럼 분명히 한계는 있지만, 현대 연구 결과에서 침 시술에 대한 효과는 꾸준히 증명되고 있습니다.

1. 난임에 대한 침 치료의 효과

침 치료는 배란 유도 효과와 함께 골반의 혈류 저항을 감소시키는 효과가 있습니다. 한 논문에 따르면 침 치료는 배란 유도제인 클로미펜의 효과와 비교해서 비슷하거나 약간 떨어지는 배란율을 보였는데, 임신율이나 임신을 유지해서 출산까지 도달하는 확률은 유의미하게 높았습니다.

또한 시험관 아기 시술을 위해 난자 채취를 할 때의 통증을 감소시키고 심신을 안정시키는 효과가 있어 양방과 한방 치료를 동시에 받는 경우 매우 효과적이라고 할 수 있습니다. 시험관 아기 시술을 할 경우 준비 단계와 착상 후 단계를 나눠서 침 시술을 받는 게 좋은데, 아랫배 쪽의 혈 자리에 해당하는 자궁혈, 중극혈과 다리에 있는 음릉천, 음곡, 곡천혈을 이용할 수 있습니다. 앞서 언급했듯이 침 치료는 일반적으로 한약 치료의 보조적인 역할을 하며 3개월 이상의 치료가 필요하고 또한 월경 주기 3회 이상의 치료가 필요합니다.

2. 난소를 강화시키는 면역약침치료

침 시술의 효과를 강화시키는 방법으로 약침 치료가 있습니다. 이는 경락의 순환을 활성화하는 침의 효과와 함께 오장육부 기능의 균형을 맞춰주는 한약의 효과를 더한 방법입니다. 한약재의 추출 성분을 경혈에 직접 주입해 지속적으로 경혈을 자극시켜 침의 효과를 배가하는 효능을 가지고 있습니다.

사실 우리의 건강에는 면역이라는 개념이 매우 중요합니다. 우리 편과 적군을 인식하는 것이 기본적인 면역의 역할인데, 이러한 인식에 교란이 생겨 적군을 제대로 인식하지 못하면 감기와 같은 외감外感 질환에 자주 노출이 되고 암세포의 자가자멸自家自滅 작용도 제대로 이루지지 않게 됩니다. 또한 우리 인체의 정상 조직을 적으로 인지하여 공격할 경우 류머티스 관절염이나 루프스와 같은 자가면역질환을 앓게 됩니다.

이뿐만 아니라 자궁과 난소 건강과 관련된 각종 여성질환에서도 면역 기전이 얼마나 정상적으로 작동하고 있는지가 중요합니다. 예를 들어 자궁내막증의 경우 자궁 내막 조직이 자궁 내막을 벗어나 다른 곳에 생겨 생리통도 심해지고 심하면 불임을 유발하는 것입니다. 과거에는 생리와 같은 물리적인 상황에 의해 자궁 내막 조직이 외부로 나와서 발생하는 것에 초점을 맞추었다면, 최근에는 이런 물리적인 상황 이외에도 외부로 빠져나온 자궁 내막 조직을 얼마나 자율적으로 처리할 수 있느냐 하는 문제로 접근하고 있습니다. 그래서 면역이라는 개념이 더더욱 중요하게 인식되고 있는 것입니다.

면역약침은 이러한 면역력을 정상화시켜주는 역할을 합니다. 차가운 기운을 위로 올려보내고 따뜻한 기운을 아래로 내려보낸다는 의미의 수승화강이라는 기본적인 한의학 원리를 이용하여 인체의 상하로 기혈 순환을 도와 면역력을 높여주는 방법으로, 부인과 질환, 불임, 배뇨 질환 등에 유용하게 쓸 수 있습니다. 머리는 맑게 하고 복부는 따뜻하게 만드는 것이 면역약침의 핵심이라고 할 수 있겠습니다. 또한 변증을 통해 자하거나 녹용, 황련, 홍화와 같은 성분으로 자궁과 난소의 기능을 강화할 수 있는 약침도 함께 쓰입니다.

불임 치료에 있어 중요한 요소 중 첫째는 좋은 의사를 만나는 것이며, 둘째는 좋은 환자가 되는 것이며, 셋째는 적절한 치료 시기를 놓치지 않는 것입니다. 한의원에서의 불임 치료는 과거로부터 오랫동안 이어진 검증된 치료법이며, 최근에는 현대 의학 치료법과의 병행에서도 그 효과가 입증되고 있습니다. 자궁이라는 환경이 건강해야 건강한 아이를 가질 수 있다는 것, 건강한 자궁을 가지기 위해서는 자궁 주변으로의 기혈 순환이 원활해야 한다는 것을 기억하시길 바랍니다. 임신이라는 사랑의 결실을 이루는 데 한의학이 큰 도움이 되길 기원합니다.

- 불임으로 고생하는 40세 여성
- 시험관 아기 시술 준비 중
- 인공수정 2차례 시도했으나 실패
- 평소 소화 장애 잦음
- 체중 많이 나가는 편

시 청 자 : 저는 40살이고요, 5년 전에 결혼을 했어요. 처음에 2년 정도는 사정이 있어서 아기를 안 가지다가 이제 가지려고 하는데 임신이 잘 안 되는 거예요. 그래서 인공수정을 2번 했는데 그래도 임신이 안 돼서 시험관 아기 시술을 받아보려 고 하는데 효과가 있을까요? 한의원 치료도 같이 받으면 좋을까요?

사 회 자 : 김현수 원장님. 제 주변에도 불임으로 고생하는 친구들이 몇 명 있었는데요, 한의원에 가서 한약을 먹고 임신에 성공했다는 친구도 있고, 시험관 아기 시 술로 임신에 성공했다는 친구들도 있거든요. 한의원에 불임으로 내원해주시는 환자분들이 많다고 들었는데, 상담 부탁드립니다.

김 원장 : 보조생식술을 시행하는 과정에서는 한의원 치료를 병행하시는 게 도움이 됩니 다. 시험관 아기 시술의 경우, 구조적인 문제로 임신이 잘 되지 않은 경우에 정 말 기적과도 같은 방법이 되는데요. 수정란의 이동 통로인 난관에 문제가 생긴 경우나, 정자에 문제가 있는 경우에도 시도할 수 있습니다.
기능적인 문제로 추정되는 원인 모를 불명의 불임에도 시험관 아기 시술을 통 해 임신에 성공하는 케이스도 있는데요. 전체적으로는 성공률이 15~20% 정

도로 보고 있습니다. 이처럼 성공률이 높지 않은 이유를 보면 수정까지는 시험 관 시술을 통해서 할 수 있지만, 착상을 하고 유지하는 데는 시술의 힘이 미치지 못합니다.

이때 착상을 유지하기 위한 한약 복용과 침 치료를 병행하시는 게 좋습니다. 자궁내막이 얇아서 충분히 두꺼워지지 않는 경우, 자궁내막의 상태가 좋지 못해서 착상이 제대로 되지 않는 경우에도 도움이 됩니다. 임신을 유지하고 출산에 이르기까지 전체적인 성공률이 크게 올라간다는 연구 결과도 있습니다.

시청자님의 경우에는 소화력이 좀 떨어지고 체중이 많이 나간다고 되어 있는데 어느 정도이신가요?

시 청 자 : 저는 밥만 먹었다 하면 속이 더부룩하고, 신경 쓰면 틀림없이 체해요. 그래도 식욕은 좋아서 먹는 양은 적지 않고요. 그런데 이런 게 임신과 상관이 있나요?

김 원장 : 소화가 불량하다고 난임의 위험이 무조건 높아지는 것은 아닙니다. 다만 소화가 불량하다는 것은 전체적인 순환이 안 될 확률이 높아진다는 것입니다. 자궁은 밭과 같아서 밭에 영양이 과잉 공급되는 것도 좋지 못하고, 밭이 얼음처럼 차가워도 안 되며, 사막처럼 건조하거나 뜨거워도 안 되는 것입니다.

몸 전체의 대사 상태를 보고 치료를 하면 자궁 기능이 올라가는 경우가 많습니다. 밭을 건강하게 만들기 위해 정확한 한방 진단을 내려서 치료하면, 자궁과 난소의 기능이 강화되어서 시험관 아기 시술을 했을 때 임신을 더 쉽게 할 수 있게 되는 것이죠. 시청자님의 경우처럼 인공수정에 실패하신 경우 자궁과 난소의 기능 상태에 대한 치료를 반드시 병행하는 것이 좋겠습니다.

여성 성기능장애

− 윤후자미인탕, 자미인약침

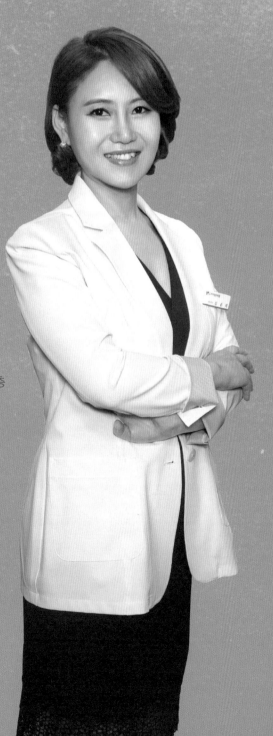

김윤희 원장

- 대전대학교 한의과대학원 침구학 박사
- 한방부인과학회 정회원
- 한방피부미용학회 정회원
- 대한면역약침학회 정회원
- 대한해외의료봉사단 정회원
- 윤후코스메틱 대표

윤후여성한의원

주소 서울시 강남구 역삼동 824-39 동영빌딩 5층
전화 02-422-7533
홈페이지 www.yoonhoo.co.kr

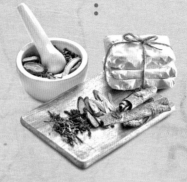

여성이 진짜 촉촉해야 할 곳은?

여성 성기능 장애,
자궁의 체질을 개선하라

여성의 성기능은 여전히 드러내놓고 이야기하거나 상담하기 부끄러운 질환이라는 인식이 크다. 이 때문에 여성들은 자신의 몸에 대해 제대로 알지 못하거나, 성기능에 문제가 생겼을 경우 적극적으로 치료받지 못하는 경우가 많다. 또한 이러한 질환은 50대 폐경 이후에나 나타나는 노화 현상이라고 여겨 비교적 젊은 층에서는 남의 일처럼 여기기 십상이다. 그러나 속사정은 어떨까? 20대 초반에서부터 중년에 이르기까지 다양한 연령층에서 토로하는 그녀들만의 고충, 필자가 18년간 만나온 수많은 케이스를 통해 여성질환의 근본 원인과 지긋지긋한 재발의 고리를 밝혀내고자 한다.

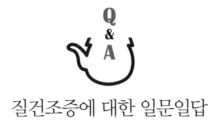

질건조증에 대한 일문일답

Q. 질건조증이 무엇인가요?

질건조증은 여성 성기능 장애의 가장 중요한 원인 질환으로서, 외음이나 질 내에서 질액의 분비가 부족하거나 분비되지 않는 증상을 말합니다. 이로 인해 외음부가 건조해져 불편감을 겪거나 성관계 시 성교통을 유발합니다. 여성의 음부는 외음부−질−자궁경부까지 여러 가지 분비샘들이 다양하게 분포하고 있어, 자궁경관부에서 나오는 분비물, 질 벽의 세포, 백혈구, 스케네샘액, 바르톨린샘액 등이 여성의 질을 깨끗하게 유지하고 촉촉하게 보호하는 역할을 합니다.

또한 질 속의 유산균들은 pH 4.5~5.0 정도의 질 내 산도를 유지하여 세균의 침투와 번식을 억제합니다. 성적인 흥분도가 올라가면 질 내 혈관망이 충혈되면서 요도구의 양쪽 5시, 7시 방향의 스케네샘과 질 입구의 4시, 8시 방향의 바르톨린샘에서 투명한 유백색의 점액을 분비하게 됩니다. 이것이 바로 우리가 흔히 말하는 애액입니다.

이러한 애액은 성관계 시 윤활의 역할로 성관계를 원활히 할 수 있도록 도와주고, 성관계 후에는 질 내에 남겨진 분비물들을 청소하여 질 내를 깨끗하게 유지하도록 도와줍니다. 하지만 자궁의 체질적인 원인, 다른 원인 질환, 혹은 여성의 잘못된 생활습관 등이 질건조증을 유발해 성관계를 회피하게 하는 원인으로 작용하고 있습니다. 특히 이런 경우 충분한 전희 없이 남성 위주의 성관계를 시도하는 잘못된 습관으로 인해 질건조증과 성교통이 더욱 악화될 수 있습니다.

Q. 질건조증은 왜 생길까요?

질건조증은 여성 성기능 장애 중의 하나입니다. 많은 임상 경험을 토대로 볼 때 질건조증은 자궁의 건강과 깊은 관련이 있습니다. 자궁은 한의학적으로 혈실血室이라고 하여 피가 모이는 곳, 여성의 월경, 임신, 출산, 폐경 그리고 여성 성기능과 관련이 있습니다. 건강한 여성은 자궁이 건강하고, 자궁이 건강한 여성은 여성 성기능이 건강합니다.

자궁이 건강하다는 것은 자궁에 혈액이 충분하고, 혈액이 뭉치거나 막힘없이 혈액순환이 잘 되는 상태라고 할 수 있습니다. 자궁의 건강은 선천적으로 태어날 때부터 약한 체질이 있지만 임신, 출산, 유산과 같이 자궁에 가해지는 외부적인 요인으로 약해지는 경우, 자연적인 노화의 과정인 폐경 이후에도 자궁 기능의 약화와 함께 여성 성기능이 저하될 수 있습니다.

하지만 이러한 자연스러운 노화 과정 이외에도 20대 초반부터 40대까지 여성들의 잘못된 자궁 관리에 의해 질건조증이 생길 수 있습니다. 잦은 유산 후 자궁의 보강이 안 된 경우, 다이어트 관련 약과 식품을 장기간 복용한 경우, 만성 질염으로 질정을 무분별하게 과다 사용한 경우, 혹은 질 성형수술로 인한 부작용, 자궁 내 수술이나 자궁 적출 수술 등의 수술 후유증도 질건조증의 원인 중 하나가 될 수 있습니다.

Q. 질건조증이 잘 생기는 체질이 있나요?

질건조증은 근본적으로 자궁 내 혈액량이 부족하거나 자궁과 질 주변에 혈액순환이 잘 되지 않아서 발생하는 질환입니다. 자궁의 체질을 알면 질건조증, 성교통뿐만 아니라 여성 성기능도 치료할 수 있습니다. 질건조증이 잘 발생하는 자궁 체질은 다음과 같습니다.

- 자궁에 혈이 부족한 자궁혈허체질
- 자궁이 차고 냉해서 혈액순환이 잘 되지 않는 자궁냉체질
- 자궁에 혈은 풍족하나 자궁 내 순환이 되지 않는 자궁울체체질
- 자궁에 혈이 뭉쳐서 순환이 되지 않는 자궁어혈체질

Q. 아내가 성관계를 거부하는 이유가 뭘까요?

아내가 성관계를 자꾸 피하는 경우 '사랑이 식어서일까?', '다른 남자가 생겨서일까?' 같은 불안한 마음을 갖는 남자들이 많습니다. 아내가 성관계를 거부한다면 아내에게 그럴 만한 사정이 있는 것은 아닐지 한번 생각해보는 것은 어떨까요? 남성들도 성기능에 문제가 생겼을 때 아내에게 밝히기 힘든 것처럼, 여성도 이런 문제가 발생하면 솔직하게 털어놓기가 쉽지 않습니다. 물론 서로 이러한 문제에 대해 터놓고 이야기하는 사이라면 더할 나위 없이 좋은 관계이겠지만요.

여성이 성교통을 느끼는 가장 흔한 원인은 애액 부족으로 인한 질건조증입니다. 성관계 시 통증이 심하다보니 행위 자체를 피하게 되는 것이죠. 혹은 잦은 질염

이나 방광염이 원인으로 작용할 수 있습니다. 이런 상태에서 성관계를 지속하게 되면 질염이나 방광염 증상이 더욱 악화되기 쉽습니다.

또 다른 이유로는 여성의 성적 욕구 저하입니다. 누적된 피로나 과로, 애인이나 남편, 혹은 시댁 식구와의 불화, 직장 내 문제로 스트레스가 많은 경우에도 자궁의 긴장과 순환 저하로 성욕이 떨어집니다. 여성은 신체 구조상 남성과 달리 자궁과 생식기 질환에 취약한 편입니다. 남성보다 약한 체력, 스트레스에 대한 예민함, 신체 구조 등이 여성 성기능과 관련되어 있음을 이해하고 서로 노력하는 자세가 필요합니다.

Q. 임신을 위한 성관계 시 염두해야 할 부분이 있나요?

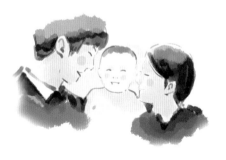

신혼부부 10쌍 중 1쌍이 난임을 겪고 있는 시대입니다. 이들 부부 중에는 둘 다 건강 상태는 좋으나 부부관계를 제대로 하지 못해서 인공수정이나 시험관 아기 시술을 생각하는 분들이 많습니다. 임신을 준비하는 젊은 부부들은 첫째로 여성의 자궁과 난자 상태, 남성의 정자 수와 운동 상태를 체크해야 합니다. 그 다음 중요한 것은 임신 가능 기간에 원활한 부부관계를 하고 있느냐 하는 문제입니다. 여성의 성교통으로 인해 성관계 횟수가 지극히 적다면 그만큼 임신 성

공 확률이 떨어지기 때문입니다. 또 윤활 젤을 사용하는 경우 질 내에 사정을 하였더라도 윤활 젤이 정자의 활동성을 방해해 자궁경관을 제대로 지나갈 수 없는 경우도 생깁니다. 이런 경우 부부관계를 원활하게 할 수 있도록 치료하는 것만으로도 자연임신의 확률을 높일 수 있습니다.

Q. 여성 성기능을 회복하면 부부관계도 좋아질까요?

상담 환자들 중에는 여성 성기능 장애 문제로 연인 관계, 부부관계의 위기감을 고백하는 경우도 많습니다. 물론 남녀 관계에서 겪을 수 있는 문제는 한두 가지가 아닐 테지만, 특히 성관계 문제는 큰 장애가 될 수 있습니다. 여성의 성기능이 저하된 경우나 질건조증으로 성관계를 거부하고 있는 상황이라면 더욱 더 질병으로 인식해 치료해야 합니다.

성관계 거부가 상대방 입장에서는 본인을 사랑하지 않거나, 본인을 무시하는 행위 혹은 다른 사람이 생긴 건 아닌지 오해를 불러일으킬 수 있기 때문입니다. 성관계는 사랑의 또 다른 표현이라는 말이 있듯이 하루빨리 고민을 해결해 더 이상 파트너를 회피하거나 피하지 않고 적극적으로 사랑을 표현할 수 있길 바랍니다.

Q. 질건조증 치료법의 한계는 무엇인가요?

현재 질건조증은 양의학적인 치료법으로는 근본적인 원인을 해결할 수 없는 상태입니다. 일반적으로 산부인과에서는 질건조증의 치료법으로 윤활 젤의 사용,

여성 호르몬제의 복용과 호르몬 크림 바르기 등을 제안하고, 심한 경우에는 정신과적 상담을 권유하기도 합니다. 하지만 이 모든 것들이 명쾌한 해결책이 되지 않는다는 사실을 환자 본인이 가장 잘 알고 있을 거라 생각합니다.

1. 윤활 젤의 사용

애액이 없는 여성이 윤활 젤을 사용하게 되면 일시적으로 불편감이 줄어든다고 느낄 수는 있으나, 여성에게서 정상적으로 분비되는 애액이 오히려 줄어들게 되어 증상이 더 악화될 수 있습니다.

2. 폐경 후 여성에게 호르몬제 복용 권유

여성 호르몬제의 장기 복용 후 유방암의 위험성이 증가한다는 부작용이 있고, 50세 이하 여성은 복용할 수 없다는 한계가 있습니다.

3. 폐경 후 여성에게 호르몬 크림 권유

호르몬 크림은 어느 정도 보습의 효과는 있으나, 성관계 시 충분할 만큼의 애액 분비는 어렵습니다.

4. 정신과 상담 권유

성적 흥분이 된다고 해도 애액 분비에 대한 문제는 상담 혹은 정신적인 노력으로 해결되지 않습니다.

Q. 한의학적 치료로 질건조증과 성교통을 해결할 수 있나요?

질건조증을 단순히 여성 호르몬의 문제로만 보고 치료하는 것은 한계가 있습니다. 여성의 성적인 흥분과 애액 분비의 관점을 자궁의 건강 즉, 자궁의 혈액 양과 자궁과 질 주변의 혈액순환의 문제로 본다면, 자궁의 회복을 통해 애액의 분비를 촉진시킬 수 있습니다. 한의학적으로 질건조증이 자궁 내 혈액 부족의 문제인지, 자궁 내 혈액순환 저하의 문제인지, 자궁이 차가워서 생기는 문제인지 등을 파악한 후 자궁 체질에 맞는 근본 치료를 시행하면 만족할 만큼 회복이 가능합니다.

Q. 한의학에서 추천하는 질건조증 치료는 무엇인가요?

초기 일반적인 증상의 경우 1~2달 치료, 심한 단계인 경우 2~3달 치료 프로그램을 통해 환자가 만족할 만큼 개선이 가능합니다.

1. 윤후자미인탕

자궁의 체질을 개선하는 한약으로 자궁의 혈액을 보강하여 자궁과 질 주변의 혈액순환을 촉진시키고, 애액이 분비되는 양을 증가시켜 성욕과 성감을 증진시킵니다.

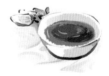

2. 윤후자미인약침

녹용을 주원료로 한 약침액을 자궁 주변에 직접 주입하여 성기능을 회복시키고 애액의 분비를 촉진시킵니다.

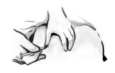

3. 윤후자미인침

하복부에 뭉친 냉적, 담음, 어혈 등의 노폐물을 해소하
는 침을 놓아 자궁 내 혈액순환을 강화시켜 자궁 기능
이 빠르게 개선됩니다.

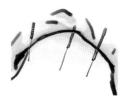

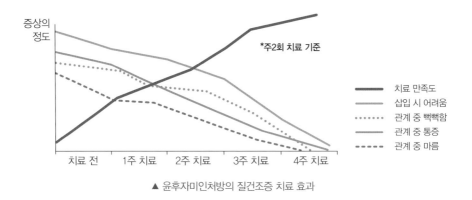

▲ 윤후자미인처방의 질건조증 치료 효과

Q. 질건조증을 예방하는 자궁 관리법이 있나요?

질건조증 여성들을 치료하다 보면 생활습관에 문제가 있는 경우가 많습니다. 생
활습관을 조금만 교정해줘도 증상 악화나 재발을 막을 수 있습니다.

1. 충분한 수분과 적당량의 지방 섭취

자궁과 질의 점막 조직을 촉촉하게 유지하기 위해서는 충분한 수분과 적당량
의 지방이 꼭 필요합니다. 연어 · 참치와 같은 필수 지방산이 풍부한 생선과
식물성 지방이 풍부한 참깨 · 해바라기씨 등을 먹는 것이 좋습니다.

2. 과도한 스트레스는 피하고 충분한 수면을 취하기

스트레스는 심화, 간화라고 하여 혈액 속에서 열을 유발해 혈액과 수분을 고갈시켜 애액 분비를 방해합니다.

3. 성관계는 규칙적으로

장기간 성관계를 하지 않으면 여성의 성기능이 감퇴됩니다. 성욕 및 성감 감퇴뿐만 아니라 자궁과 질 주변의 혈액순환이 저하되어 건조함을 유발합니다.

4. 성관계 시 전희는 충분히

여성은 성관계를 위한 준비, 즉 성적 흥분이 남성에 비해 느리게 나타납니다. 최소 10분 이상의 전희를 통해 충분히 준비된 후 성관계를 시도하는 것이 바람직합니다.

5. 케겔 운동 매일 실시

케겔 운동은 자궁과 질 내의 혈액순환을 촉진시키고 질 주변 근육들을 강화시켜주기 때문에, 매일 실시하면 성기능 강화에 도움이 되고 애액 분비를 촉진시킬 수 있습니다.

6. 출산 · 유산 · 자궁 수술 후에는 자궁을 보강해주는 한약 복용

출산 · 유산 · 자궁 수술과 같은 큰일을 겪고 나면 자궁에 어혈이 남게 되고 자궁에 혈이 부족한 상태가 되는데, 혈 보강이 되지 않으면 질건조증과 함께 성욕 및 성감 감퇴를 유발하게 됩니다.

7. 여성 청결제 · 비누의 사용, 거품 목욕은 최대한 피하기

질 세정제, 건조함을 유발하는 비누, 거품 목욕, 세탁 세제 등은 질 점막을 자극하는 특성이 있습니다. 이런 제품을 자주 사용하면 촉촉해야 할 질 점막이 손상되어 질건조증을 더 악화시킬 수 있습니다.

8. 질정의 잦은 사용이나 잦은 질 세정은 피하기

정확한 처방 없이 무분별하게 질정을 자주 사용하거나 질 세정을 자주 하면 질 점막 보호 성분들이 제거될 수 있으므로 주의해야 합니다.

9. 다이어트 관련 한약 · 양약 · 건강식품 등의 복용 자제

다이어트 관련 제품은 지방을 분해, 배출시키는 작용이 있어 자궁 부위의 혈과 애액을 마르게 합니다.

10. 질 성형 등의 수술은 신중하게 결정

질 성형 등의 부작용으로 질건조증과 성감 저하를 유발할 수 있습니다.

- 부부관계 시 성교통으로 고민하는 43세 여성
- 36세 때 둘째 출산 시 질건조증 시작
- 시간이 지날수록 점점 심해짐
- 부부관계 시 통증이 심함
- 윤활 젤을 사용해도 통증 있음
- 성욕 및 성감 감퇴

환   자 : 제가 결혼이 늦다 보니 36살에 둘째 출산 후 성교통이 시작되었습니다. 그때는 아이들 키우느라 정신이 없어서 그러려니 했는데, 증상이 점점 심해집니다. 남편의 권유로 윤활 젤을 사용하기 시작했는데, 초반에는 괜찮다가 중반에 윤활 젤마저 말라버려서 성관계를 중단하는 경우가 자주 생깁니다. 성교통 때문에 부부관계를 회피하다 보니 남편과 다투는 일이 많아지고 너무 걱정이 됩니다. 치료 방법이 있나요?

사 회 자 : 김윤희 원장님, 내원하시는 여성분들 중에 성교통으로 고민하시는 분들이 많다고 들었는데, 그럴 때 원장님께서는 어떤 방법으로 치료해주시나요?

김 원장 : 질건조증으로 인한 성교통이 예전에는 폐경과 함께 자연스러운 노화 과정이라고 생각하여 치료법이 발달하지 않은 것이 사실입니다. 하지만 지금은 폐경 후 여성들에게만 질건조증이 나타나는 것이 아니라 20대 초반부터 30대, 40대 여성들도 이러한 성교통으로 고통을 받고 있습니다. 무리한 다이어트, 직장 내 과로와 스트레스, 질염의 잦은 반복, 유산이나 출산 후 자궁의 허약, 자궁

내 수술이나 질 성형 등의 자극 등으로 인해 유발되는 경우가 상당히 많습니다. 일반적으로 여성들이 30대 초반부터는 자궁과 난소의 기능이 약화되기 시작하는 시기이기 때문에 애액 분비의 저하, 성욕의 감퇴, 성감의 감퇴가 서서히 일어나는 시기입니다.

많은 커플들이 성교통이 유발되면 윤활 젤을 사용하는 경우가 많은데, 이렇게 윤활 젤의 도움으로 성관계를 하게 되면 여성의 흥분도가 낮아지고 성감이 좋지 않습니다. 또한 점점 내 몸에서 나오던 애액이 더 줄어버리게 되면서, 윤활 젤을 사용해도 애액이 말라 또다시 성교통을 느끼게 되고 예전보다 더 심해진 상태가 됩니다. 종종 윤활 젤을 사용하면서 임신이 잘 되지 않는다고 저를 찾아오는 경우가 많은데, 윤활 젤은 정자의 활동성을 방해하기 때문에 당연히 자연 임신 성공 확률이 떨어집니다.

오늘 상담 주신 여성분처럼 출산 후 허약해진 자궁이 회복되지 못하여 여성 성기능도 약화되는 경우를 많이 보게 됩니다. 이런 경우 많은 남편들은 아이에게만 신경을 쓰고 본인에게는 신경 써주지 않는 부인이 야속하기도 하겠지만, 실상은 자궁 기능이 회복되지 않아 자궁 내 혈액량이 줄어들고, 자궁과 질 주변의 혈액순환이 잘 되지 않으면서 생기는 일종의 질환으로 보셔야 합니다. 윤활 젤을 사용해도 성교통이 있다면 자궁 기능이 많이 약해져 있고, 성기능도 많이 저하되어 있는 상태입니다.

1~2달간의 한의학적인 치료를 통해 자궁 기능을 보강하고, 자궁과 질 주변의 혈액순환과 애액 분비를 촉진하는 등 성기능을 강화하여 출산 전과 같이 부부관계를 원활히 할 수 있도록 상태를 개선할 수 있습니다. 40대 여성뿐만 아니라 20대부터 60대 여성까지 여성 성기능 감퇴로 고민하시는 분이라면 혼자서만 전전긍긍하지 마시고, 자궁 기능 회복을 위한 한의학적 근본 치료를 통해 부부관계, 남녀관계를 회복하고 행복한 생활을 하시기 바랍니다.

어떤 병이든 한방이 답이다

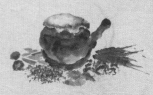

자궁질환

– 보궁조경탕, 청궁조경약침

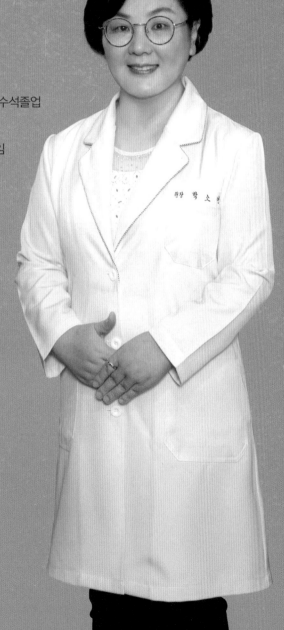

박소연 원장

- 연세대학교 이과대학 졸업/한의과대학 수석졸업
- 북경침구골상대학 임상연수과정 수료
- 대한한의사협회 홍보위원/편집위원 역임
- 대한한방부인과학회 정회원
- 대한한방신경정신과학회 정회원
- 대한면역약침학회 정회원

연세한의원

주소 서울시 동작구 동작대로89
　　　골든시네마타워(메가박스) 5층
전화 02-599-8275, 8271
홈페이지 www.ys8275.com
　　　blog.naver.com/ys5998275

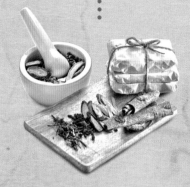

여성의 상징, 당신의 자궁 건강은?

흔해서 더 위험한
자궁근종 바로 알기

여성이라면 한번쯤 '자궁근종'이라는 말을 들어봤을 것이다. 우리나라 35세 이상 여성 두 명 중 한 명이 가지고 있을 정도로 매우 흔한 질환이지만, 환자의 절반 정도에서는 불편함이나 증상이 발견되지 않아 대수롭지 않게 지나치는 경우가 많다. 그러나 한 해 5만 건에 이르는 자궁적출수술 환자 중 상당수가 자궁근종이 원인이 되고 있다. 만약 극심한 아랫배의 통증이나 비정상적인 출혈이 있다면 자궁근종을 의심해봐야 한다. 과연 자궁에서는 무슨 일이 일어나고 있는 걸까? 여성의 삶의 질을 떨어뜨리는 자궁근종! 한의학으로 그 정체를 밝혀본다.

자궁근종에 대한 일문일답

Q. 자궁근종이란 무엇인가요?

자궁은 여성의 하복부에 위치한 두꺼운 근육으로 쌓여 있는 생식기관입니다. 정자와 난자가 결합된 수정란이 자궁 내에서 착상해 임신이 되고, 태아는 자궁벽에 부착된 태반을 통해 영양분을 공급받아 성장

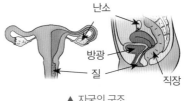

▲ 자궁의 구조

합니다. 즉 임신과 출산을 담당하는 중요한 기관입니다. 자궁은 위쪽으로는 난관을 통하여 난소와 골반강과 연결되며, 아래쪽으로는 자궁경부를 통하여 질과 연결됩니다. 배란일이 되면 양쪽 난관 끝의 난소에서 난자가 배란되어 난관 안으로 이동하고, 난관에서 난자와 정자가 만나 수정란이 만들어지는데, 이 수정란이 난관을 따라 자궁 내로 이동해 자궁벽에 착상되면 비로소 임신이 되는 것입니다.
자궁근종은 자궁을 이루는 근육인 자궁평활근에 생기는 양성 종양입니다. 난소 기능이 활발한 30~40세의 여성에게 많이 발생하며, 35세 이상의 여성 중 약 40~50% 정도가 가지고 있습니다. 증상으로는 생리 양 증가, 생리통, 골반통, 복부 압박 등을 보이나 증상이 없을 수도 있습니다. 자궁근종은 양성 종양으로서 주위와의 경계가 명확하고, 다른 조직이나 장기로 전이되지 않으며 서서히 커지

는 특징을 갖지만, 매우 드물게 근종에 이차적 변성이 생기거나 악성 변화가 일어나면 크기가 갑자기 커지는 경우도 있습니다.

자궁근종은 여성호르몬에 의존하는 성향이 있습니다. 여성의 난소 기능이 활발할 때 주로 발생하고, 반대로 폐경기 이후에는 새로운 근종이 드물게 발생하거나 기존 근종의 크기가 줄어드는 경우가 많습니다. 만약 폐경 후에도 근종의 크기가 증가한다면 근종의 2차 변성, 특히 육종성 변화나 폐경기 후 여성호르몬인 에스트로겐 분비 과다를 의심해야 하며, 폐경 이후에 새롭게 생긴 근종은 예후가 나쁘다고 볼 수 있습니다.

Q. 자궁근종의 구체적인 증상은 어떤가요?

자궁근종은 통계적으로 볼 때 약 20~50% 정도에서만 임상 증상이 나타납니다.

1. 월경 이상
- 생리 양이 많아지고, 생리혈에 덩어리가 많아지며, 월경 기간이 길어집니다.
- 생리 주기가 아닌 때에도 출혈이 있는 부정자궁출혈 증상이 생깁니다. 이러한 과다 출혈 등의 월경 이상은 점막하근종에서 흔히 나타납니다.

2. 통증
- 생리통, 하복부 전체의 골반통, 성교통 등이 있을 수 있습니다.

3. 압박감

- 250g 이상의 거대 근종이 주위 조직을 압박하여 나타나는 증상입니다.
- 근종이 방광을 압박하면 빈뇨, 과민성 방광 등의 소변 문제가 생길 수 있고 요관을 압박하면 소변이 정체되어 요로 폐쇄로 인하여 소변이 신장으로 역류되는 현상인 수신증이 생길 수 있습니다.
- 근종이 직장을 누르면 변비가 생기거나 배변 시 통증이 있을 수 있습니다.
- 근종이 커져서 상복부를 누르면 소화 장애가 생깁니다.
- 근종이 다리 쪽으로 가는 혈관을 눌러 다리가 붓거나 하지정맥류가 생기기도 합니다.
- 근종이 신경관을 누르면 저림이나 통증이 등이나 다리 쪽으로 퍼져 디스크 증상과 혼돈되기도 합니다.

4. 전신 증상

- 월경 과다에 의한 빈혈로 전신 쇠약감, 권태감, 두통, 가슴 두근거림, 어지러움 등의 증상이 생길 수 있습니다.
- 난임이 될 확률이 높아지며 초기 임신에서 자연 유산의 확률이 증가합니다.

5. 그 밖에 자궁근종을 의심해볼 수 있는 경우

- 생리통이 갑자기 생겼거나 점차 심해지고, 통증의 기간도 점차 길어진다.
- 생리 기간 외에도 하복부 골반통이나 묵직한 요통이 있다.
- 생리 양이 많아지고 생리혈 덩어리가 많아진다.
- 생리 기간 외에도 출혈이 있다.
- 갑자기 아랫배에 살이 찌거나 자주 뭉치는 느낌, 묵직하거나 찌르는 듯한

통증이 있다.

- 배에 가스가 잘 차거나 변비가 생겼다.

- 소변이 자주 마렵고 잔뇨감이 있다.

- 늘 몸이 무겁고 다리가 잘 붓거나 어지러우며 갑자기 피로감이 증가했다.

- 피임을 하지 않는데도 임신이 이루어지지 않거나 유산이 되었다.

- 생리 전후에 피부 트러블이 심하다.

Q. 자궁근종은 어떻게 분류하나요?

자궁근종은 발생 부위에 따라 장막하근종, 근층내근종, 점막하근종으로 구분합니다.

1. 점막하근종

자궁내막 하층에 발생한 근종으로서 합병증이 가장 많고 작은 크기로도 출혈이 발생하며, 육종변성, 감염, 화농, 괴사 등이 나타나는 예후가 가장 나쁜 근종입니다.

2. 근층내근종

가장 많이 발생하는 근종으로서 자궁근층 내 깊숙이 위치해 있습니다. 자궁의 크기가 커짐에 따라 자궁내막의 면적이 증가하고 그에 따라 생리 양이 증가합니다.

3. 장막하근종

자궁을 덮고 있는 복막 바로 아래에 발생하는 근종으로서, 근종이 늘어져서
줄기를 형성하기도 하는데 대부분 자각 증상이 없습니다.

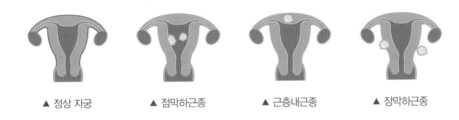

▲ 정상 자궁   ▲ 점막하근종   ▲ 근층내근종   ▲ 장막하근종

Q. 자궁근종의 원인은 무엇인가요?

정확한 원인이 밝혀진 것은 아니지만, 대부분 난소의 기능이 왕성한 가임 연령
기간 중에 생기는 경우가 많습니다. 에스트로겐 호르몬이 포함된 경구 피임약을
복용하면 갑자기 커지는 것으로 보아 여성호르몬의 영향으로 자궁근종이 발생한
다는 설이 유력합니다. 에스트로겐 호르몬제는 자궁근종의 발생 빈도를 높이고,
에스트로겐 호르몬제와 성장호르몬은 자궁근종을 자라게 합니다. 반대로 프로
게스테론 호르몬제는 자궁근종의 성장을 억제하는 경향이 있습니다. 또한 자궁
근종이 백인보다는 흑인 등의 유색인종에서 빈발하는 경향에서 유전적인 원인도
고려되고 있습니다.

한의학에서는 자궁근종을 적취積聚, 징하癥瘕, 석가石瘕라고 하는 병명으로 부르
는데, 자궁을 포함한 하복부의 기혈 순환에 문제가 생겨 기혈이 한곳에 머무르는
현상인 울체鬱滯가 되면서 어혈을 형성하고 그로 인해 근종이 발생한다고 봅니

다. 기혈 순환의 장애는 과도한 스트레스, 기력 소진, 소화기 문제, 차가운 환경의 노출 등 다양한 원인에 의해 나타난다고 보고 있습니다.

1. 기체

평소 성격이 예민하고 급하여 화를 잘 내고 스트레스를 많이 받게 될 경우, 기운이 울체되면서 혈액도 함께 정체되어 자궁 내에 어혈이 쌓이게 됩니다.

2. 혈어血瘀

생리 중이거나 출산 후 자궁이 허하고, 자궁 문이 열린 상태에서 차가운 기운이 자궁 내로 침입하여 어혈이 형성됩니다. 또한 생리 중에 성관계를 가지면 생리혈이 자궁 밖으로 깨끗하게 배출되지 못하고 자궁 내에 어혈로 남을 수 있습니다.

3. 비신부족脾腎不足

선천적으로 체력이 약하면서 출산이나 유산 경험이 많고, 소화력이 약하거나 폭식, 무리한 다이어트 등 음식 섭취가 부적절한 경우에는 비장과 신장의 기능이 약해지기 때문에 인체의 수분 대사에 문제가 생겨 담이 형성되고, 이것이 혈액과 합쳐져 어혈을 형성합니다.

Q. 자궁근종에 잘 걸리는 사람이 있나요?

자궁근종에 취약한 사람은 다음과 같습니다.

- 40세 이상의 폐경 전 여성
- 가족력(모계 가족 중에 자궁근종이 있었던 경우)
- 비만인 여성(특히 복부 비만)
- 에스트로겐 호르몬제나 성장호르몬제를 장기간 복용한 경우
- 임신 경험이 없는 여성

반면에 5회 이상 임신을 했던 여성이나 폐경 이후의 여성, 장기간 프로게스트론 호르몬제를 복용한 여성의 경우는 자궁근종의 발병율이 낮습니다.

Q. 자궁근종이 있으면 임신과 출산에 영향을 미치나요?

임신 중에는 근종이 커질 수 있지만, 70~80%의 산모에서는 크기의 변화가 없습니다. 점막하근종과 근층내근종은 자궁 내의 구조를 변형시켜 수정을 방해한다는 보고가 있으나, 자궁의 구조를 변화시키지 않는 근종의 경우 불임과의 연관성에 대해서는 확실히 밝혀진 바가 없습니다. 하지만 자궁근종은 임신 시기에 따라 다음과 같은 영향을 미칠 수 있습니다.

- 임신 전 : 불임 위험 증가
- 임신 초기 : 유산율 증가
- 임신 중기 : 근종의 급격한 비대로 인한 압통, 발열, 혈액 공급 저하로 인한 근종의 적색 변성
- 임신 후기 : 조산, 태반 조기 박리증, 전치태반

- 분만 시 : 자궁무력증, 출혈, 산도의 기계적 폐쇄로 인한 난산
- 질식 분만 후 : 이완성 자궁 출혈, 산욕기 감염

따라서 임신을 준비하는 여성의 경우 임신 전, 자궁근종 치료를 받는 것이 좋습니다.

Q. 어떤 경우에 산부인과에서 자궁근종 수술을 해야 하나요?

산부인과에서 자궁근종 수술을 권유받고 고민하는 환자들이 많습니다. 증상이 없는 근종은 그 경과를 관찰하다가 근종이 커지거나 증상이 발생하면 치료를 시행하게 되는데, 임신을 위해 자궁을 보존하고자 하는 경우에는 호르몬 요법을 실시하기도 합니다. 그러나 호르몬 요법은 치료를 중단할 시 다시 근종의 크기가 커질 수 있고, 여성호르몬의 감소에 따른 2차 부작용이 있을 수 있으므로 좋은 방법은 아닙니다. 호르몬 요법은 수술 전후의 출혈을 줄이는 목적에서 사용하는 방법으로 일시적인 효과가 있을 뿐 자궁근종의 근본적인 치료법은 아닙니다.
수술을 고려해야 하는 경우는 다음과 같습니다.

- 근종의 크기가 10cm가 넘는 거대 근종인 경우
- 심한 출혈, 심한 통증, 대소변 장애 등의 증상으로 일상생활이 지장을 받는 경우
- 근종의 자라는 속도가 매우 빠른 경우

수술 방법은 크게 두 종류로 나눌 수 있습니다. 첫 번째는 자궁은 보존하고 근종만 절제하는 근종절제술로써 임신을 준비하는 여성들에게 시술하는 방법입니다. 그러나 수술 후 임신 가능성이 낮아지고, 자궁벽이 약해지거나 근종의 재발률이 높아질 수 있습니다.

두 번째는 자궁 전체를 제거하는 자궁적출술입니다. 근종으로 인한 자궁의 크기가 임신 12주의 평균 크기 이상으로 커졌거나 심각한 출혈을 동반한 큰 점막하 근종이 있을 경우, 방광 및 직장의 압박 증상이 심할 경우, 다발성인 경우, 임신을 원하지 않을 경우 등에서 고려하는 방법입니다. 이러한 증상들로 인하여 일상생활이 거의 불가능한 정도라면 부득이하게 자궁적출술을 고려해야 하지만, 폐경을 앞둔 여성들의 경우 서둘러 수술을 하기보다는 폐경 이후에도 건강한 자궁을 위한 보전적인 치료 방법을 적용하는 것이 좋습니다.

Q. 한방으로 자궁근종 치료가 가능한가요?

비수술 한방 치료는 자궁근종의 근본적인 발생 원인과 환자 개개인의 증상, 체질 등을 고려하여 근종을 치료하고 자궁의 전반적인 건강을 회복하는 데 목적을 두고 있습니다. 자궁과 골반 주변의 기혈 순환을 개선하여 어혈과 습담 등의 노폐물을 제거함으로써, 근종으로 인한 생리통, 요통, 골반통 등의 통증과 과다 출혈, 빈혈, 부정 출혈 등의 증상을 치료합니다. 또한 대소변 장애, 부종 등의 연관 증상까지 개선하여 자궁근종으로 인한 불편을 해소합니다.

한방 치료는 자궁이 폐경기까지 건강하게 유지될 수 있는 환경을 만들어 자궁근종 발생을 예방해줍니다. 자궁근종의 한의학적 치료 목적은 다음과 같습니다.

- 통증, 부정 출혈, 월경 과다 등의 증상 호전
- 어혈을 제거하고 하복부의 순환을 도와 자궁 환경을 개선하여 근종의 진행 속도를 늦추거나 근종의 크기를 줄임
- 이미 수술을 받은 경우에는 재발을 방지하고, 후유증을 최소화
- 임신을 준비하는 경우에는 자궁의 상태를 개선

Q. 자궁근종의 구체적인 한방 치료 방법은 무엇인가요?

한의학에서는 자궁의 기능을 활성화시켜 자궁이 정상적인 수축과 순환을 통하여 스스로 생리를 조절하게 합니다. 원인이 되는 냉한 기운을 따뜻하게 해주고, 어혈과 노폐물을 풀어가면서 자궁과 골반의 기혈이 원활하게 순환할 수 있도록 돕습니다. 치료법은 크게 허냉虛冷한 자궁을 따뜻하게 하는 온궁보궁요법溫宮補宮療法과 어혈이나 습담濕痰 등의 노폐물을 제거하는 청궁보궁요법淸宮補宮療法으로 나뉩니다.

1. 한약

근종을 일으키는 원인을 해결하는 맞춤 한약

- 자궁이 허냉할 때 온궁보궁탕溫宮補宮湯
- 자궁에 습담이 쌓였을 때 치습보궁탕治濕補宮湯
- 자궁이 어혈이 쌓였을 때 파어보궁탕破瘀補宮湯
- 비위가 허약할 때 보비보궁탕補脾補宮湯

2. 침 요법

자궁 및 하복부의 울체된 기혈 순환 개선

3. 왕뜸 요법

온열을 통해 허냉한 자궁 및 하복부의 어혈·습담 제거

4. 약침 요법

청궁조경약침淸宮調經藥針, 온궁보궁약침溫宮補宮藥針으로 직접 자궁을 자극하여
어혈·습담 제거

5. 좌훈 요법 등의 온열 치료

허냉한 자궁 및 하복부 온열을 통한 어혈·습담 제거

Q. 어쩔 수 없이 자궁근종 수술을 하게 되었을 경우 어떻게 관리해야 하나요?

---

1. 근종절제술

자궁은 보존한 채 근종만 제거하는 수술입니다. 수술 후 1~2년 이내에 재발
확률이 높기 때문에 수술 후 자궁 내 환경을 개선하는 것이 무엇보다 중요합
니다. 자궁과 골반의 혈액순환을 돕고, 자궁과 난소의 기능을 회복할 수 있는
한방 치료가 필요합니다.

2. 자궁적출술

수술 후 육체적인 증상으로는 피로감, 하체 무력, 불감증, 요통, 보행의 어려움, 노화 등이, 정신적인 증상으로는 우울감, 불안감, 무기력 등이 나타납니다. 자궁 이외의 간이나 신장 등 생식기와 연관돼 있는 주변 기능을 활성화하여 이러한 관련 증상들을 예방하고 치료해야 합니다.

Q. 자궁근종 환자가 지켜야 할 생활습관은 무엇인가요?

자궁근종은 자궁 내의 혈액순환장애와 관련이 깊습니다. 하복부가 냉한 경우, 스트레스를 많이 받거나 예민한 경우, 불규칙한 식생활이나 생활환경 등으로 인해 생리 중에 정상적으로 배출되어야 할 생리혈과 노폐물이 자궁 내에 정체되어 발생하는 것입니다. 적당한 전신 운동으로 혈액순환을 원활하게 하고 찬 기운의 음식을 멀리하는 등 식생활 개선이 반드시 필요합니다. 또한 평소 반신욕 등을 꾸준히 하고 아랫배를 차가운 환경에 노출하지 않도록 합니다.

1. 자궁근종 환자에게 좋은 음식
- 생강, 계피, 쑥 등 따뜻한 성질의 음식이나 파, 마늘, 고추 등의 매운 음식
- 기름기를 제거한 살코기 부위, 생선, 콩 제품
- 해조류
- 익힌 채소나 나물
- 빈혈이 있는 경우에는 살코기, 등 푸른 생선, 간류, 콩

2. 자궁근종 환자가 피해야 할 음식

- 찬 음료, 수박, 참외, 메밀, 오이 등의 과채류, 생선회 등 온도가 차거나 성질이 냉한 음식
- 육류의 비계, 튀긴 껍질 부위 등 기름진 음식, 유제품, 밀가루, 인스턴트식품
- 술, 커피, 담배 등 자극적인 음식
- 여성호르몬을 함유하거나 촉진하는 석류 엑기스, 달맞이꽃 종자 기름 등의 식품이나 이소플라본, 오메가3 성분이 함유되어 갱년기 증상 완화와 생리통, 생리불순, 노화 방지 등에 효과가 있는 건강보조제

Q. 자궁근종과 유사한 자궁 질환에는 어떤 종류가 있나요?

1. 자궁내막증

자궁내막증은 자궁 안에만 있어야 할 자궁내막 조직이 자궁내막이 아닌 다른 곳에서 증식하는 것을 말합니다. 그 부위는 난소, 나팔관, 자궁경부뿐 아니라 복막, 방광, 직장 등에서 발견되며, 심지어 폐나 제왕절개수술 부위에서 발견되기도 합니다.

자궁내막 조직은 자궁 밖에 있지만 자궁 안쪽에 존재하는 내막과 마찬가지로 에스트로겐과 프로게스테론의 자극에 반응하여 증식과 출혈을 반복합니다. 그 결과, 주위 조직에 염증과 유착을 일으키고 심한 생리통, 부정출혈, 골반통, 성교통 등의 여러 가지 증상을 유발합니다. 가임기 여성의 10% 정도, 불임 여성에서는 25~35% 정도에서 나타나는데, 유산이나 부인과적인 수술 후 수술 후유증으로도 생길 수 있습니다.

한의학적으로는 외상外傷, 어혈을 형성할 수 있는 하복부 자궁 쪽 기혈의 흐름이 차단된 경우 발생한다고 보고 기혈 순환 개선을 목표로 치료합니다.

2. 자궁선근증

자궁선근증은 자궁의 근육층이 비정상적으로 두꺼워지는 질환입니다. 그로 인해 극심한 생리통, 생리 전후 7일 이상의 통증 지속, 출혈, 불임을 유발하기도 하며, 혹과 자궁의 경계가 모호하여 심하면 40대 이후 자궁 적출을 해야 하는 상황으로 발전하기도 합니다.

한의학적으로는 자궁근종의 발병 원인인 기체, 혈어, 비신부족과 같이, 정상적으로 배출되지 못하고 자궁 내에 쌓인 어혈과 노폐물 등이 근육층 내로 스며들어 자궁벽 자체가 두꺼워진 것을 자궁선근증으로 봅니다. 치료법은 자궁의 기혈 순환에 초점을 맞춰서 굳고 비대해진 자궁 벽을 연화시키는 치료를 합니다.

3. 난소낭종

난소낭종은 난소에 발생하는 양성 종양으로 낭성 종양cystic tumor의 성격을 가지고 있습니다. 에스트로겐과 프로게스테론의 영향으로 매달 난소에서는 주기적으로 난포의 성숙과 배란이 일어나는데, 호르몬 분비의 밸런스가 깨지면 배란이 잘 안 되고, 이것이 난소의 점막에 염증과 부종을 일으킵니다. 낭성 종양을 형성하여 아랫배의 통증이나 팽만감, 소변 불리 또는 빈뇨 등의 증상을 유발합니다.

한의학에서는 난소낭종을 장담腸覃이라 하여 "장담은 장외腸外에서 발생하고 월경은 주기에 따라 흐른다"라고 말합니다. 난소낭종은 대부분 수양성水樣性으로서 거담제습去痰除濕의 치료법으로 기운을 풀어 담액淡液과 습濕을 제거합니다.

- 1년 전 자궁근종(3.5cm와 2.7cm) 진단
- 최근 크기가 5~6cm로 커졌음을 확인
- 생리 주기는 규칙적이나 생리 양이 많아지고 생리통 심해짐
- 산부인과에서 수술을 권유했는데 한방 치료가 가능한지 문의
- 하복부 비만이 심해지고 부종, 어지러움 호소

자궁근종은 몸이 차고 냉한 상태이거나 몸에 기혈의 흐름이 원활하지 못하여 담이나 어혈이 형성되고, 이러한 담과 어혈이 자궁에 쌓여 생기는 질환입니다. 스트레스, 불규칙한 식사, 공해, 비만 등이 자궁근종이 쉽게 생기게 하는 원인이 됩니다. 자궁근종의 가장 흔한 증상은 월경 불순, 월경 과다, 생리가 아닐 때 출혈이 나타나는 부정출혈, 무기력감, 두통, 빈혈, 골반 통증, 골반 압박감, 빈뇨, 부종 등인데, 자궁근종 환자의 약 25% 정도만 증상을 호소합니다.

일반적으로 양방에서는 종양이 커질 경우 무조건 자궁적출술을 권유하는 곳이 많습니다. 자궁근종은 여성호르몬의 영향을 받아 증식하기 때문에 대부분 여성호르몬의 분비가 감소되는 폐경기 이후로는 자궁근종의 크기가 작아지거나 자연적으로 소멸하게 되므로, 폐경이 다가오는 나이라면 폐경이 될 때까지 최대한 수술을 보류하는 것이 좋습니다.

자궁근종의 수술적 치료 방법은 자궁근종의 크기가 10cm 이상으로 거대하여 출혈량이 많아 심한 빈혈을 야기하거나, 일상생활이 불가능할 정도의 복합적 증상이 심한 상태이거나, 다른 질환의 이유가 될 때 고려하여야 합니다. 자궁근종의 수술은 수술 시 복막 및 자궁 손상으로 인한 부작용 및 합병증 위험성이 높고, 자궁 적출을 할 경우 심장병과 고혈압, 관절염이 심해질 수 있으며, 여성성의 상실감으로 우울증까지 올 수 있습니다.

자궁근종의 한방 치료는 자궁근종에 대한 근본적인 발생 원인에 따른 치료를 진행하여

증상을 다스리고, 전신 상태를 종합적으로 개선하여 자궁근종의 성장을 억제하고 크기와 개수를 줄이는 데 효과적입니다. 자궁근종의 월경 관련 합병증인 월경 과다, 생리통, 골반통 등의 증상을 완화하고 월경 과다로 인한 빈혈 등의 증상도 개선합니다. 또한 전신 동반 증상인 만성피로, 어지럼증, 부종, 우울감 등의 심리적 이상, 변비, 불면, 빈뇨, 기미 등의 증상도 개선이 가능합니다.

자궁근종은 자궁 내 노폐물이 축적되어 발생하는 것이기 때문에 자궁 내에 노폐물이 쌓이지 않도록 아랫배를 따뜻하게 해주고, 기혈 순환을 원활하게 하는 한약이나 침, 뜸, 약침, 좌훈요법 등을 이용하여 어혈을 풀어주고 자궁 환경을 개선하는 것이 한방 치료의 기본 원리입니다.

그리고 환자분은 식사나 스트레스 등 자궁근종이 성장하기 쉬운 생활습관을 고치려는 노력을 하셔야 합니다. 차갑거나 기름진 음식, 인스턴트 및 유제품의 과다 섭취를 줄이고, 성장호르몬이 들어 있는 육류, 유제품 등의 섭취도 줄이는 것이 좋습니다. 또한 자궁근종은 에스트로겐의 영향을 받는데, 늦은 밤에 잠들수록 에스트로겐의 분비도 증가하여 영향을 받을 수 있기 때문에 일찍 잠자리에 드는 것이 좋습니다. 그리고, 하루 1시간 정도 복부 온열 찜질을 하거나 15~30분 정도 반신욕, 좌훈, 족욕을 하면 혈액순환에 도움이 되므로 꾸준히 하실 것을 권해드립니다.

어떤 병이든 한방이 답이다

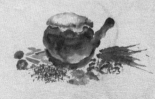

대한민국 한의학 명의가 알려주는 22가지 질병과 그 해답

어떤 병이든 한방이 답이다

초판 1쇄 2017년 2월 25일

지은이 매일경제TV 〈건강 한의사〉

펴낸이 전호림

책임편집 이동원

마케팅·홍보 강동균 박태규 김혜원

펴낸곳 매경출판㈜

등 록 2003년 4월 24일(No. 2-3759)

주 소 (04557) 서울시 중구 충무로 2 (필동1가) 매일경제 별관 2층 매경출판㈜

홈페이지 www.mkbook.co.kr **페이스북** facebook.com/maekyung1

전 화 02)2000-2633(기획편집) 02)2000-2636(마케팅) 02)2000-2606(구입 문의)

팩 스 02)2000-2609 **이메일** publish@mk.co.kr

인쇄·제본 ㈜M-print 031)8071-0961

ISBN 979-11-5542-624-1(03510)